U0641686

周锦
肾病临证经验实录

主编 李涛 李航
主审 周锦

全国百佳图书出版单位
中国中医药出版社
·北 京·

图书在版编目（CIP）数据

周锦肾病临证经验实录 / 李涛，李航主编 . —北京：中国中医药出版社，2022.8

ISBN 978 – 7 – 5132 – 7669 – 6

Ⅰ.①周… Ⅱ.①李… ②李… Ⅲ.①肾病（中医）—临床医学—经验—中国—现代 Ⅳ.① R256.5

中国版本图书馆 CIP 数据核字（2022）第 108335 号

中国中医药出版社出版

北京经济技术开发区科创十三街 31 号院二区 8 号楼

邮政编码　100176

传真　010-64405721

三河市同力彩印有限公司印刷

各地新华书店经销

开本 710×1000　1/16　印张 24.75　彩插 1.25　字数 364 千字

2022 年 8 月第 1 版　2022 年 8 月第 1 次印刷

书号　ISBN 978 – 7 – 5132 – 7669 – 6

定价　118.00 元

网址　www.cptcm.com

服 务 热 线　010-64405510

购 书 热 线　010-89535836

维 权 打 假　010-64405753

微信服务号　zgzyycbs

微商城网址　https://kdt.im/LIdUGr

官 方 微 博　http://e.weibo.com/cptcm

天猫旗舰店网址　https://zgzyycbs.tmall.com

如有印装质量问题请与本社出版部联系（010-64405510）

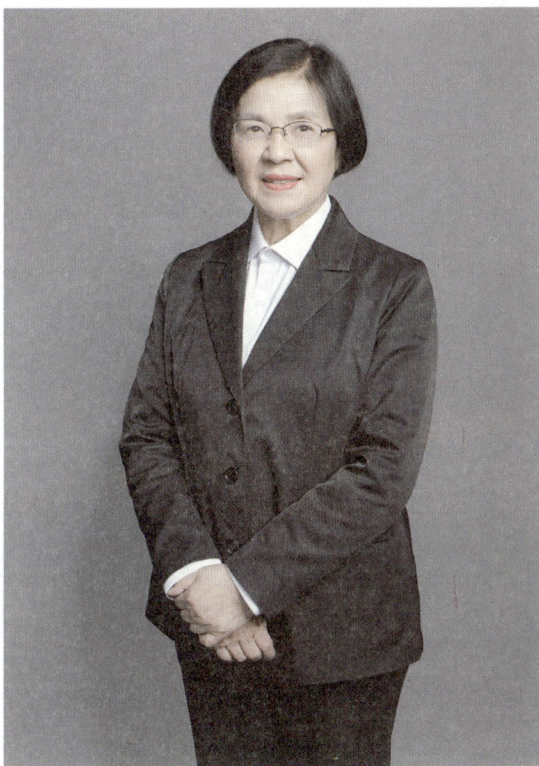

　　周锦，女，1943 年生，浙江诸暨人，主任中医师，教授，上海中医药大学博士生导师，浙江省名中医，第四批全国老中医药专家学术经验继承工作指导老师，国家中医药管理局全国名老中医药专家传承工作室专家。曾担任杭州市中医院中医科主任兼急诊科主任，兼任浙江省中医学会内科分会理事。现为全国中医肾病诊疗中心、杭州市中医院肾内科学术带头人之一。

　　出生于医学世家，从事中医内科临床、教学、科研工作六十年，长期工作在临床一线。继承已故国家级名老中医杨少山、许仲凡、毛达文、裘笑梅的学术经验，尤以学习我国著名中西医结合肾病专家、国医大师王永钧教授治疗肾病经验为主，取诸师治肾病之长，并结合自身临床体会，擅长治疗内科常见病、疑难病，同时对运用中医药为主体的中西医结合疗法诊治各种肾脏病及风湿免疫性疾病有独到的见解，并取得了较满意的疗效。

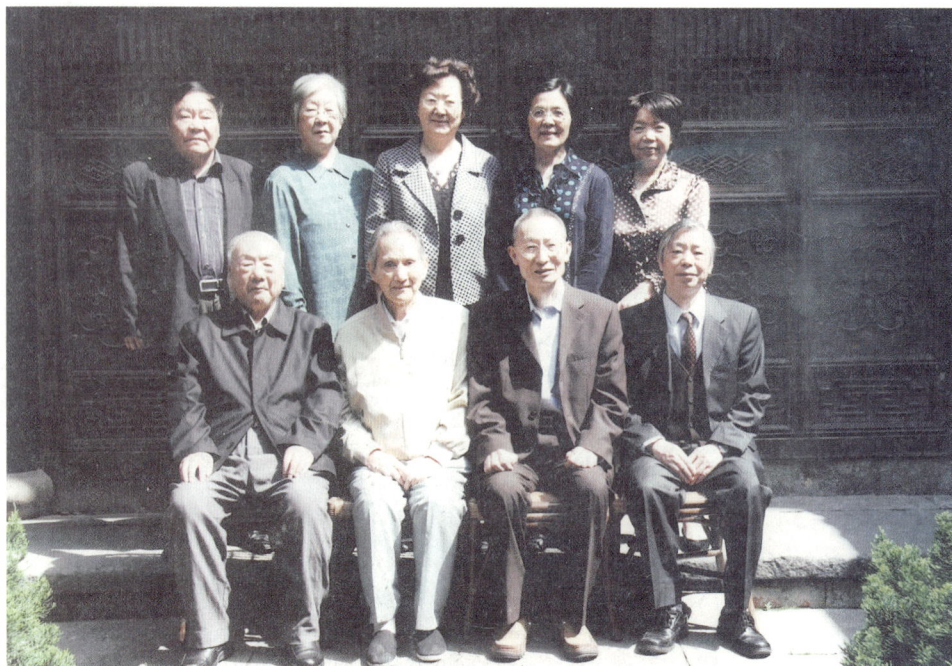

杭州市中医院部分全国老中医药专家学术经验继承工作指导老师合影

前排左起：杨少山、俞尚德、王永钧、鲍严钟。

后排左起：张玉柱、张融碧、何嘉琳、周锦、郁加凡。

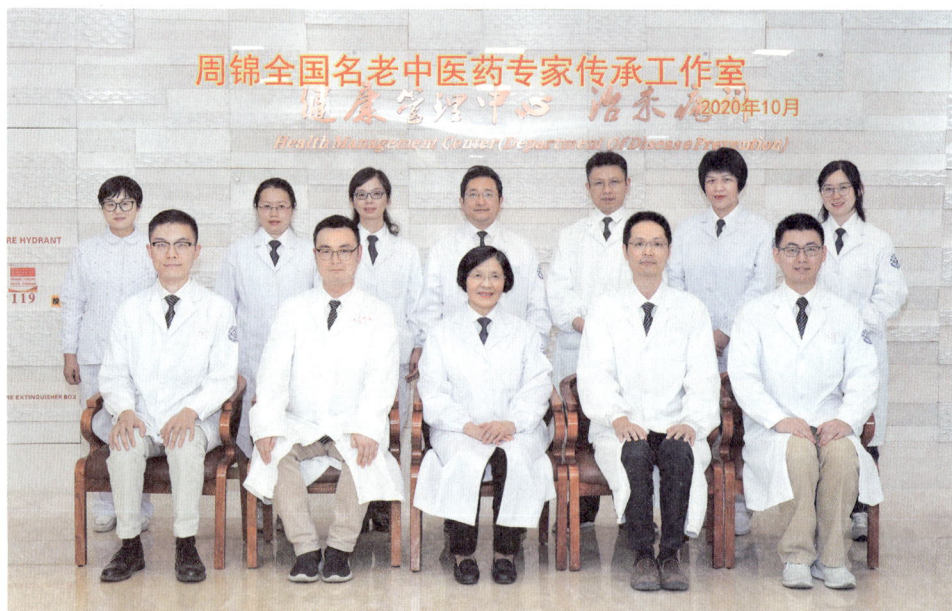

周锦全国名老中医药专家传承工作室成员合影

前排左起：陈叶青、李航、周锦、王华、陈达洲。

后排左起：周婕、徐璐、毛俐婵、叶迅、李涛、周建芳、朱勤。

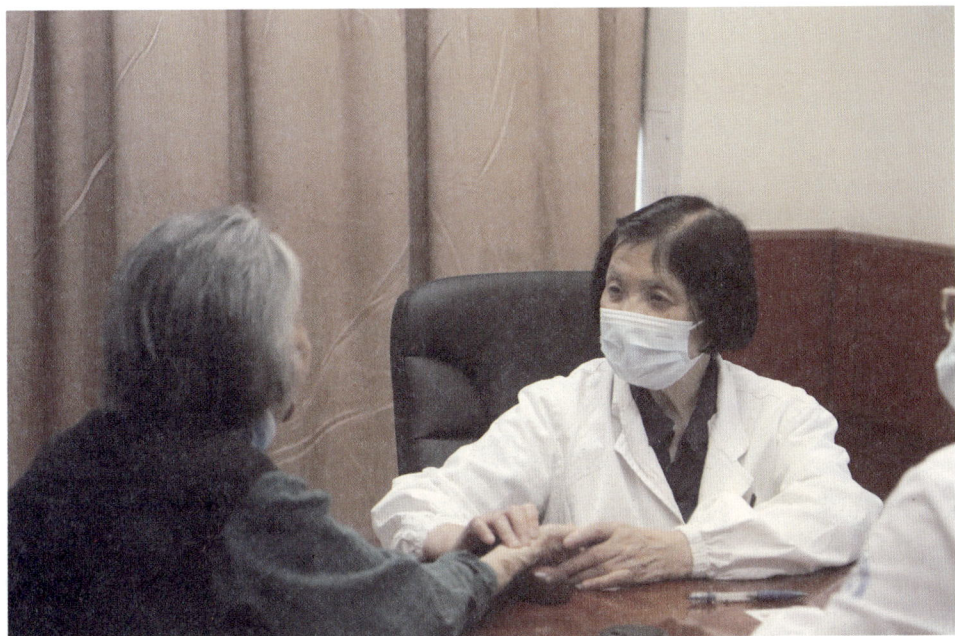

周锦教授（中）在工作室出门诊

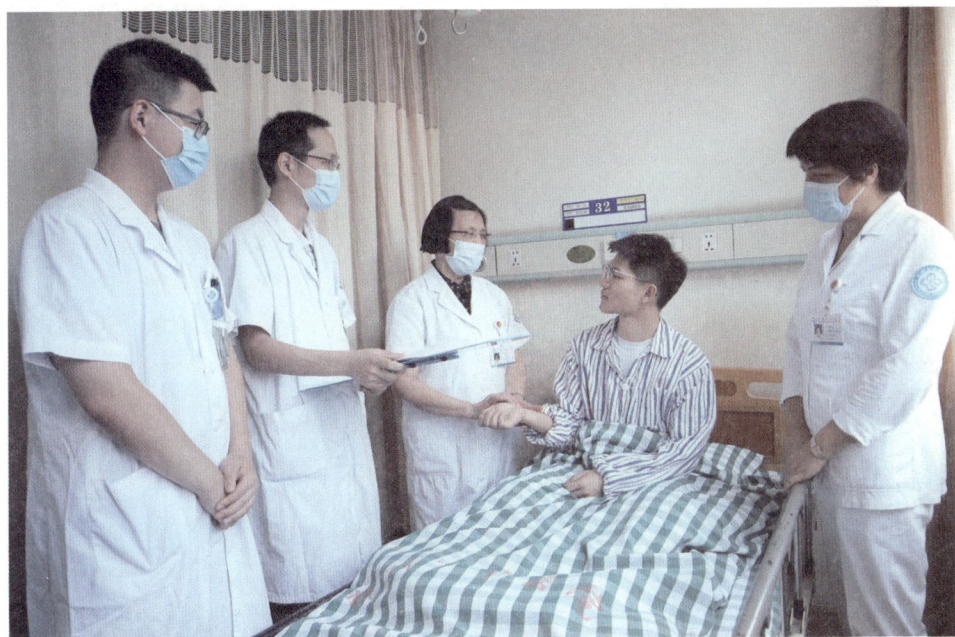

周锦教授（中）在病房查房

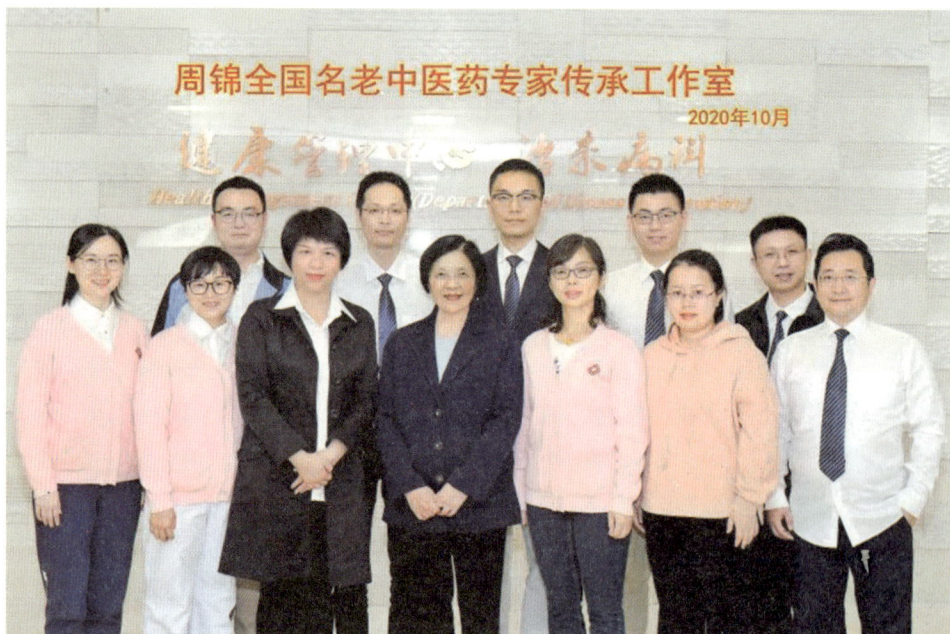

周锦全国名老中医药专家传承工作室成员合影

前排左起：朱勤、周婕、周建芳、周锦、毛俐婵、徐璐、叶迅。

后排左起：李航、王华、陈叶青、陈达洲、李涛。

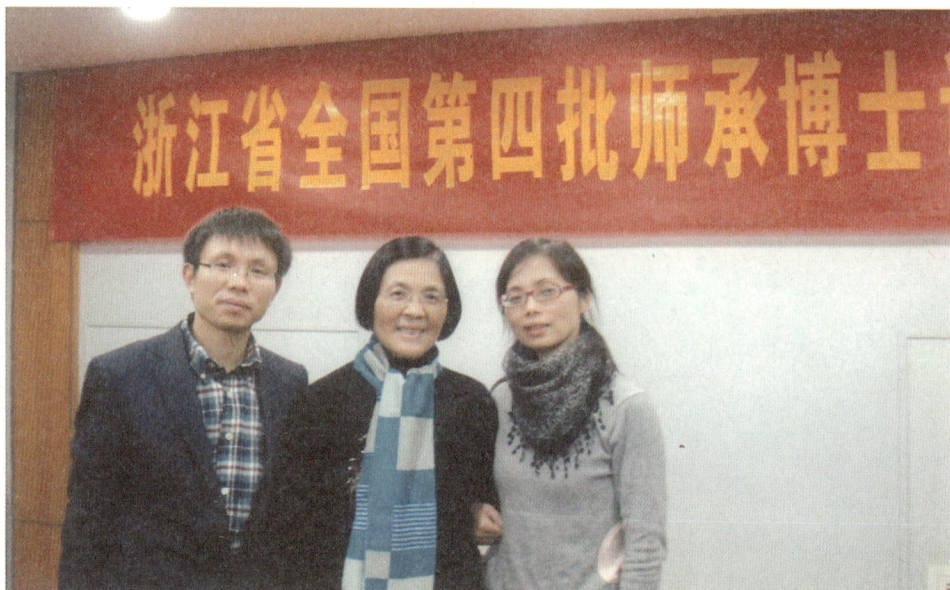

周锦教授作为第四批全国老中医药专家学术经验继承工作指导老师

与继承人毛俐婵（右）、李涛（左）合影

序 一

周锦主任是我院肾内科的主要医疗骨干，我和周主任不仅是同行，更是同事，是同一个专业的好友。早年，她师从国家级名中医杨少山老先生，尽得其传。杨老曾赞许她是"最得意的门生"。以后周锦又侍诊当时有"半仙"之称的许仲凡，以及毛达文、裘笑梅等我省著名中医师，深得老一辈专家的赞许。裘笑梅还特意为这位得意门生写了赞美诗："穷探岐黄苦研究，内经金匮本草求，医学革新中西流，创造新医发光辉。"

正是由于周锦有勤学苦练的精神，且有大内科的工作经历，医学底蕴深厚，所以她在当时已是我院中医科主任，并兼任急诊科主任。自医院成立肾内科后，她又参与了这个新生专科的建设，成为当时我院肾内科的核心成员之一，为这个专科的创建和发展作出贡献，发挥了重要作用。

今天，李涛和李航医师主编的《周锦肾病临证经验实录》，我阅后十分高兴，感到宣传这类有关中医药学传承、创新的真人真事，是利国利民的重要内容，值得赞许、鼓励和宣传，是为序。

王永钧

2022 年 6 月

序 二

我 1943 年出生于医生家庭，1962 年毕业于浙江师范大学化学专业，后遵父训，改习中医，并参加"第三届杭州市中医理论学习班"学习 5 年，其间考入杭州市中医院，成为国家级名老中医杨少山先生的首位外姓弟子。

中医学是中华民族的瑰宝，能与中医学结缘一生，是我最值得欣慰的事！

从医后，得到杨少山、许仲凡、裘笑梅、王永钧等名医名家的精心传授。在杭州市中医院临床耕耘 60 年，兢兢业业，矢志不怠，勤读经典，钻研医术。中医底蕴深厚，在治学上推崇求实精神，学术上主张衷中参西，擅长治疗内科常见疾病、疑难杂症，对肾脏病及风湿免疫性疾病更有独到的见解。

从医一生，我始终抱着救死扶伤、全心全意为人民服务的初心和使命。

对于治病，勤学苦练，运用经方，搜索验方，用药尽量少而精，力求使患者少花钱、治大病。有些农民兄弟就诊时，身边只有药钱，缺钱吃午饭，我会经常给予资助，要用仁心和真心为病人服务，这是我的责任，也意外获得不少美誉。

医生这个职业是崇高的、光荣的，也是平凡的、艰苦的。医生在业务上，必须虚心求教，鞭策自己砥砺奋进，善于总结，掌握规律，精益求精，在不断学习中完善，在不断创新中求发展，在不断革故鼎新中提升。

通过几十年的中医实践，我深刻地体会到振兴中医药要走现代科技创新之路，要从中医的诊断技术和中药的提纯与制备技术着手深化改革，振兴中医药事业，任重道远。

我已近八十岁，仍然不敢有一丝懈怠，能为中医事业恪尽微力，幸事！

感谢国医大师王永钧教授不辞辛苦给本书写序。

本书稿乃是由我和周锦工作室的同事以及学生整理和编撰。

愿与中医后继者共勉，尚望博学者和同仁不吝斧正。

赋诗一首：

从业中医六十年，继续耕耘不服老。

传承经典创新业，科教临床要兼融。

中华医学是瑰宝，光大中医参西医。

科创医学无止境，救死扶伤万万年。

周锦

2022 年 6 月

编写说明

　　周锦教授是浙江省名中医，第四批全国老中医药专家学术经验继承工作指导老师，国家中医药管理局全国名老中医药专家传承工作室专家。她学习和继承杨少山、许仲凡、毛达文、裘笑梅、王永钧等多位名老中医的学术经验，从事中医内科临床、教学、科研工作六十年，一直坚持工作在临床一线，在内科常见病及疑难病，尤其是各种肾脏病和风湿免疫性疾病的诊治方面，积累了丰富的临床经验。近三十多年来，她主要从事肾病的临床诊治工作，在七十多岁高龄仍坚持每周两三次到病房查房，指导疑难危重患者的诊治。

　　2019 年，国家中医药管理局周锦全国名老中医药专家传承工作室成立。以此为契机，周师的学术传承人聚集在一起，对周师的学术思想和临床经验进行了比较系统的整理。

　　本书分医家小传、学术思想、肾病常用治法、经验方和药组、专病诊治经验、医案实录、医论医话七个部分。其中李涛负责整理并撰写肾病常用治法、经验方和药组以及专病诊治经验中的慢性肾小球肾炎、慢性肾衰竭、尿酸性肾病、过敏性紫癜性肾炎部分及相关医案 15 则。李航负责整理并撰写医家小传、学术思想和专病诊治经验中的肾病综合征、膜性肾病、高血压肾损害部分及相关医案 11 则。毛俐婵负责整理并撰写专病诊治经验中的糖尿病肾脏病、乙肝相关性肾炎、狼疮性肾炎部分和相关医案。朱勤负责整理并撰写专病诊治经验中的 ANCA 相关性血管炎、IgA 肾病部分和相关医案。王华、王曾、叶迅、陈叶青、陈达洲、徐璐整理并撰写了周师诊治肾病的其他相关医案。周建芳、周婕对本书涉及的包括肾病饮食管理在内的相关内容进行了审读和修改。胡云琴对本书提及的各种肾病病理报告及彩图内容进行了审读和修改。戴世访协助两位主编完成对本书的统稿工作。

工作室成员分工编写本书，指导思想是侧重于临床实践，求真求实，力求较好地反映周师临床诊治的实际情况。由于大家对周师的学术思想和临床经验的学习和体会不尽相同，且各人写作风格不一、文笔各异，在某些问题的表述上可能存在不完全一致的地方，虽经主编统稿，但由于水平所限及时间较紧，难免有不足之处，敬请批评指正。

《周锦肾病临证经验实录》编委会

2022 年 1 月

目　录

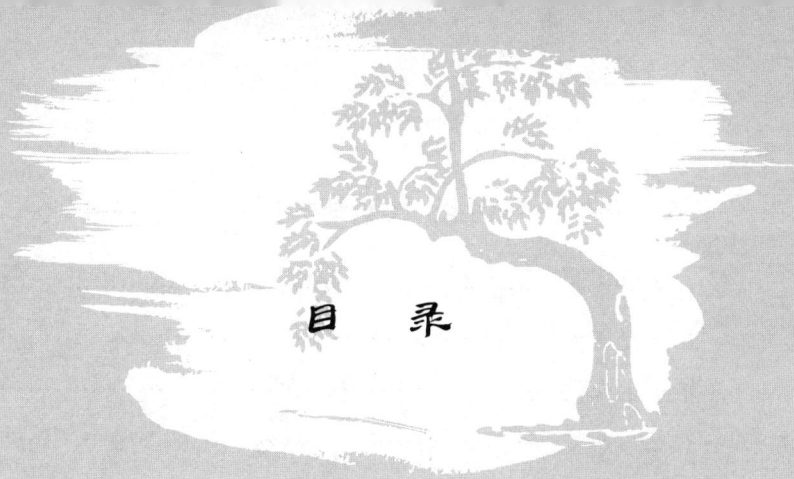

第四章　经验方和药组

─────── 第五章　专病诊治经验 ───────

──────────── 第六章　医案实录 ────────────

第七章　医论医话

第一章　医家小传

一、师承名家，传扬精华

周锦老师于1962年毕业于浙江师范学院化学系，后为传承父业而改学中医，同年考入杭州市中医院，自此与中医结下了不解之缘，如今行医已经六十载。周师勤学不怠，悉心研习中医经典书籍，博极医源，又勤于临床，多访名医。

周师早年即成为浙江钱塘杨氏中医第三代传人、国家级名老中医杨少山先生之首位外姓弟子。随师侍诊十余年期间，对杨师运用病证结合、宏微合参的辨证法从脾胃为主论治各种疑难杂病、老年病，以及主张早期解表、并加用清热解毒类药物以尽早截断温热病病势进展等学术思想有了深刻的体会。这种学习对周师近三十余年诊治各种肾脏病，以及针对导致病情加重的诱因和相关并发症进行处置，如高血压肾损害、糖尿病肾病、尿酸性肾病和慢性肾脏病合并呼吸道感染等，产生了极为深远的影响。

20世纪60年代初，周师曾侍诊当年在杭州有"半仙"之称的许仲凡先生，深受许师提出的"内伤杂病多虚实兼夹，病情多寒热错杂，治疗当尤重脾肾两脏，以阴阳为总纲，侧重寒热虚实之析，以扶正固本为要"理论启发，同时对许师提倡的"四时百病，胃气为本""胃气一败，百药难施"的护胃理念及其重视用药轻灵，主张苦寒重剂、滋腻碍胃之品不宜轻用的治疗思想体会深刻。许师的上述经验对周师日后提出的"慢性肾脏病多属虚实寒热错杂证，宜平补脾肾和时时兼顾脾胃"等学术思想的形成具有深远的影响。

20世纪60年代中期，周师曾侍诊当时的杭州名中医毛达文先生，受毛师注重临证明辨标本和用药"量少味精"学术思想的影响颇深。周师近三十余年主攻肾脏病，认为慢性肾脏病病程长，常见虚实夹杂证、寒热错杂证，甚或虚实寒热错杂证，因此强调在辨证论治过程中运用标本理论，明辨疾病主次、轻重、缓急、本末，抓住当前疾病的主要矛盾十分重要。正如毛师常言：临证如可明辨标本，知所先后，层次必分明；反之，若不知标本先后，必然胸无定见，手下茫然。

20世纪70年代中期，周师曾师从浙江"裘氏妇科"创始人裘笑梅先生，侍诊期间被裘师称赞为"最佳门徒之一"，且赠送纪念册一本，并在扉页上亲笔题词："穷探岐黄苦研究，内经金匮本草求，医学革新中西流，创造新医发光辉。"她对裘师临证强调重视调理脾胃、倡导治肝六法（疏肝、泻肝、镇肝、养肝、滋肝、温肝）、推崇从肾论治以治疗各种妇科疾病的临证诊治经验颇有体会，为日后运用以中药为主体的中西医结合疗法在慢性肾脏病女性患者助孕方面取得一定的疗效奠定了理论基础。

周师于1985年进入由国医大师王永钧先生在杭州市中医院创建的肾内科，工作至今。王永钧先生是首届全国名中医、浙江省中医肾病学科发展的引领者，浙江省首批国医名师，浙江省"医师终身成就奖"获得者。她不仅亲见王师将现代科技手段融入传统中医理论，使多种肾脏病的疗效显著提高，成功救治了无数疑难危重急症患者，而且也学习了王师对各种肾脏病，尤其是我国目前最常见的慢性肾脏病——IgA肾病，创造性地运用"风湿扰肾"和"虚、瘀、风湿"理论进行论治的新思路，为周师日后诊治各种肾脏病奠定了基础。

近三十余年来，周师在吸收上述诸位名中医的诊疗经验的基础上，取诸医治肾病之长，逐渐形成了自己的肾病学术思想。在这一过程中，尤以王师对其肾病学术思想的形成产生了极为重要的影响。

除了随上述名家出诊外，周师尚注意通过多种方式随时学习。因为临床业务繁忙，有时无暇跟师抄方，她会借他人所抄之方认真研习。她早年通读中医古籍，尤其把《脾胃论》《温病条辨》烂熟于心，为临床打下了深厚的功底。

二、精益求精，精专有道

周师常言：治学之道贵在"精"。其一，精益求精，不可浅尝辄止。她认为，作为一名现代中医，不仅需要远学先哲经典，近学现代医学，而且需要旁学科技新知，并坚持中西医结合，善于利用西方先进医疗技术，以提高疾病诊断之准确性。在治疗上，周师始终坚持中医辨证论治为主，反对单一的"中药西用"。其二，精专有道。周师认为，行医精专一点，旁通其余，则可博中求精，同时集众家之长，方可悟一己心得。

除了跟随多位中医名家出诊学习外，她曾于1976年到1977年在浙江医科大学附属第一医院西医内科进修，1985年参加了浙江医科大学举办的"西医内科讲座学习班"，1987年参加了上海医科大学举办的"心、脑血管疾病学习班"，1991年参加了北京中医学院主办的"全国中西医结合治疗提高班"，1992年参加了上海医科大学主办的"肾病基础与临床学习班"。这些学习经历为周师日后担任杭州市中医院中医科主任兼急诊科主任奠定了扎实的中西医结合诊治常见病、急危重症的基础。

周师在任职期间，制定了脱证和厥证的诊疗常规，采用回阳救逆固脱和益气养阴固脱法抢救休克患者，疗效显著，开启了杭州市中医院中医急诊工作的新时期。在此期间，科室摸索出一套治疗热病和痛证的方法。周师曾采用中医截断疗法——重用清热解毒、早用苦寒攻下、及时凉血化瘀为主的方案治疗各种热病，取得了较满意的疗效；遵循"通则不痛"原则，以理气通腑为主，重用大黄治疗各种痛证，也取得了较好的疗效。她后来将上述经验整理成文，在各级学术期刊上发表了《大黄在中医急诊中的运用》《益气温阳、活血利水法配合西药治疗难治性心力衰竭的临床研究》《参麦合丹参注射液治疗肺心病急性发作期的临床研究》等论文。

周师早年曾以中药为主诊治各种原因导致的肝病。她认为慢性肝病以湿热残留未尽、肝郁脾虚血瘀为基本病机，故采用清热化湿、扶脾疏肝活血法，取得了较好的临床疗效，也为其日后诊治如乙肝病毒相关性肾炎等疾病奠定了一定的理论和实践基础。

周师在临床主攻肾病的三十余年间，坚持以中医为主导的中西医结合疗法，发挥中西医两者之长，其疗效优于单用中医或西医。她临证擅长中西医结合诊治急、慢性肾炎和 IgA 肾病、膜性肾病、肾病综合征、慢性肾功能不全、糖尿病肾病、高血压肾损害、乙肝相关性肾炎、过敏性紫癜性肾炎、狼疮性肾炎、干燥综合征肾损害等肾内科、风湿免疫科常见病及疑难病，同时对系统性红斑狼疮合并多脏器功能衰竭、狼疮性肾炎合并急性肾衰竭及急性视网膜病变等急危重症的中西药合用也有一定的体会。另外，由于周师早年奠定的坚实内科、妇科功底，她在临床上对伴有上述疾病的特殊人群，例如有生育要求的各种慢性肾脏病和风湿免疫性疾病患者，以及慢性肾脏病合并妊娠、狼疮性肾炎合并妊娠、慢性肾脏病合并呼吸道感染等患者，采用中西医结合治疗亦游刃有余，运用自如。

2005 年，周师被评为杭州市名中医。2008 年，她被遴选为第四批全国老中医药专家学术经验继承工作指导老师，同年被评为浙江省名中医。2015 年，荣获"杭州市从医五十年优秀医生"称号。2019 年，被国家中医药管理局评为全国名老中医药专家传承工作室专家。

她曾参与"IgA 肾病继发局灶节段肾小球硬化的中西医结合诊治研究""慢性原发性肾小球肾炎肾虚的中医证治""尿毒净防治慢性肾衰竭的临床与实验研究"三项课题，分获浙江省和杭州市科技进步三等奖，并在核心期刊发表了《补肾系列方合双倍雷公藤多甙治疗慢性肾小球肾炎疗效观察》《中西医结合治疗特发性急性间质性肾炎》《中西结合治疗重症狼疮合并多脏器功能衰竭》《狼疮肾炎中西医结合的诊断和治疗》等论文30余篇。

三、老骥伏枥，济世扶伤

如今周师以古稀之年，仍活跃在临床一线，作为一名1985年入党的老党员，继续在她擅长的医学领域发挥着余热。她坚持每周三个半天在杭州市中医院"周锦名中医传承工作室"出门诊，每次就诊人数为40～60人。同时她坚持每周至少两天在病房查房，指导后辈运用以中医药为主体的中西医结合疗法诊治各种原因导致的肾脏病，且参与部分危重疾病抢救方案的制定。

周师常教导学生：医者，必藏民于心，济世扶伤。这也是她的行医格言。周师对待患者如家人，当患者因着急就诊购药而缺钱时，她常帮助其垫付。对那些经济窘迫的就诊者，她常免收挂号费。她经常为远道而来但挂不到号的患者免费看病，延长门诊时间。她经常是从早上出门诊，一直坚持至下午一两点，方才用午餐。周师认为，古往今来，医家的成长和患者对医者的信赖直接相关，故她常说"行医当时刻以民为先"。

另外，周师重视人才培养、提携后辈。她常说：现代中医师的成才离不开传统师承的培养。2008年，周师作为第四批全国老中医药专家学术经验继承工作指导老师，培养学术继承人2人，他们均获得上海中医药大学博士学位。她指导学生完成了《周锦治疗狼疮性肾炎临床经验》《周锦老师辨治原发性及继发性膜性肾病的经验》《周锦教授谈慢性肾病的辨治要点》等论文，并发表于相关期刊。

2019年，成立了国家中医药管理局确定的"周锦全国名老中医药专家传承工作室"，目前工作室有成员13人，其中博士3人，硕士3人；高级职称6人。工作室成员均随师侍诊多月，在周师指导下完成了《基于文献数据挖掘周锦名老中医运用中药治疗IgA肾病的用药规律》《周锦从阴火论治脾气亏虚型结缔组织病性发热的经验》《周锦诊治特发性膜性肾病经验浅谈》《基于数据挖掘周锦治疗特发性膜性肾病的用药规律》《周锦诊治乙肝相关性肾炎经验浅谈》《试谈周锦中西医结合分期干预慢性肾脏病女性患者备孕的经验》《周锦教授运用龙血竭片治疗血瘀型肾性血尿：一项基于倾向性评分匹配的回顾性研究》等论文。

第二章　学术思想

第一节　双重辨病，结合辨证

周师认为，目前常用的病证结合诊治模式包括以下三种：一是中医辨病结合辨证论治模式，二是中医学结合现代医学的双重疾病诊断结合辨证论治模式，三是现代医学诊断疾病结合中医辨证论治模式。她强调，在当前的临床工作中，第二种模式占主导地位。

她在临床中发现，各种原因导致的慢性肾脏病患者，多因长期服用激素和（或）免疫抑制剂，导致机体免疫力下降，造成不同部位的反复感染，并随着激素用量的变化而出现不同的临床症状。这种情况除了导致西医的疾病诊断发生变化外，中医诊断的"病名"也较前不同。例如，一些肾病综合征患者，在使用足量激素治疗前，其中医病名多为水肿病，而待激素治疗起效后，部分患者随着水肿症状的逐渐消失，中医病名可变为尿浊病。此即"有是症，用是名"。故周师强调，临床诊断时，需要中医学与现代医学结合，双重辨病。

中医学认为，在慢性肾脏病发展过程中，贯穿疾病全程的致病因素和病理改变是疾病的基本病机，如脾肾两虚、风湿瘀阻为慢性肾脏病的基本病机，应采用健脾益肾、祛风利湿、化瘀通络法，此为本病的"常法"；而在此过程中出现的一过性但可诱发甚至加重病情的并发症，或由并发症引起的致病因素和病理改变，是慢性肾脏病的阶段病机，如服用激素和（或）免疫制剂后，出现反复的呼吸道感染，或胃肠道感染，或尿路感染，或皮肤感染等，这些并发症可引起肾病患者的病情急性发作或加重等，需要进行分阶段论治，此为"变法"。

周师常说，肾小球球性硬化、细胞外基质积聚增多、肾间质纤维化等各种肾脏病，发展至终末期的共同病理改变，均符合中医的肾络瘀阻证。她强调，具有上述指征，即可在中医辨证的基础上酌情使用活血化瘀药，有助于提高临床疗效，但需要避免"中药西用"，以防"虚虚实实"之弊。比如，脾肾气虚兼肾络瘀阻型慢性肾脏病，若辨证不明，仅以活血化瘀法治疗，则可加重气虚证，而气虚证又可加重血瘀证。如此恶性循环，病势日重，终致缠绵难愈。

另外，周师认为，肾小球中性粒细胞和单核细胞浸润加重、细胞性新月体形成、肾间质单核细胞浸润加重、肾小管上皮细胞坏死、足突融合等反映肾脏活动性改变的病理表现，与风邪之"善行数变"、湿邪之"凝滞、缠绵难愈"特性相近，故符合中医风湿扰肾证。临床出现上述病理表现时，即可在辨证基础上，酌情采用祛风除湿类中药。

第二节　以肾为本，顾护脾胃

一、肾虚为本，平补阴阳

周师认为，肾病对应的中医病名有"肾风""水肿""尿浊""尿血""腰痛""淋证""虚劳"等，其发病虽有先天不足、后天失养、六淫侵袭、药物损害、七情所伤、劳倦过度等不同因素，但其根本内因则在于肾虚。发病之后，多因虚致实，并因实则重虚，致病势加重，迁延难愈。例如，临床上并非所有急性化脓性扁桃体炎、急性咽喉炎、皮肤化脓性疾病等感染性疾病患者均发生肾病，甚至某些患病较重者也不诱发肾病，然而某些症状较轻者却发生了肾病。周师指出，若患者肾之精气充盛、肾阴肾阳功能正常，即使外感六淫或疮毒，或使用常规剂量、疗程的肾毒性药物后，一般并不易发生肾病，即使发病也相对易于控制。正如《灵枢·百病始生》所说，"风雨寒热，不得虚，邪不能独伤人"；《素问·刺论法》云"正气存内，邪不可干"。且中医有"肾为先天之本""五脏之根"以及"肾病多虚证"之说。故周师认为，慢性肾脏病的病位主要在肾，以肾虚为主，"五脏之阴气非此不能滋，五脏之阳气非此不能发"（《景岳全书》）。

周师指出，各种肾脏病的病因虽不同，肾之精、气和肾阴、肾阳的虚损程度亦不同，然而其病理实质乃肾之阴阳失衡所致，故治疗以平衡肾之阴阳为目的。诚如《素问·至真要大论》所云"谨察阴阳之所在，以平为期"。

对于肾病而言，既往多数学者受"水为阴邪，非温不化"理论影响，认为本病多为阳虚阴盛。但周师指出，近二十年来，随着疾病的演变和糖皮质激素、利尿剂、抗菌药物的广泛运用，南方肾病患者临床以气虚或气阴两虚或阴虚证多见，而温化肾气法已有逐渐少用之趋势。邵朝弟教授认为，慢性肾脏病初期多以气虚证多见，但中、后期气阴两虚或阴虚证则为导致本病发展的重要病因。周师早年临床也发现，慢性肾脏病早期患者，以气虚或气阴两虚证多见，而临床表现为慢性肾衰竭者，则以阴阳两虚或阳虚证为主。慢性肾炎患者以肾气虚或肾气阴两虚证占多数，而糖尿病肾病患者则以气阴两虚证更为多见。另外，国医大师邹燕勤教授也发现，慢性肾炎呈气阴两虚者占38.5%，而气虚者占48%。因此，补益肾气或肾之气阴为周师常用的肾病治法之一。但周师强调，若临证确有阳虚证时，也需酌情运用温阳药，且多数取其通阳化气、通调水道之功，并多需配合养阴填精之品，以防其温燥伤阴。

关于肾病的遣方选药，周师认为补肾药一般应以药性轻平为宜，慎用温燥及过于苦寒之品。即使用之，也当中病即止。具体用法如下。

1. 对于慢性肾脏病早期患者，周师常拟参芪地黄汤加减，不仅对肾气阴两虚证有效，而且在辨别气虚证和气阴两虚证之轻重缓急后，运用本方可预防本病的气虚证向气阴两虚证转变，有"既病防变"之意。周师临证喜用生黄芪、党参、太子参、芡实、金樱子、覆盆子、桑寄生、杜仲、川续断、生地黄、枸杞子、女贞子、墨旱莲、制何首乌等甘淡平和之品，无滋腻碍胃之弊，宜于常服，以缓补肾之气阴。她主张此时熟地黄、黄精等滋腻呆滞之品宜慎用，或不宜多用，所谓"治主当缓"。

2. 周师主张对于3～5期慢性肾脏病患者或老年患者，慎用附子制剂，因其药性大热、大辛、走窜，极易迫津外越而妄行。临床上应用不当，可能导致各种血证发生。当出现肾阳虚衰轻证时，周师常选用菟丝子、淫羊藿、肉苁蓉等药，逐渐加量，另配合生地黄、山茱萸、怀山药、枸杞子等，以取"善补阳者必于阴中求阳"之意。若阳虚水泛者，可酌情采用真武汤加桂枝、车前子等。

二、脾肾相关，扶脾益肾

周师临证反复强调，慢性肾脏病虽病本在肾，然因"水肿""肾风""尿浊""尿血"等病证的主要病理因素之一为湿邪，而《素问·至真要大论》云"诸湿肿满，皆属于脾"，《景岳全书》也曾提及"凡水肿等证，乃脾、肺、肾三脏相干之病。盖水为至阴，故其本在肾……水唯畏土，故其制在脾"，故周师认为本病其制在脾。脾为后天之本，化生气血以充先天之肾；若脾失健运，则先天易失养，可加重肾虚。同时，周师早年发现，慢性肾衰竭早期患者以脾虚者为多，且逐渐转化为脾肾气虚证及其他证型，提示中焦脾胃可能为反映病变进退之枢机。正如藕塘居士所云"善补肾者，当于脾胃求之"。

另外，周师指出：慢性肾脏病临床以脾肾两虚证为常见。脾肾气虚则气化无权，水湿潴留，则易发水肿；肾失封藏之职，脾运不健，升清无力，固摄无权，则可出现蛋白尿和血尿。诚如沈金鳌在《杂病源流犀烛》中所云"脾肾宜兼补。肾虚宜补，更当扶脾。既欲壮脾，不忘养肾可耳"。

现将周师临床常用的扶脾以益肾的治法介绍如下。

1. 健脾益气、理气化湿

本法适用于脾胃气虚，兼湿滞证。主症为：大便稀溏，食欲欠佳，神疲乏力。舌质淡胖，边有齿痕，苔白腻。常选方包括参苓白术散、香砂六君子汤等方剂加减。若湿重于热者，加薏苡仁、茯苓、川厚朴花等；若风湿重者，可加汉防己、徐长卿等。同时周师强调，医者此时若不明辨虚实标本之缓急、轻重，极易因"中药西用"而误治。比如，临证辨证不明，即对大量蛋白尿患者治以中或大剂量生黄芪为主的方剂，且配伍不当，易成"虚虚实实"之弊，反而加重病情。

2. 芳香醒脾、利湿泄浊

邹燕勤等早年曾对一组 20 例慢性肾功能不全患者进行了 2 年以上的随访，发现本组患者在各个阶段均有不同程度的湿浊表现，且多因外感，或饮食不洁，或饮食不节，或梅雨季节而诱发。

周师认为，本法适用于湿浊内蕴且尚未明显化热之证。主症为：中脘痞满，腹胀纳呆，口黏不爽，口中秽气，大便不畅且稀溏。舌体胖大，苔厚腻。周师常选三仁汤加味。

3. 辛开苦降、寒热同用

本法适用于湿浊中阻而化热，呈湿热之证者。主症为：纳差，口苦口黏，恶心呕吐或欲呕，大便秘结不畅。舌苔黄腻，脉滑数或滑。周师常在辨其寒热主次之后，采用黄连温胆汤或苏叶黄连汤和（或）半夏泻心汤加减。患者临床常伴见咽痛、咽干、口腔溃疡，但大便溏泄等寒热错杂证，周师在辨证基础上多予半夏泻心汤加减。

4. 脾胃分治、顺调中焦

聂莉芳教授认为，慢性肾脏病的病位在脾或在胃，系指导辨证用药的重要方法之一。周师也认为，脾胃分治是中医学术发展之必然，也是中医诊断和治疗细化之必需。故她指出，脾病多以气虚证和水湿证为主，治宜健脾助运为主，可酌情佐以升提之品；胃病多以胃的受纳腐熟功能失常和"火热"为主，治宜清热、和胃降浊。

5. **健脾固卫、以防外邪**

周师认为，慢性肾脏病患者久病多虚，卫气不固，易反复感冒，导致肾病复发或加重；同时，肺宣发的津液和卫气均来源于脾胃运化的水谷精微，故脾土可生肺金。这就提示我们，脾胃之气足，肺卫方能固。故在临床上，周师对长期服用糖皮质激素和（或）免疫抑制剂，且（或）脾虚证明显的肾病患者，常予玉屏风散健脾固卫，且符合中医"治未病"之义。

第三节　从湿立论，兼顾转化

周师认为，湿邪不仅是慢性肾脏病的始动因素，也是导致病情加重的病理因素，故湿邪贯穿本病发展的始终。现从风湿、湿热、寒湿、瘀血等多种邪气兼夹角度入手，探讨周师对湿邪的性质及其转化规律的认识。

一、湿邪致病，可分内外

周师认为，湿邪的发病与地理环境和居住环境有关，系外湿致病。正如《五十二病方·婴儿索痉》所言"索痉者，如产时居湿地久"。一项中国成年人慢性肾脏病患病率的调查研究显示，我国西南地区慢性肾脏病的患病率最高，为15.08%。究其原因，可能与西南地区处于亚热带，地形以山地为主，雨水和云雾多且湿度大有关。

另外，周师发现，现代人贪凉饮冷、偏食肥甘厚味者甚多，加之抗菌药和寒凉中药的不当应用，易致脾阳受损而运化无力，湿邪渐生，且湿从寒化；而在肾病临床中，中、大剂量糖皮质激素的长期应用，又易助阳伤阴，可使湿从热化，致湿热内蕴而加重病情进展。这是内湿致病。

此外，对于肾病患者来说，内湿和外湿可单独致病，也可与其他邪气相兼而内扰脏腑，进而导致或加重慢性肾脏病。

二、湿易转化，兼夹他邪

1. 风湿

周师认为，肾病之湿邪多与其他邪气交缠留恋，难解难分，故临床上单纯湿邪为患者甚少。《诸病源候论》中提及："因卧湿当风，而风湿乘虚搏于肾，肾经于血气相击而腰痛，故云风湿腰痛。"戴思恭也有"面肿为风，脚肿为水，乃风湿所致"的观点。故周师临证多遵王永钧教授将风湿内扰作为慢性肾脏病重要致病原因之一，以及在疾病进展过程中将其作为独立危险因素的学术观点。王师还认为，临床上，本证多兼见肾虚、络瘀、内风、内湿，并与风湿之邪互为影响，可促进肾病进展。若不及时防治，可导致溺毒。

周师根据风邪"善行而数变"、湿邪"其性凝滞，缠绵难愈"的特性，认为慢性肾脏病患者如果出现以下临床、病理表现者，即可在辨证基础上，酌情从"风湿内扰"论治：① 24h 尿蛋白定量、肾小球滤过率在短期内有较大波动；②久治不愈的蛋白尿和（或）血尿；③尿中大量泡沫，面部浮肿，皮肤瘙痒和头晕、耳鸣；④肾小球系膜细胞增殖、细胞性新月体、肾间质炎性细胞浸润等活动性肾脏病理表现。上述部分观点与赵进喜等在 2017 年通过德尔菲法形成的"慢性肾脏病风邪证候要素临床表现特点"的专家共识一致。治疗上，她常遵王师经验，采用防己黄芪汤加味。

2. 湿热

周师指出，在肾病综合征水肿期，若大量利尿，则易耗伤阴液，滋生内热而形成湿热；针对肾脏病使用糖皮质激素时，内湿易从热化，酿生湿热。而湿热之邪极易下注，熏蒸下焦，可致肾失封藏，固摄无权，精微下泄，则可出现蛋白尿；湿热下注，灼伤络脉，血溢脉外，则可出现血尿。

因湿为阴邪，热为阳邪，两者常相互胶结，可导致肾之气阴两虚，脏腑亏损。虚则不耐邪侵，致使肾脏病常因感染而反复急性发作，致病情缠绵难愈。故周师强调，慢性肾脏病临床所见之"热象"，多数乃湿热所致，需与阴虚内热鉴别。周师临证处方常选用兼有清热作用的祛湿利尿药物，如石韦、土茯苓等，以及兼有利湿作用的清热解毒药物，如蒲公英、白花蛇舌草等。

3. 寒湿

周师指出，湿为阴邪，易伤阳气。无论是外感阴寒之寒湿，亦或是素体脾肾阳虚或过用寒凉之剂所致的内湿，均可加快慢性肾脏病的进展。诚如《金匮要略》所言："肾着之病，其人身体重，腰中冷，如坐水中，形如水状，反不渴，小便自利，饮食如故，病属下焦，身劳汗出，衣里冷湿，久久得之，腰以下冷痛，腰重如带五千钱。"这提示我们，寒湿之邪若着于腰部，即为肾着，表现为腰中湿冷，困重疼痛，如系五千铜钱，致病情缠绵难愈。

另外，周师在临床发现，部分慢性肾脏病患者所见之"热象"，与风、寒、湿邪闭阻，阳气郁而生热有关。故她在临证时强调需与阴虚内热、单纯湿热鉴别，切勿"见热治热"。周师临证常用肾着汤合（或）苓桂术甘汤加减，并遵王师之意，去甘草。

4. 湿瘀

周师指出，脾肾亏虚，水湿内停，一则水湿潴留，影响气血运行，气机不畅，血液不行，则形成瘀血；二则患者久病成瘀，瘀血又可影响气机运行和水液代谢；三则脾虚则统血失职，离经之血不去则为瘀。瘀血与水湿可互相影响，诚如《血证论》所云"血与水本不相离""病血者未尝不病水，病水者未尝不病血""瘀血化水，亦发水肿""血积既久，亦能化为痰水"。

此外，瘀血阻滞经络，导致气血不通，不能濡养五脏六腑而致脏腑功能失调，随即造成蛋白等精微物质的输布紊乱，继而导致蛋白尿的形成。

另外，水为阴邪，水湿内留日久，耗伤人体阳气，形成脾肾阳虚之候。水得寒则凝，湿聚则为痰。痰饮不仅是水液代谢失常的病理产物，同时也是致病因素，更加影响水液代谢，加重痰饮的形成。如此恶性循环，导致病势缠绵，久病难复。

综上所述，周师指出，湿瘀互结是导致慢性肾脏病缠绵难愈、迁延反复的重要病理因素，故利湿化瘀法为本病常用治法之一。因此，她临证处方多选兼有活血作用的清利药，如积雪草、虎杖等，以及兼有清利作用的活血药，如益母草、泽兰等。

第四节　肾络瘀痹，宜通宜和

中医络病学说认为，分布于肾的络脉称为肾络。周师指出，肾络作为肾脏实现储存、封藏精气和主持、调节人体津液代谢功能的主要通路，藏精贮液应密而不泄，清利浊邪应泄而不藏。然而密之太过则易留毒为邪，泄之太过则耗散精气。因此，密而有泄，通中有涩，开阖适度，乃肾络之重要生理特点。肾络细小而密的特点，也提示其在病理上易于瘀滞成疾。

周师受叶天士"久病必治络，谓病久则气血运行不利，血络之中必有瘀凝"治疗思想的启示，临证常以络病理论为指导，治疗各期慢性肾脏病，取得了较好的疗效。同时她强调，在慢性肾脏病的 1～3 期，肾络疏通功能尚存，而疗效尚佳，故治疗上主张治肾病宜通，更宜和，以防肾络不通则诸症难除，但是又应防通之太过，反致精微流失过多则肾更虚。周师临证主张以养血、活血、和络之剂为主，使气血渐生，浊邪减少，可避免大补、大攻导致的矫枉过正之弊。

另外，她遵王师之经验，认为肾病初期，常属于《黄帝内经》所说之"肾风"范畴。若病久不愈，风邪可循足少阴之脉舍于肾，痹阻于肾而成为"肾痹"。王师认为，肾络瘀痹日久，则可导致肾内微型癥瘕的形成。随即患者肾功能逐渐下降，则出现"肾劳"，而最终形成"溺毒"。故肾络瘀痹和肾内微型癥瘕的形成，在促进慢性肾脏病进展过程中具有重要作用。

关于肾病血瘀证的诊断，周师除重视传统中医宏观辨证外，还重视根据微观病理改变以辨病与辨证相结合。她认为，肾脏病理结果若发现细胞外基质积聚、系膜细胞增生、炎症细胞浸润、毛细血管襻闭塞、球囊粘连、肾小球球性硬化和肾间质纤维化等微观表现，即可考虑存在肾络瘀痹或肾内微型癥瘕，从而具有使用活血化瘀中药的指征。同时周师强调，在治疗血瘀证之前，尚需明辨其标本。她指出，其本证多与脏腑功能失调、气血阴阳亏损有关，且以脾肾两虚为多见，而女性患者则兼夹气血两虚较多；标证多兼夹实邪（包括风湿、湿热、寒湿、湿瘀等）。她主张根据血瘀证的程度，分层次采用相关治法及方药。如：（1）在瘀血证早期及轻症时，治宜活血养血为主，常用当归、川芎、鸡血藤、丹参；（2）瘀血证较重时，治宜破血逐瘀，常用制大黄、地龙、水蛭等；（3）若出现上述肾脏病理表现时，治宜活血消癥散结，常用积雪草、三棱、莪术、鳖甲等。

第五节　明辨标本，补泻兼施

周师早年师从杭州名医毛达文先生期间，毛师常言：临证如可明辨标本，知所先后，层次必分明；反之，若不知标本先后，必然胸无定见，手下茫然。周师认为，慢性肾脏病病程长，且在病情进展过程中常见虚实夹杂证、寒热错杂证，甚或虚实寒热错杂证，故多种证候夹杂乃本病缠绵难愈的主要原因。她临证时强调，在辨证论治过程中，运用标本理论，明辨疾病主次、轻重、缓急、本末，抓住当前疾病的主要矛盾十分重要。

周师认为，各种慢性肾脏病的病因、病机复杂，且多因药物（如糖皮质激素、免疫抑制剂）治疗等原因导致临床不同阶段可出现以下正虚邪实、虚实交互错杂的证候：

（1）表里夹杂：周师指出，慢性肾脏病除常表现为面色欠华、浮肿、腰膝酸软、神疲乏力、夜尿增多等里虚证外，常因外感表邪而急性发作，致使病情加重，故可见表里夹杂证。

（2）寒热错杂：慢性肾脏病常因病邪久羁，阳气被戕，阳虚而生内寒，故常有面色苍白、肢冷、舌苔白、脉迟等寒象。另外，常因余邪热毒蕴结未清，盘踞下焦，故可兼见咽痛、尿黄、苔黄等火热内蕴之证。

（3）虚实夹杂：慢性肾脏病因病邪日久，加重正气亏虚，常以脾肾亏虚为核心病机。肾虚则不藏精，导致精微蛋白流失、血清白蛋白水平下降，而脾不统血则可致血尿频频、贫血加重，继而导致精、气、血皆匮乏，此属本虚。因脾肾不足，气化失司，导致风、湿、寒、热、毒、瘀稽留，此属邪实。

综上所述，周师强调"本虚标实"是慢性肾脏病临床病机的重心，而标本虚实的关系又多为"因虚致实，因实重虚"。她认为，慢性肾脏病临床以脾肾两虚证居多，兼风湿、湿热、寒湿、瘀血为主，故主张明辨标本主次、缓急轻重，合理运用补脾益肾、清利化瘀法。

第六节　兼顾他脏，知常达变

一、兼顾他脏

周师认为，慢性肾脏病的病因病机，先天主因肾虚，而后天则与五脏相关。各种原发性肾脏病与肾关系最为密切，而继发性肾脏病则多因他脏及肾。

1. 肺肾相关

周师指出，肺失宣肃，通调水道功能失职，必累及肾，导致少尿、水肿；而肾阳不足，关门不利，则水泛为肿，甚至上为喘呼，咳逆倚息而不得卧。正如《素问·水热穴论》所云"其本在肾，其末在肺，皆积水也"。此时应"开鬼门"，"腰以上肿者当发汗乃愈"，常采用麻黄连翘赤小豆汤、越婢汤、越婢加术汤、防己黄芪汤等以宣肺解表发汗为主，佐以利水消肿。

若水肿日久，必损伤脾肾，易致外邪犯肾，导致正虚邪实证，病情迁延。正如《灵枢·经脉》所说"足少阴之脉，其直者从肾上贯于肝膈，入肺中，循喉咙，夹舌本"，咽喉不仅为肺之门户，也是外邪循经伤肾之门户。外邪犯肾，又可发为"风水""肾风"，出现水肿、蛋白尿、血尿等。故临床常见肾病患者因咽喉部炎症发作而加重血尿，这与慢性肾脏病急性发作的症状类似。正如《诸病源候论》云"风邪入于少阴则尿血"。肺肾气虚者，肺虚卫外不固，易反复外感，邪犯肺卫，搏结咽喉，下扰及肾，肺失宣肃，通调失司，导致肾病反复发作。故周师认为，肺肾相关，从肺论治，可阻断和缓解疾病发展。

同时，她常强调明辨标本主次的重要性。若正虚邪实状态下，外邪较甚者，以标实为急，本虚为辅。如风热犯肺证，可用银翘散加减；风寒犯肺证，可用麻杏石甘汤加减；风湿袭肺者，可用防己黄芪汤加减；湿热蕴结证，常用麻黄连翘赤小豆汤加减。待标实减轻而呈虚实夹杂证时，多在治本基础上加用连翘、黄芩、蒲公英等品。对于因"风咳"而致发作性咽痒作咳和（或）皮肤瘙痒者，多加用炒僵蚕、蝉蜕、徐长卿、白鲜皮、地肤子等品，以祛风止咳、止痒。对于因"肺失宣降"而致慢性咳嗽者，常仿国家级名老中医杨少山先生之经验，加用止嗽散；肺阴不足或阴虚肺热者，常仿杨师之经验，选用千金苇茎汤合（或）沙参麦冬汤加减。

2. 乙癸同源

中医学认为，肝藏血，肾藏精，肝血与肾精相互滋生转化，即所谓"精血相生"；肝阴和肾阴息息相通，称之为"肝肾同源"；两者皆由水谷精微所化，相互资生，休戚相关。若肝血不足，可导致肾阴不足，可见肝肾阴虚证。故周师多在补益肾阴的同时，不忘滋养肝阴，以滋水涵木，使肝阳不亢，可防肝阴亏损日久，续损真阴。

同时，周师常告知学生，水肿的治疗需时刻注意疏肝理气。她认为，在水肿的发生、发展过程中，需重视水、气、血三者的关系。气行则水行，气滞则水停；"血不利则为水"，"经水前断后病水，名曰血分"，"先病水后经水断，名曰水分"等论述，提示我们血能病水，水能病血。同时她认为，水与血的关系，实则是反映了肝与水液代谢的关系。若肝气条达而无气滞，则不易产生瘀血；若肝失疏泄而气机不畅，气滞血瘀，则可形成水肿。

另外，周师指出，各种原因导致的慢性肾脏病，不论虚实，勿忘从"肝"论治。她常言，临床上肝肾同病者屡见不鲜。如乙肝相关性肾炎患者，在治疗过程中运用某些免疫抑制剂、雷公藤制剂、激素后，可出现肝功能损伤；慢性肾炎合并慢性胆囊炎、脂肪肝发作时，出现肝功能异常等情况。详审脉症后，多可发现其中医辨证存在"肝郁血虚"或"肝郁气滞"的表现。周师强调，在上述情况下，可考虑从肝论治。

3. 心肾相交

肾为水火之宅。肾水不足，不能上济于心，则心火偏亢；而相火禀命于心火，正如《医门棒喝·六气阴阳论》所言"人之心火，名为君火，而其运用施为、生化气血者，相火之功也"，故心火亢盛则相火妄动，水火失济，临床表现多见心烦不寐、心悸不安、眩晕耳鸣、健忘、五心烦热、口干咽燥、腰膝酸软、遗精带下、舌质干红、脉细数等表现。

周师临证常采用大补阴丸加味以"泻南补北"，调节机体水、火之平衡。她认为此时应少用熟地黄、阿胶等大补滋腻之品，应补而不滋，滋而不腻。即使需要使用补益重剂，也宜轻投，从而以平稳和缓之法顾护肾水。

二、知常达变

周师临床治疗慢性肾脏病，多从脾、肾论治，认为这是"常法"；然针对变证，则需采用"变法"，起到提高疗效之作用。

1. 清利咽喉法

现代医学已证实，感染源系引起免疫复合物性肾炎最为常见的外源性抗原。多项临床研究发现，约60% ～ 70% 的急性肾炎患者的发病与上呼吸道感染相关。咽喉部的红、肿、热、痛是导致慢性肾脏病反复发作和蛋白尿、血尿增多及肾功能损害加重的重要因素之一。故周师临证反复强调，治疗肾脏病应善于"抓咽喉"，望诊时需注意观察患者咽喉，因为咽喉为肾经循行的重要部位。在治疗上，周师多主张先以祛邪为主，兼顾扶正；待外邪减少后，予扶正祛邪兼顾法。

2. 清利保肝法

如前所述，肝肾之间在生理和病理上均有明显相关性，肝肾疾病可同时并存。周师强调，若单治肾，常疗效不显。她主张扶正、祛邪兼顾。故临床上对湿热余邪未净、肝郁脾虚兼血瘀证患者，她常以清利湿热、疏肝健脾、活血化瘀之法治疗，自拟"清利保肝方"（详见"第四章之经验方"）。

周师曾治一徐氏女性，患者经肾活检后，确诊为乙肝后肝硬化相关性肾损害。前医以治肾常法治之，而反致肾功能减退。周师予前方加减化裁，治疗十余年，患者的血肌酐处于正常范围内，肾小球滤过率在 70 ～ 90mL/min。

第三章　肾病常用治法

一、补肾固本法

肾主藏精，为水火之脏，其象为坎卦，内寄真阴而寓元阳，为人体阴阳之根，五脏之本。古人云："五脏之阴气，非此不能滋；五脏之阳气，非此不能发。"

自古以来，多数医家均认为肾病多虚证。周师亦认为，不得虚，风寒湿浊等邪气不易内陷入肾而为患。肾虚证在临床上常表现为肾不藏精、封藏失司、开阖失节等。

慢性肾病的肾虚证，早期常常表现为肾气亏虚，或肾气阴两虚，后期可表现为肾阳虚或肾阴阳两虚。早期的慢性肾病患者，临床上常常无明显不适主诉，仅仅表现为尿检异常——尿中有蛋白或红细胞。如果按照传统的中医辨证，常常有无证可辨之困惑。周师认为，依据肾主封藏的生理特性，从微观辨证的角度来看，尿中漏出的蛋白和红细胞可以看成是肾中精微不固而外泄。

初期的肾气亏虚，可因精微漏出日久，导致气阴两虚。患者常表现为：倦怠乏力，腰膝酸软，尿有泡沫，时时自汗，容易感冒，或晨起面浮，或夜尿增多，或纳呆便溏，或头晕目眩，或目睛干涩，或口干咽燥，舌淡苔薄白或苔少，脉沉细或弦细。故周师主张肾病早期即当双补肾之气阴。临床上周师常用参芪地黄汤加减，药用黄芪、党参、太子参、金樱子、覆盆子、芡实、桑寄生、生地黄、女贞子、墨旱莲、何首乌等，益气养阴，补肾固肾。上述药物多性味平和，且无滋腻碍胃之弊，宜于久服。若熟地黄、黄精等滋腻呆滞之品，临床不宜多用。

后期患者常常表现为肾阳虚衰、阳虚水泛证。临床常表现为面色无华，畏寒肢冷，头晕目眩，心悸气短，遍身浮肿，小便短少，食少纳呆，或恶心呕吐，或伴胸水腹水，舌淡胖，苔白腻，脉沉细。若以肾阳虚衰为主，周师主张选用温柔补阳之品，如淫羊藿、巴戟天、仙茅等，如兼有阴寒内盛者，加用附子、肉桂等祛寒扶阳；若属阳虚水泛者，当用真武汤加味，可酌加车前子、大腹皮等。

二、益气健脾法

慢性肾病患者，往往病程较长，病情缠绵难愈，久之则有向"肾劳""虚劳""溺毒"发展的趋势。在长期的治疗过程中，周师认为，脾胃亏虚是一个非常重要的方面，一定要予以充分重视。

首先，慢性肾病多属虚实夹杂证，而脾虚是慢性肾病患者颇为常见的中心证候，临床上常表现为神疲乏力、面色萎黄、脘腹胀闷、纳差便溏、舌淡脉缓等，故健脾补中是慢性肾病的一个关键治法。若医者不察，滥用苦寒碍胃之品，克伐胃气，难求其效。周师在临床上常用党参、黄芪、白术、茯苓等以补气健脾，并佐以陈皮、佛手等以理气和胃，用药讲究轻灵，使气机流动。她轻易不用苦寒重剂及滋腻碍胃之品。

其次，慢性肾病患者虚中夹实，实邪常常表现为风湿、寒湿、湿热等。其中湿邪之滋生，多因于脾虚，而湿盛又困脾碍胃，如此恶性循环，导致病势日重，缠绵难愈。故周师在益气健脾和胃的同时，常常辅以祛风湿、化湿、利湿之法，临床常用汉防己、徐长卿、穿山龙、薏苡仁、苍术、佩兰、川厚朴花、茯苓等。

三、培土生金法

周师指出，慢性肾病患者常常有肺卫气虚的证候，容易反复感冒，临床常见气短乏力、自汗恶风、易于反复感冒或感冒缠绵不愈，甚至诱使肾病复发加重等。此乃久病正虚，肺卫不固。究其原因，实因脾肾亏虚、中气不足所致。卫气虽根源于下焦，其充养则有赖于中焦。脾胃之气足则卫气始能固，此即土能生金之理。周师在临床上常用玉屏风散健脾补肺，这是防治慢性肾病患者发生感冒、防止其肾病恶化的一个重要方法。脾肺气虚而兼有湿邪的，则以参苓白术散加减，健脾除湿，益气补肺。

慢性肾衰患者一旦罹患感冒，多属"虚人外感"，治疗上当扶正解表。一般可以酌情选用桂枝汤、小柴胡汤、人参败毒散、参苏饮等加减，疗效较好。

四、益气养阴法

气阴两虚证是慢性肾病患者最常见的证候之一，国内很多学者非常重视，并进行了系统研究。

患者表现为同时兼有气虚证和阴虚证的临床表现，如倦怠乏力、腰膝酸软、口干咽燥、五心烦热，大便或偏干，小便或偏黄，舌淡苔少而干，脉沉细数等。周师认为，气阴两虚证往往涉及多个脏腑。其气虚证，除了肾气虚之外，往往涉及脾肺气虚；其阴虚证，除了肾阴虚外，还多涉及肝肺阴虚。故临床治疗往往涉及多个脏腑，而以肾脾肝为核心。益气以补益脾肾为主，养阴以滋补肝肾为要。

临床常以参芪地黄汤加减，常用药物有党参、黄芪、生地黄、山茱萸、山药、牡丹皮、女贞子、墨旱莲、金樱子、芡实等。方中党参、黄芪、山药等益气健脾，生地黄、山茱萸、山药、女贞子、墨旱莲等滋补肝肾，牡丹皮清虚热，金樱子、芡实固摄肾气。若阴虚明显，口燥咽干较甚，易于"上火"者，将党参改为太子参，加知母以滋阴清热；气阴亏虚，心慌气短者，加麦冬、五味子，合为生脉饮；阴虚内热，烦躁不寐者，可加百合、知母、酸枣仁等，养阴清热安神；若阴虚便燥，加玄参、麦冬、火麻仁以润燥通便。

五、养阴清热法

慢性肾病日久，可致肾阴亏虚，虚火内炽；或因素体阴虚火旺，或因过用温燥中药及长期服用大剂量的糖皮质激素，均可导致阴虚火旺证。临床上表现为颜面潮红、五心烦热、口干咽燥、耳鸣耳聋、腰膝酸软、心烦失眠、皮肤干燥，痤疮，便秘，脉细数，舌质红，苔薄而干等。

周师临床上常用养阴清热法，以知柏地黄汤合二至丸方加减。方中生地黄、山茱萸、枸杞子、墨旱莲、女贞子、北沙参养肝肾之阴，牡丹皮、知母、黄柏滋阴降火，茯苓淡渗利湿，泽泻清泄肾火。伴肺阴不足者，可加用麦冬、玄参、五味子等；伴口渴明显者，可加天花粉、石斛、天冬等；伴耳鸣、耳聋、目眩者，可加石菖蒲、磁石、五味子滋阴通窍；心烦失眠者，加百合、焦栀子等清心除烦。

六、滋肾宁络法

各种原因引起的肾小球性血尿，临床常见五心烦热、口干咽燥、腰膝酸痛，尿黄赤，舌红苔黄，脉细数，证属阴虚火旺、湿阻络瘀。

周师倡导滋肾宁络法，方用生地黄、墨旱莲、女贞子、侧柏叶、小蓟、马鞭草、茜草、牡丹皮、炒白术、茯苓等。方中生地黄、墨旱莲、女贞子滋补肝肾之阴，侧柏叶、马鞭草、小蓟清热凉血，茜草、牡丹皮凉血化瘀，白术、茯苓健脾利湿。全方滋阴清热，凉血化瘀，健脾利湿。如此则血热清、瘀血行、湿浊祛，而血络宁。如气虚明显者，周师常加用太子参、北沙参；咽痛者，加用黄芩、玄参、麦冬；瘀血明显者，加用三七和血竭。

七、疏风宣肺法

肺为水之上源，肾为水之下源，气、水本是一家，"金、水同出一源"。肺肾两脏，主气主水，水为阴，气为阳，水与气有相互转化之机。水得阳化为气，气得阴化为水，一上一下，水气互化，水升气降，循环不已。二者关系密切，生理上相互依存，病理上相互影响。《素问·水热穴论》曰：肾者至阴也，至阴者盛水也，肺者太阴也，少阴者冬脉也。故其本在肾，其末在肺，皆积水也。

周师认为，风水一证，实关系肺肾。某些慢性肾病患者因感冒导致急性发作，出现肺卫症状，如恶寒发热，头痛脉浮，鼻塞流涕，咳嗽咳痰等，并出现浮肿、尿蛋白增多等肾病症状的复发和加重。此因风邪袭肺，影响及肾，风水相搏，水湿泛滥。其治疗之重点在肺，当用疏风宣肺法。其中属风寒袭肺者，可以三拗汤为主；风湿袭肺者，以麻杏苡甘汤为主；风湿郁热者，以麻黄连翘赤小豆汤为主；风热袭肺者，以银翘散加减为主。在上述用药基础上，可以酌加桔梗、茯苓、大腹皮等，加强宣肺利水功效。

八、清热解毒法

急性肾炎和慢性肾炎急性发作的患者，常见风热毒邪侵袭肺卫，肺经热毒炽盛，表现为发热、咽喉肿痛、胸痛、咳嗽、咳黄浓痰，舌红，苔黄腻，脉滑数等，并出现浮肿加重、尿蛋白增多，以及肾功能恶化等肾病复发和加重的表现。

周师认为，初期邪在肺卫，发热、微恶风、口渴咽痛、咳嗽者，以自拟解表宣肺方加减，药用金银花、连翘、荆芥、薄荷、桔梗、前胡、芦根、竹叶、玄参、牛蒡子等；若慢性肾脏病合并急性咽炎或急性扁桃体炎，乃风邪热毒搏结于咽喉而致，可表现为发热、咽喉肿痛或溃烂、咳嗽时作等症，周师常用自拟清肺利咽方，药用金银花、连翘、黄芩、桔梗、牛蒡子、射干、鲜芦根、麦冬、南沙参等。

若肺经气分热毒影响及肾，急当清肺解毒，肺气清则肾气亦洁，肾病往往能获得好转甚至缓解，正如王孟英所指出的"肺气清则治节有权，下行自畅，气化咸藉以承宣，故清肺药皆利小便"。其属痰热壅肺，以胸痛咳嗽、咳黄浓痰为主者，周师以千金化痰汤、千金苇茎汤加减，药用蒲公英、野荞麦、板蓝根、黄芩、连翘、杏仁、浙贝母、瓜蒌皮、炒枳实、芦根、薏苡仁、冬瓜子等。若患者素体肺阴虚者，周师常加用沙参、麦冬、羊乳以滋阴解毒；肺之气阴两虚明显者，周师在清肺解毒时，常加用黄芪、太子参、沙参、麦冬，以益气养阴、扶正托毒。注意正邪两方面，标本兼顾，祛邪不伤正，避免病情缠绵难愈。

肾病伴皮肤疮毒或咽喉红肿疼痛者，或肾病患者口服糖皮质激素或免疫抑制剂后出现痤疮及合并感染者，表现为皮肤疮毒、咽喉红肿、身热口渴、小便黄赤、大便秘结，舌红苔黄，脉滑数。此属热毒炽盛，周师用金银花、白花蛇舌草、紫花地丁、黄花地丁清热解毒。热重者，加黄连、半枝莲，加强清热解毒之力；血热毒者，加赤芍、牡丹皮、生地黄以凉血解毒；咽喉红肿者，加桔梗、牛蒡子、黄芩以解毒利咽；湿热毒邪互结者，加土茯苓、黄柏、知母以清热解毒利湿；病延日久，出现阴虚者，可加用北沙参、天冬、麦冬等养阴之品。

九、祛风除湿法

肾病风湿内扰证为近年来王永钧教授提出的一个重要证候。王教授通过多年临床实践，发现风湿内扰是慢性肾脏病最常见、最重要的病因和证候，而且是肾脏病在慢性进展过程中的独立危险因素，在肾病治疗中占有非常重要的地位。近几年来，该理论已经得到越来越多的国内肾病同行的认可。

肾病风湿内扰证之发生，病因为风湿之邪侵扰肾脏。风湿之来源有内外两途：外感之风、湿、热邪，侵袭皮肤、肺、肠道等，其热邪易去，而风、湿余邪则常缠绵不去，从而乘虚内扰于肾；由内而生之风、湿，多因脾、肾、肝等脏腑功能失调，产生风、湿之邪，相合而侵扰于肾。

然而在临床实践中，内外两途却难以截然区分，往往是内外因相合，互动而致病。众所周知，"风为阳邪"，"风能流动鼓荡，其用属阳"（叶天士），"其性开泄"，"善行数变"，为"百病之源"；而"湿为阴邪"，"为病最多"，"其性凝滞，缠绵难愈"。若"善行数变"的阳邪，与"缠绵难愈"的阴邪相合而为病,内扰于至阴至深的肾脏,其病变之表现既可有风邪变化多端的特点,也可有湿邪缠绵难愈的特点,病情异常复杂。

关于肾病风湿内扰证的辨证要点,周师认为,应该从"风"与"湿"两种病邪的致病特点上进行分析。比如,水肿时轻时重,或蛋白尿、血尿反复发作,血肌酐从原来稳定的水平忽然升高,病情不稳定、时好时坏等,这些临床特征均与风邪"善行而数变"的特性相似。此外,风扰于肾,其性开泄,可致肾失封藏,精微外泄,临床出现大量蛋白尿(常 ≥ 1.0 克 /24 小时),有时甚或伴有肉眼血尿。肾病理可出现各种活动性指标,如细胞增殖及间质炎性细胞浸润加重,细胞性新月体,足突融合等。而湿性重着黏滞,黏腻难清,往往导致病情迁延,缠绵难愈。湿阻气机,损伤阳气,致气化不利,水湿泛溢,出现尿少、浮肿、困乏、周身酸沉、胸腹胀满、呕恶、泄泻等症。慢性肾病患者同时出现"风"与"湿"两种病邪的致病特点时,均可以考虑从风湿内扰来论治。

周师认为,风湿之邪之所以能内陷入肾,多因脾肾本虚。所以临床治疗上,周师强调在健脾补肾基础上,加用祛风湿药物。她常以防己黄芪汤加减治疗,常用药物如黄芪、汉防己、炒白术、炒薏苡仁、茯苓、防风、穿山龙、炒白芍、当归等。

王永钧教授、周锦教授以及我科诸多医师,多年来应用祛风湿法治疗肾病的成功实践和众多的实验研究,均证明了这一理论的正确性。

十、滋阴潜阳法

慢性肾病发展到了后期,常常会影响到肝。中医认为肝肾关系密切,素有"肝肾同源""乙癸同源"之说。从功能来看,两者关系密切,如张锡纯所说:"肝主疏泄,肾主封藏。夫肝之疏泄原以济肾之封藏,故二便之通行、相火之萌动,皆与肝气有关,方书所以有肝行肾气之说。"(《医学衷中参西录》)

周师认为,慢性肾病日久,肾精亏虚,因精血同源,肝之阴血亦不足,患者出现双目干涩,视物模糊,胁痛隐隐,肢体麻木,烦躁易怒,心烦多梦，或月经量少，舌红苔少，脉细等。同时合并肾阴虚的症状，如腰酸膝软，五心烦热，口燥咽干等。在治疗上，应当肝肾同治，精血并补。肝血虚为主者，可予四物汤加制何首乌、枸杞子等；肢体麻木者，可酌加木瓜、怀牛膝等。肝肾阴虚为主者，一般予杞菊地黄汤加味治疗。

因肝肾阴虚，常常导致肝阳上亢甚至肝风内动，患者出现头晕头痛，面色潮红，急躁易怒，失眠多梦，甚者出现痉厥抽搐，舌红苔少，脉细数或细弦。血压常常明显升高，可高达220/120mmHg以上，伴有头痛、恶心呕吐等。临床上常用天麻钩藤饮、镇肝熄风汤加减，方中天麻、石决明、牛膝、代赭石、白芍等须重用，同时联合西药降压药迅速控制血压。

十一、活血化瘀法

血瘀证是慢性疾病常见的证候，中医素有"久病多瘀"的说法。慢性肾病一般病程较长，迁延不愈，故肾病后期常常合并有血瘀证，其治疗也是肾病治疗中十分重要的一个内容。关于慢性肾病的血瘀证方面，周师强调以下两点：

关于慢性肾病之血瘀证的识别，周师认为，首先，我们可以参考一些临床上的宏观辨证指标，如：病程较长，面色黧黑或晦黯，肌肤甲错，或腰痛如刺、固定不移，或肢体麻木，肉眼或镜下血尿，或舌质黯，有瘀点、瘀斑，脉涩等。其次，还可以参考甲皱微循环、血液黏稠度、凝血功能等现代医学检查，尤其是肾活检组织学检查，它可以提供肾脏局部存在瘀血的微观辨证依据，如肾病理上表现为细胞外基质积聚，肾小球与包氏囊粘连，小球局灶节段性硬化，毛细血管塌陷，新月体形成，肾间质纤维化等。如果有上述病理表现，就应该考虑存在"肾络闭阻"，就是使用活血化瘀药的指征。临床实践表明，宏观指标和微观指标结合起来应用，可以为临床提供更全面的诊断依据，从而提高临床疗效。

临床上，在具体应用活血化瘀法时，还需综合患者的整体情况，全面考虑。如患者合并虚证（气虚、血虚、阴虚、阳虚），或同时夹杂实邪（湿浊、湿热、痰湿、水湿），在治疗时要一并处理。如气虚者，可应用补阳还五汤；阳虚者，可并用济生肾气丸；阴虚者，可并用知柏地黄汤；血虚者，合用四物汤等。同时，根据其夹杂的实邪不同，分别佐以清热、利湿、化痰、泄浊等治法。临床应圆机活法，方随证变。

十二、清热利湿法

周师经过多年临床发现，慢性肾病患者临床上常常兼夹湿热证。究其原因，周师认为，首先，肾主水，肾病则水液代谢失常，常常导致水湿内停。如《证治准绳》所述：湿气入肾，肾主水，水流湿，从其类也。湿邪蕴蓄日久，易于化热，湿热内蕴，胶结不去。另外，饮食不节，过食膏粱厚味，以及使用某些药物（如糖皮质激素）等，亦可导致湿热内生。

慢性肾病患者之湿热内蕴，多表现为下焦湿热证，亦可见湿热弥漫三焦。临床常见：尿频、尿急、尿痛、尿灼热，或小腹胀坠，或腰痛，或小便短赤混浊，大便不畅，或恶心呕吐，或胸脘痞闷，或浮肿，或口渴，舌苔厚腻，尿检可见蛋白和红细胞等。临床上，上述表现不必一一具备，往往但见一二典型表现，即可作为诊断湿热证之依据。

作为慢性肾病患者常见的一个标证，下焦湿热证常和其他证型兼夹出现，如脾肾亏虚证、血瘀证等。在治疗上，周师强调在治疗脾肾亏虚等本证的同时，酌情加入清热利湿之品，如瞿麦、萹蓄、白花蛇舌草、土茯苓、萆薢、石韦、车前草等，可明显改善或消除尿频、尿急、尿痛等症状，同时对某些患者的尿检异常，尤其是蛋白尿，可有较好的消除作用。

十三、利水消肿法

水肿是慢性肾病患者的常见症状。对于肾病水肿的诊治，中医拥有一套非常完备的理论并在临床上积累了极为丰富的实践经验。时至今日，尽管西医的利尿剂便捷高效，能够解决临床许多的水肿问题，但周师认为，中医药治疗仍能在临床发挥很好的作用，尤其对某些西药治疗无效的水肿患者，中医药仍有可能发挥作用，值得我们认真研究和好好继承。

中医理论认为，水液代谢是一个涉及肺、脾、肾、肝、三焦、膀胱等多个脏腑的复杂过程。一般认为，慢性肾功能不全患者的水肿，多属阴水，多为脾肾阳虚所致。其临床表现常见一身尽肿，腰以下肿甚，按之凹陷不起，或见腹胀，纳呆便溏，身重乏力，畏寒肢冷，口淡不渴，舌淡红边有齿痕，苔滑腻，脉沉迟。此为脾阳虚衰之证，用实脾饮加减治疗；若伴有畏寒肢冷，腰膝冷痛，舌淡嫩，苔白滑，脉沉细，则以肾阳虚为主，用真武汤或济生肾气汤加减。许多患者往往合并脾肾阳虚之表现，可以实脾饮和济生肾气汤及真武汤之合方加减治疗。

另外，周师认为，肺主皮毛，慢性肾病之水肿尚可尝试从肺论治。一般认为，风水或皮水等属水在皮表者，可以从肺论治，宣肺利水，即《黄帝内经》"开鬼门"之法。但周师认为，宣肺利水之法并不局限于风水和皮水等病，里水及阴水亦可应用。因肺为水之上源，若多种原因（不仅限于外邪）导致肺气被郁，宣降失司，水道不通，溢而为肿，通过宣畅肺气，可以恢复水道之畅通而消肿。故古人强调"治水先治肺"。周师治疗水肿，常常于对证方药中加入炙麻黄、杏仁、紫苏叶等宣肺之品，可以增强疗效。

此外，中医向来有"气行则水行，气滞则水停"的说法，气与水密不可分。所以，行气疏滞也是治疗水肿的常用方法。对于肾病水肿患者，不论其是否并见腹胀等症状，周师常于对证方药中加入佛手、大腹皮、陈皮、枳壳等以行气利水。

对于某些顽固性水肿，反复治疗无效者，要考虑瘀血导致水肿的可能。早在《素问·调经论》就已经提出"瘀血不去，其水乃成"。《金匮要略》亦指出："血不利则为水。"清代唐宗海在《血证论》一书中，更是作了全面和深入地阐述："血与水本不相离""病血者未尝不病水，病水者未尝不病血""瘀血化水，亦发水肿""血积既久，亦能化为痰水。"这些论述都明确指出，瘀血日久可以导致水肿。对于这些患者，周师认为，他们在临床上往往会有一些血瘀证的表现，如病程往往较长，面色黧黑，肌肤甲错，腰痛固定不移，舌黯有瘀斑，脉涩等。可以在对证方药中加入益母草、泽兰、桂枝、牡丹皮等活血利水之品。

某些慢性肾病患者，系阴虚之体合并水肿；或水肿患者反复应用利尿剂，久而伤阴；或肾病水肿而长期使用激素者，临床在出现水肿的同时，常有口干口渴，小便短赤，舌红苔少，脉细等一派阴虚之象。此时不可一味利水消肿，应当育阴利水，临床上可以选用猪苓汤或六味地黄汤加车前子、牛膝等进行治疗。

某些慢性肾病患者高度水肿，尿少腹胀，甚至呼吸困难，一般利水消肿法无效，可使用逐水法，使水饮之邪从大小便而去。但该法峻猛，正虚不支者忌用。现代医学尚有血液滤过等方法可以选用。

不管是服用何种利尿剂，周师强调，限盐都是临床必不可少的基本要求，应该引起医患双方的重视。

十四、泄浊排毒法

慢性肾衰患者由于正气衰惫，气化失司，浊毒内停，临床常见口苦口黏，舌苔厚腻，脘腹不适，恶心呕吐，大便不通等症；化验可有血脂、血肌酐、血尿素氮、血尿酸等升高。周师认为，其病机总属脾肾亏虚，气化失司，胃肠腑气不降，浊毒内停。治疗上，周师认为，一方面要补益脾肾，恢复脏腑的气化功能，此为培本；另一方面，还需降逆泄浊，以治其标。健脾益肾之法前述已详，在降逆泄浊方面，周师强调，要区分其属胃气上逆，还是腑气不通。前者当予和胃降逆，可选用黄连温胆汤、小半夏汤、半夏泻心汤诸方加减；后者必须通腑泻浊，可在辨证处方中增入大黄一味，保持大便日行一二次即可，切勿过泻伤正。阳虚明显者，仿温脾汤法，应用大黄通腑泻浊，配以干姜、附子以护持阳气。

第四章　经验方和药组

第一节　经验方

一、益气养阴清利方

组成：黄芪 20g，太子参 20g，生地黄 30g，墨旱莲 15g，女贞子 12g，川芎 15g，赤芍 15g，白花蛇舌草 15g，薏苡仁 30g，茯苓 12g，怀山药 12g。

功效：益气养阴，行瘀清利。

主治：慢性肾脏病，属气阴两虚兼湿瘀证。表现为神疲乏力，口干咽痛，手足心热，腰膝酸痛，舌红苔腻，脉细。

方解：黄芪、太子参益气养阴；生地黄、墨旱莲、女贞子滋阴补肾；川芎、赤芍活血化瘀；白花蛇舌草、薏苡仁清热利湿；茯苓、山药健脾化湿。

加减：有蛋白尿者，加金樱子、芡实、覆盆子以益肾固涩；有血尿者，加侧柏叶、茜草、牡丹皮以清热凉血；血瘀明显者，加落得打、莪术、三棱以活血化瘀。

二、滋肾宁络方

组成：生地黄 30g，墨旱莲 15g，女贞子 15g，侧柏叶 15g，小蓟 12g，马鞭草 12g，茜草 12g，牡丹皮 12g，炒白术 12g，茯苓 12g。

功效：滋阴清热，化瘀宁络。

主治：各种原因引起的肾小球性血尿，属阴虚火旺、湿瘀阻络证。临床上可见五心烦热，口干咽燥，腰膝酸痛，尿黄赤，舌红苔黄，脉细数。

方解：生地黄、墨旱莲、女贞子滋补肝肾；侧柏叶、马鞭草、小蓟清热凉血；茜草、牡丹皮凉血化瘀；白术、茯苓健脾利湿。

加减：如为气阴两虚，则加太子参、北沙参以益气养阴；咽痛，则加黄芩、麦冬、玄参以清肺利咽；瘀血明显，则加三七、血竭以活血化瘀。

三、健脾益肾固摄方

组成：黄芪 15g，党参 15g，炒白术 15g，茯苓 15g，山茱萸 12g，淫羊藿 12g，川芎 15g，赤芍 15g，泽兰 12g，金樱子 12g，芡实 12g，汉防己 12g。

功效：健脾益肾，化瘀固摄。

主治：原发及继发性肾小球疾病，尿检以蛋白尿为主，属脾肾两虚兼湿瘀证。临床上可见气短乏力，腹胀，便溏，腰膝酸软，下肢浮肿，舌淡，苔薄腻，脉沉细。

方解：黄芪、党参、白术、茯苓健脾益气；山茱萸、淫羊藿滋肾填精；川芎、赤芍活血化瘀；金樱子、芡实固摄精微。

加减：浮肿明显者，则加猪苓、桑白皮以利水消肿；便溏者，则加苍术、扁豆花以健脾助运；瘀血明显者，可加积雪草、莪术以活血化瘀。

四、益气消癥利湿汤

组成：黄芪 30g，当归 10g，桃仁 10g，红花 10g，赤芍 15g，川芎 15g，地龙 15g，三棱 15g，莪术 15g，积雪草 30g，白术 12g，茯苓 12g，薏苡仁 30g，金樱子 15g，芡实 15g。

功效：益气健脾利湿，活血化瘀消癥。

主治：特发性膜性肾病，证属气虚血瘀，脾虚湿盛，肾络癥积者，临床症见面色晦黯不泽，颜面及双下肢浮肿，神疲乏力，纳差便溏，腰痛固定或腰部刺痛，舌淡黯，苔白腻，脉沉涩，尿检常常有大量蛋白等。

方解：此方以补阳还五汤为基础方，以益气活血化瘀为主，加用三棱、莪术、积雪草，加强消癥积作用；黄芪配白术、茯苓、薏苡仁以益气健脾利湿；金樱子、芡实固摄肾气。

加减：脾气虚甚者，黄芪可加量至 60g ~ 90g，或再加党参 15g ~ 30g；肾络瘀阻严重者，尚可加水蛭 3g ~ 5g，以虫类药搜剔，加强消癥通络；脾虚湿盛，纳差便溏者，可加用苍术、厚朴等健脾化湿；水湿泛溢，下肢浮肿者，加泽泻、车前子、大腹皮等利湿消肿；肾气失固，小便频数，尿蛋白多者，加覆盆子、益智仁、桑螵蛸等益肾固摄。

五、降糖益肾消癥汤

组成：黄芪 30g，太子参 15g，麦冬 15g，五味子 10g，当归 20g，川芎 15g，地龙 15g，枸杞子 15g，生地黄 30g，茯苓 12g，穿山龙 15g，鬼箭羽 12g，积雪草 30g，三棱 15g，金樱子 12g，覆盆子 12g。

功效：补气养阴，活血消癥。

主治：糖尿病肾病Ⅲ期~Ⅳ期，证属气阴两虚，肾络癥积者，临床症见精神不振，倦怠乏力，口干咽燥，腰膝酸软，耳鸣目糊，下肢浮肿，夜尿频多，舌（黯）红，苔少，脉沉细涩，尿检有蛋白等。

方解：此方以生脉散合补阳还五汤为基础方，增用茯苓、枸杞子以补脾肾之气，养肝肾之阴；加穿山龙、鬼箭羽，有助于调和肾络之气血；积雪草、三棱可通络、消癥积；金樱子、覆盆子固肾。

加减：脾气虚甚者，黄芪增至40g～60g，改太子参为党参15g～30g；肾阴虚甚者，加山茱萸、制何首乌以滋养肾阴；视物模糊者，加菊花、夏枯草、决明子以清肝明目；四肢麻木者，加炒僵蚕、丝瓜络以去祛风通络；小便频数者，加益智仁、桑螵蛸以补肾固摄。

六、益肾活血泄浊方

组成：黄芪30g，党参10g，当归30g，淫羊藿15g，山茱萸15g，川芎15g，积雪草30g，泽兰15g，制大黄9g，茯苓15g。

功效：健脾益肾，活血泄浊。

主治：慢性肾功能衰竭，属脾肾两虚，湿浊瘀阻者，临床上可见面色萎黄，倦怠乏力，气短懒言，腹胀痞满，腰膝酸软，舌质淡，苔腻，脉沉细。

方解：黄芪、党参、茯苓益气健脾；当归、淫羊藿、山茱萸养血补肾；川芎、泽兰、积雪草活血化瘀消癥；大黄通腑泻浊。

加减：若出现恶心呕吐等症，加川黄连、吴茱萸或紫苏梗以降逆止呕；血瘀明显者，则加三棱、莪术以活血化瘀；腹胀明显者，则加广木香、炒枳壳、大腹皮以疏肝理气。

七、降逆止呕方

组成：黄连12g，吴茱萸5g，姜竹茹12g，姜半夏12g，陈皮9g，炒枳壳12g，薏苡仁15g，茯苓12g。

功效：降逆止呕。

主治：慢性肾衰竭属于湿浊中阻、郁而化热的湿热证，症见胸闷，脘腹痞满，呕恶频作，口苦而腻，不思饮食，舌淡，苔黄腻，脉沉细。

方解：黄连、吴茱萸辛开苦降，降逆止呕；竹茹、半夏和胃降逆；陈皮、枳壳理气宽中；薏苡仁、茯苓化湿健脾。

八、清利宣痹方

组成：苍术 15g，黄柏 15g，牛膝 15g，生薏苡仁 30g，忍冬藤 20g，络石藤 15g，土茯苓 30g，虎杖 15g，穿山龙 20g，川萆薢 12g，赤芍 15g，牡丹皮 15g。

功效：清热利湿，宣痹通络。

主治：痛风性肾病属湿热痹者，由湿热瘀血痹阻经络而致。临床可见关节局部红肿灼热，痛不可解，多兼有发热，恶风，口渴，溲赤，便秘，舌红，苔黄腻，脉滑数。

方解：苍术、黄柏、薏苡仁、牛膝即"四妙丸"，以清利下焦湿热；忍冬藤、络石藤以清热解毒、祛风通络；土茯苓除湿解毒、通利关节；虎杖、穿山龙以清热利湿、散瘀止痛；萆薢分清降浊、祛风除痹；赤芍、牡丹皮清热凉血化瘀。

加减：湿热痹重症者，酌加白虎桂枝汤，以增强清热祛风通络之力；病久入络者，加积雪草、三棱、莪术以破血逐瘀。

备注：病情缓解后，可减少清利之品，酌加养血活血或（和）滋养肝肾之阴药物以培本。

九、清利通淋方

组成：白花蛇舌草 20g，蒲公英 20g，黄柏 15g，土茯苓 20g，瞿麦 12g，萹蓄 12g，滑石 12g（包），车前子 12g（包），生地黄 30g，怀牛膝 15g，生甘草 9g。

功效：清热利湿通淋。

主治：急性尿路感染，属于热淋者，由湿热下注膀胱而致，表现为小便短数，灼热刺痛，溺色黄赤，少腹拘急胀痛，舌红，苔黄腻，脉滑数。

方解：白花蛇舌草、蒲公英、黄柏、土茯苓、生甘草清热解毒；瞿麦、萹蓄、车前子、滑石利湿通淋；牛膝引药下行；生地黄甘寒养阴，使清热利湿而不伤阴。

加减：寒热往来、口苦呕恶者，可增用小柴胡汤和解少阳；大便干结、腹胀者，可增用大黄、炒枳壳，清热通腑；血尿者，可加大蓟、小蓟、白茅根、三七等，化瘀通淋止血；尿路结石者，可加海金沙、金钱草、鸡内金，排石通淋；湿热伤阴者，可加山茱萸、枸杞子、沙参，以养肝肾之阴。

十、清利保肝方

组成：荷包草 30g，平地木 30g，垂盆草 30g，柴胡 10g，黄芩 15g，炒白芍 12g，炒枳壳 12g，竹茹 12g，制香附 12g，广木香 12g，炒白术 12g，虎杖 15g，茯苓 12g。

功效：清热利湿，护肝解毒。

主治：乙肝相关性肾炎或各种肾脏病出现肝功能损害者，由湿热内蕴、肝气失疏、脾失健运所致，可见上腹痞胀，口苦而腻，食少恶心，肢体倦怠，溲黄便溏，苔黄腻，脉滑数。

方解：荷包草、垂盆草、平地木以清热利湿、护肝解毒；柴胡、黄芩以疏肝解郁、清解郁热；枳壳、竹茹以和胃降逆、清热止呕；炒白芍以养阴柔肝；制香附、广木香以疏肝理气；虎杖以清热利湿化瘀；白术、茯苓即为"茯苓汤"，健脾利湿，以遵仲师"见肝之病，知肝传脾，当先实脾"之意。

加减：出现黄疸者，加茵陈、地耳草、鸡骨草以利湿退黄；纳差苔腻者，加藿香、佩兰以醒脾悦胃；腹泻便溏者，加苍术、川厚朴、陈皮以燥湿健脾；浮肿甚者，加五皮饮以利水消肿。

十一、解表宣肺方

组成：金银花 15g，连翘 15g，荆芥 10g，薄荷 9g，桔梗 10g，前胡 10g，芦根 30g，竹叶 10g。

功效：疏风解表，宣肺清热。

主治：慢性肾脏病合并外感风热证，表现为发热，微恶风，口渴咽痛，咳嗽，舌质红，苔薄黄，脉浮数。

方解：金银花、连翘清热解毒、轻宣透表；薄荷、荆芥辛散解表；桔梗、前胡宣肺祛痰；芦根、竹叶清热生津。

加减：发热重者，加黄芩、蒲公英以清热泻火；咽喉肿痛者，加板蓝根、牛蒡子以清热解毒利咽；咳嗽痰多者，加南沙参、浙贝母以清肺化痰。

十二、清肺利咽方

组成：金银花 15g，连翘 15g，黄芩 15g，桔梗 9g，牛蒡子 12g，射干 10g，鲜芦根 30g，麦冬 12g，南沙参 12g。

功效：清肺解毒利咽。

主治：慢性肾脏病合并急性咽炎或急性扁桃体炎，乃风邪热毒，搏结于咽喉所致。可表现为发热，咽喉肿痛或溃烂，咳嗽时作，口干纳差，溲黄而少，大便干结，舌质红，苔黄，脉滑数。

方解：金银花、连翘、黄芩均为苦寒之品，三者相须为用，共奏疏解风热、清肺解毒之功；桔梗、牛蒡子、射干以清肺解毒利咽；芦根、沙参、麦冬以养阴清肺、利咽化痰。

加减：肺热重者，可加大青叶、白花蛇舌草以清热解毒；咽喉肿痛甚者，加山豆根、马勃以解毒利咽；音哑者，可加木蝴蝶、蝉蜕以利咽开音；浮肿者，可加竹叶、车前子以利水消肿；血尿者，可加白茅根、侧柏叶以清热凉血。

十三、养阴清热方

组成：生地黄 30g，山茱萸 15g，枸杞子 15g，墨旱莲 15g，女贞子 12g，北沙参 15g，牡丹皮 12g，知母 12g，黄柏 15g，茯苓 10g，泽泻 10g。

功效：养阴清热。

主治：慢性肾病，病情日久，肾阴亏虚，虚火内炽，灼伤脉络者；亦可用于慢性肾病，因长期服用大剂量的激素所致阴虚火旺证。临床上表现为颜面潮红，五心烦热，痤疮，口干咽干，便秘，腰膝酸软，失眠等，舌质红，苔薄，脉细数。

方解：生地黄、山茱萸、枸杞子、墨旱莲、女贞子、北沙参以养肝肾之阴；牡丹皮、知母、黄柏以滋阴降火；茯苓淡渗利湿；泽泻清泄肾火。

加减：肺阴不足者，可加用麦冬、玄参、五味子等以滋养肺阴；口渴明显者，可加天花粉、石斛、天冬等以养阴生津；耳鸣、耳聋、目眩者，可加石菖蒲、磁石、五味子以滋阴通窍。

十四、清热解毒方

组成：金银花15g，白花蛇舌草30g，紫花地丁15g，黄花地丁15g。

功效：清热解毒。

主治：慢性肾脏病伴皮肤疮毒或咽喉红肿疼痛者，慢性肾脏病用激素或免疫抑制剂后出现痤疮及合并感染者，表现为皮肤疮毒，咽喉红肿，身热口渴，小便黄赤，大便秘结，舌红，苔黄，脉滑数。

方解：金银花、白花蛇舌草、紫花地丁、黄花地丁清热解毒。

加减：热重者，加黄连、半枝莲，加强清热解毒之力；血分热毒者，加赤芍、牡丹皮、生地黄以凉血解毒；咽喉红肿者，加桔梗、牛蒡子、黄芩以解毒利咽；湿热毒邪互结者，加土茯苓、黄柏、知母以清热解毒利湿；病延日久，出现阴虚者，可加用北沙参、天冬、麦冬等养阴之品。

十五、益气健脾方

组成：党参15g，炒白术10g，白芍12g，茯苓15g，怀山药15g，炒扁豆花12g，薏苡仁30g，砂仁6g，焦六神曲10g。

功效：益气健脾。

主治：慢性肾脏病，属脾胃气虚证者，由脾胃虚弱，运化无力所致。临床可见神疲乏力，面色萎黄，肢体倦怠，气短纳少，腹胀便溏，肢体浮肿，舌质淡，苔厚腻，脉沉细。

方解：党参、炒白术、山药以益气健脾；白芍柔肝以健脾；薏苡仁、扁豆花以渗湿健脾；砂仁和胃醒脾；六神曲健脾和胃。

加减：腹胀者，加炒枳壳、广木香以疏肝理气，和胃消胀；纳差者，加炒谷芽、炒麦芽、生山楂以消食健胃；便溏者，加川厚朴花、苍术以燥湿健脾；浮肿甚者，加五皮饮。

第二节　对药与角药

一、肾性蛋白尿

1. 生黄芪、汉防己

本对药为《金匮要略》防己黄芪汤之核心药物，该方用于治疗风水（湿）表虚证，症见脉浮、身重、汗出恶风者。其中黄芪一味，补脾肺之气，使气机上升外达，正如陈修园《神农本草经读》指出的，黄芪"入脾而主肌肉……入肺而主皮毛……入胆而助中正之气……入三焦而助决渎之用……余细味经文，俱主表症而言……诸方皆借黄芪走表之力，领诸药而速达于表而止汗"。扶正托邪之药，首推黄芪，自古以来，黄芪即为中医外科"托疮生肌"要药。

周师认为，慢性肾病的基本病机，多为正虚邪陷，风湿内伏。而黄芪为"扶正托邪""补托气分之要药"（唐容川语），汉防己擅长祛风湿。两药相配，益气固表，扶正托邪，托透风湿外出，正好切中慢性肾病卫表不固、正虚邪陷的病机，实为治疗肾病之重要药物组合。本对药为周师临床治疗慢性肾病的基本配伍。如风湿之证明显者，酌情再加用穿山龙和徐长卿，加强祛风湿的功效。

常用量：黄芪 15～60g，汉防己 10～20g。

2. 生黄芪、知母

黄芪益气健脾、补气固表，为慢性肾病临床常用之药，对于气虚易于外感患者，甚至是必用之品。但有些患者，除了气虚之外，往往合并阴虚内热，这时用大量温补之黄芪，难免有伤阴助热之弊。但对于卫虚不固者，黄芪又不可或缺。"黄芪既善补气，又善升气。惟其性稍热，故以知母之凉润者济之。"（张锡纯语）而且，张锡纯认为，"黄芪不但能补气，用之得当，又能滋阴"。他用黄芪配知母，"黄芪能大补肺气以益肾水之上源，使气旺自能生水，而知母又大能滋肺中津液，俾阴阳不至偏胜，而生水之功益普也"（《医学衷中参西录》黄芪解）。

周师继承前贤经验，对于慢性肾病属气阴亏虚兼有内热者，以黄芪和知母相配，既能益气固表，又能滋阴清热，且防黄芪助热伤阴之弊，常常取得满意的效果。

常用量：生黄芪 15 ～ 60g，知母 10 ～ 15g。

3. 桑寄生、杜仲

桑寄生和杜仲均为补肝肾、强筋骨之常用药，为独活寄生汤中的重要配伍。其中，桑寄生除了补肝肾、强筋骨外，擅长祛风湿，能守能通；杜仲则于补肝肾之中，偏向于固缩小便，守而不走，不利于泄除湿浊。周师认为，慢性肾病患者常常在肾虚的基础上，出现肾失固摄，表现为尿中精微漏出，夜尿频多，小便清长等，同时又有正虚邪袭，风湿内陷。所以周师临床上治疗慢性肾病时，常常将桑寄生和杜仲并用，既能补肾固肾，又能祛风除湿，能补能固，能守能走，两相兼顾。

常用量：桑寄生 10 ～ 15g，杜仲 10 ～ 15g。

4. 金樱子、芡实、覆盆子

金樱子酸涩，固精缩尿；芡实甘涩，益肾固精。两药相合，为传统名方"水陆二仙丹"，擅长治疗男子遗精白浊、女子带下，以及遗尿、尿频等属肾虚固摄无力者。周师临床常用于慢性肾病患者之肾虚不固证，临床症见腰膝酸软，夜尿频多，小便清长，或伴有蛋白尿等。且芡实一味，除补肾固摄之外，尚能补脾祛湿，与慢性肾衰之核心病机（脾肾亏虚为主，常兼湿邪）尤为合拍。

在水陆二仙丹的基础上，周师常加入性味酸温、益肾固摄之力甚强的覆盆子，能明显增加全方益肾固精之力。在此基础上，周师往往再配合大剂量的黄芪益气升提，对肾虚失固之蛋白尿，有较好的效果。

常用量：金樱子 10 ～ 15g，芡实 10 ～ 15g，覆盆子 10 ～ 15g。

5. 生黄芪、党参（太子参）、白芍

此组角药乃周师临床治疗脾肾气虚型慢性肾脏病常用药组。周师强调，生黄芪不仅可补益肺脾之气，同时具有显著的补益肾气作用。正如《汤液本草》提及生黄芪时曾云"其入手少阳、足太阴经、足少阴命门"，且可"治伤寒尺脉不至，又补肾脏元气，为里药"。同时，周师临证甚为重视生黄芪的量效关系：固表、益气健脾和补益气血时，其常用剂量多为 15g ～ 30g，并强调"缓补慢来"；治疗蛋白尿时，则多以 30g 作为初始剂量，且主张酌情渐增至 60g 或以上。

另外，周师主张临证时切勿"中药西用"，主张中医立方应以传统中医理论为基础，以中药配伍为核心内容，再结合现代中药药理学研究成果。周师临证强调"补肾非独肾"，遵"上下交损，当治其中"之论，常用生黄芪、党参益后天以补先天。

周师遵循王永钧教授将"风湿内扰"作为慢性肾脏病常见证型的思想，根据"气为血之帅""治风先治血、血行风自灭"理论，运用生黄芪、党参配炒白芍以助平息内风，诚如张锡纯所言，黄芪"与养阴清热药同用，更能息内风也"，且仿"当归补血汤"组方之义，以益气为主。若阴虚明显者，将党参改为太子参，以防党参助热伤阴之弊。现代药理学及临床研究均已证实，白芍饮片提取物——白芍总苷，有明显的祛风湿及抗炎、免疫调节作用，在类风湿性关节炎和慢性肾炎治疗中，应用广泛且有确切的疗效。

常用量：生黄芪 15 ～ 60g，党参（太子参）10 ～ 15g，白芍 10 ～ 15g。

6. 生黄芪、党参、升麻

这一组角药是组成补中益气汤的核心药物。该方补气升阳，治疗劳倦伤脾、中气不足、气虚下陷，甚至气虚引起出血等病证。

周师认为，慢性肾病患者，其病位不仅在肾，亦多涉脾。脾虚气陷，可以导致蛋白尿和血尿。如张锡纯《医学衷中参西录》云："中气虚

弱，不能摄血，又兼命门相火衰弱，乏吸摄之力，以致肾脏不能封固，血随小便而脱出也。"所以补气升阳也是周师治疗肾病蛋白尿和血尿的基本治法之一。

慢性肾病患者在脾虚的同时，往往合并肾虚。用补气升阳法，有"拔肾根"之虞。柯韵伯曾指出，补中益气汤"唯不宜于肾，阴虚于下者，不宜升。阳虚于下者，更不宜升也"。周师认为，临床当根据具体病情斟酌处理：如脾虚为主，肾虚不重者，仍可予补气升阳之法，酌加桑寄生、菟丝子、生地黄、怀山药等兼顾补肾；如肾气虚甚、肾精不固者，周师认为，应当先予补肾固摄治疗，待肾虚之证明显好转后，再合用补气升阳之法为妥。

常用量：生黄芪 30 ～ 50g，党参 10 ～ 15g，升麻 3 ～ 5g。

7. 汉防己、穿山龙、徐长卿

这一组药是周师常用的祛风湿组合，用于"风湿扰肾"这一慢性肾病常见证候的治疗。

汉防己利水消肿，祛风止痛，古人认为它能"泄经络之湿邪，逐脏腑之水气"，"善走下行，长于除湿，通窍，利道，能泻下焦血分湿热，及疗风水要药"。《金匮要略》防己黄芪汤以之治疗风水、风湿。现代药理研究表明，汉防己有较好的镇痛、抗炎及抗过敏作用，汉防己甲素有显著的降压作用。临床上，将汉防己用于肾病伴高血压和水肿者，如配伍得当，则疗效显著。

穿山龙祛风除湿，活血通络，临床常用于风湿痹证。药理研究发现，其主要成分薯蓣皂苷，具有调节免疫等药理作用。

徐长卿祛风止痛，活血解毒，利水消肿。

周师临床常以汉防己配黄芪，益气健脾，扶正托邪，托透风湿外出。风湿证候明显者，则再加穿山龙和徐长卿。

常用量：汉防己 15 ～ 20g，穿山龙 15 ～ 30g，徐长卿 10 ～ 15g。

8. 杏仁、白豆蔻、薏苡仁

本组药物是三仁汤的核心组成药物，也是周师治疗慢性肾病之蛋白尿的常用药组。周师认为，慢性肾病患者，病位多涉及脾肾。脾虚湿盛者，其湿邪郁热，可以弥漫三焦，亦可乘患者之肾虚而由中焦陷入下焦，导致蛋白尿。故慢性肾病之蛋白尿患者，出现胸闷脘痞，小便不利，舌苔白厚腻或黄腻等症，属湿热弥漫三焦，气机不畅，可以使用上述药组，甚至直接使用三仁汤全方来治疗。

其中，杏仁应重用，以开宣肺气，正如吴鞠通在三仁汤方后自注中所指出的，"惟以三仁汤轻开上焦肺气，盖肺主一身之气，气化则湿亦化也"；白豆蔻芳香，可以宣畅中焦湿浊；薏苡仁可以渗利下焦之湿热。三药合用，重在宣肺气，畅三焦，对于湿热弥漫三焦者，能起到三焦分消、湿热分解的作用。

常用量：杏仁 10～15g，白豆蔻 6～10g，薏苡仁 15～30g。

二、血尿

1. 大蓟、小蓟、侧柏叶

此三味药为周师治疗各种急慢性肾病之血尿属于血热妄行者的常用组合。

此三味药均能凉血止血，其中小蓟"善入血分，最清血分之热，凡咳血、吐血、衄血、二便下血之因热者，服者莫不立愈"（《医学衷中参西录》）。小蓟历来是中医治疗血证的常用药物，止血名方如小蓟饮子、十灰散等均用之。周师认为，小蓟尚能利尿通淋，尤善治血尿血淋。大蓟除了凉血止血之外，散瘀消痈力强。而侧柏叶性涩，兼能收敛止血，各种血证均常用之。

周师临床治疗过敏性紫癜性肾炎、IgA 肾病等疾病之血尿，常常三药同用，加强凉血止血之力。如患者热毒炽盛，出血势急量多，尚需加用清热凉血药和收敛止血药。

常用量：大蓟 10～15g，小蓟 10～15g，侧柏叶 10～15g。

2. 仙鹤草、侧柏叶、茜草

此三味药为周师治疗多种慢性肾病血尿之常用组合。其中仙鹤草味涩，擅长收敛止血，又能益气补虚；侧柏叶凉血止血，兼能收敛止血；茜草凉血止血，又能活血行瘀，对于血分瘀热所致出血，尤为适宜。三味药相合，凉血、收敛、补虚、行瘀。周师治疗慢性肾病之顽固性血尿，在辨证选方的基础上，加入上述三味药物，针对导致出血的致病因素（如虚、瘀、热等）多方面发挥作用，取得较好的疗效。

常用量：仙鹤草 15～30g，侧柏叶 10～15g，茜草 10～15g。

3. 墨旱莲、女贞子、生地黄

此三味药为周师治疗慢性肾病之血尿属肝肾阴虚、虚火灼络者。墨旱莲合女贞子为"二至丸"，为滋补肝肾之名方。其中墨旱莲既长于补肝肾之阴，又能凉血止血，尤其适合于阴虚血热之出血证；女贞子滋补肝肾之阴。而生地黄既能滋阴降火，更为清热凉血止血之要药。三药合用，与血尿属阴虚火旺者十分合拍。

常用量：墨旱莲 15～30g，女贞子 10～15g，生地黄 10～20g。

4. 生地黄、赤芍、牡丹皮

此三味药周师用于治疗急慢性肾病之血尿属血热妄行或兼有瘀热者。生地黄入营血，为清热凉血止血之要药，其性味甘寒，又具养阴生津、滋阴降火之功。牡丹皮与赤芍，不仅能清热凉血以止血，同时又能活血祛瘀。周师认为，此三药合用，既能清热凉血、滋阴降火，又能活血行瘀，对肾病血尿属于血热者，无论是实火或虚火均有效，对于瘀热致出血者，尤其合适，且有止血不留瘀之长。

常用量：生地黄 10～20g，赤芍 10～15g，牡丹皮 10～15g。

5. 生黄芪、党参、升麻

参见"蛋白尿"中相关内容。

6. 生黄芪、党参、三七粉（或龙血竭）

此药组为周师治疗慢性肾病患者之血尿属气虚血瘀证的常用配伍。周师认为，慢性肾病患者多本虚标实，虚实夹杂，而气虚血瘀证为临床最常见证型之一。周师治疗此类患者之血尿，以黄芪、党参补气为基础，配伍三七粉或龙血竭以活血止血。

周师认为，三七粉化瘀止血，有止血不留瘀、化瘀不伤正的特点，正宜于气虚血瘀证之患者。龙血竭具有活血化瘀、收敛止血、消肿止痛、软坚散结、生肌敛疮等功效。明代医药学家李时珍称它为"活血圣药"。现代药理学研究证明，龙血竭一方面可以增加体内凝血因子，有利于止血，另一方面可以改善微循环，加速淋巴回流，有利于活血。临床上已有对血瘀型心脑血管疾病、伤科和妇科疾病等的治疗有较好疗效的研究报道。近年来，周师将其引入肾病血尿的治疗，在益气活血方药基础上配合龙血竭片，治疗气虚血瘀证之血尿，取得了显著的疗效。

常用量：生黄芪 15 ～ 40g，党参 10 ～ 20g，三七粉 3 ～ 6g。龙血竭片，1 次 4 片，1 日 3 次。

三、肾性水肿

1. 汉防己、黄芪、白术

此角药乃周师治疗脾虚之风水常用药组。此药组来源于《金匮要略》之"防己黄芪汤"："风湿，脉浮身重，汗出恶风者，防己黄芪汤主之。""风水，脉浮身重，汗出恶风者，防己黄芪汤主之。腹痛者加芍药。"清·张秉成对防己黄芪汤有精妙注释："卫阳不足，风湿乘虚客于表也。风湿在表，当以风药胜之，从汗出而愈。此为表虚有汗，即有风去湿不去之意，故不可更用麻黄、桂枝等药再发其汗，使表益虚。防风、防己二物，皆走表行散之药，但一主风而一主湿，用各不同，方中不用防风之散风，而以防己之行湿。然病因表虚而来，若不振其卫阳，则虽用防己，亦不能使邪退去而病愈，故用黄芪助卫气于外，白术、甘草补土德于中。"周师取其中的黄芪、汉防己发表而泄湿，白术补中而燥土。周师认为，出现风水表虚证之典型症状者较少，但肾病多虚证，且脾虚者亦较多。脾为太阴湿土，根据"脏腑别通"理论，太阳太阴相通，故脾虚患者易出现太阳之证，表现为卫外失司，膀胱气化失常，而为水肿。故周师认为，有脾虚水肿之见证均可考虑此药组。

常用量：黄芪 15 ～ 60g，汉防己 10 ～ 20g，炒白术 10 ～ 15g。

2. 炙麻黄、连翘、赤小豆

此角药乃周师治疗内有湿热之风水常用药组，来源于《伤寒论》："伤寒，瘀热在里，身必黄，麻黄连翘赤小豆汤主之。"麻黄连翘赤小豆汤治疗伤寒表邪未解而见发热恶寒、无汗身痒等表证，又为热不外泄，与湿相合，湿热郁遏于里而发黄的阳黄兼表证者而设。因本证外有表邪，内兼湿热，单纯采用清利或解表法治疗均非所宜，故设此方表里双解，用于治疗外感风寒、湿热内蕴之证。后世多用其治黄疸、肾炎、荨麻疹、皮肤瘙痒等多种疾病。

周师用该方治疗湿热内蕴之风水，以麻黄开肺气，以连翘清热邪，以赤小豆使湿热之邪从下焦而解，方中大枣、甘草均为健脾扶中之品。周师认为，此方与后世温病学家之"宣上、畅中、渗下"理论颇为一致。周师常以该药组配合健脾益肾之黄芪、党参、广木香等同用，以宣畅三焦。

常用量：炙麻黄 3～6g，连翘 10～15g，赤小豆 15～30g。

3. 茯苓、白术、桂枝

此角药乃周师治疗脾虚水肿之常用药组，来源于《伤寒论》之苓桂术甘汤。苓桂术甘汤是治疗水饮病的一首方剂，具有温阳化饮、健脾祛湿的功效，适用于治疗各种肾脏病因中焦痰饮阻隔、脾胃不能运化水湿导致水饮上犯而出现的病证，具有健脾祛湿、通阳利水之功。

《黄帝内经》云"诸湿肿满，皆属于脾"，周师认为，此角药紧扣《黄帝内经》思想，以桂枝祛湿邪，从脾胃走到肌肉皮肤；以白术健脾胃，以升发清阳；以茯苓从脾胃往下走，利湿泄浊。

常用量：茯苓 10～30g，白术 10～15g，桂枝 10～15g。

四、肾功能异常

1. 紫苏叶、黄连

此药组出自薛生白《湿热病篇》之黄连苏叶汤，用于治疗湿热证之呕恶不止。黄连苦寒，治湿热、降胃火、止呕逆；紫苏叶芳香止呕，降气化浊，然其性温散，与黄连配伍，有辛开苦降之功。胃气以降为顺，湿热蕴阻于胃，而致胃气上逆，故呕恶昼夜不止。《素问·至真要大论》谓"诸逆冲上，皆属于火"，故用黄连、紫苏叶清化湿热，降逆上之火。此方虽药简，但止呕之力强。周师认为，对于慢性肾衰患者浊毒内停，郁而化热，出现恶心呕吐等症，可加用此药组。

常用量：紫苏叶 6～9g，黄连 6～9g。

2. 僵蚕、蝉蜕、制大黄

此药组出自清代杨栗山《伤寒温疫条辨》之"升降散"。方中僵蚕升清散火，祛风除湿，清热解郁；蝉蜕性寒，可清热解表，宣毒透达。二药皆升，无助热化燥、逼汗伤阴之弊。周师认为，慢性肾衰患者郁热内结，出现舌苔黄厚腻、呕恶之证，可取温病治疗中"火郁发之"之法，以僵蚕、蝉蜕透达郁热，大黄苦寒降泻，清热泻火，通腑逐瘀，推陈致新。

对于大黄，周师认为，大黄非以泻下燥屎而用，可因泄热而用之，可因解毒而用之，可因疏泄结气而用之，对慢性肾衰者尤可因祛瘀逐痰而用之。但久用大黄，易出现肠道黑便病，故临证可据病情而斟酌，总以热邪下泄之路通畅为宜。

常用量：僵蚕 6～10g，蝉蜕 3～6g，制大黄 6～10g。

3. 制大黄、桃仁、积雪草

此药组出自名医王永钧先生所创之"复方积雪草"。积雪草味苦、辛，性寒，归肝、脾、肾经，清热利湿，解毒消肿。研究发现，积雪草有抑制纤维组织增生的作用，是治疗慢性肾炎和狼疮性肾炎的常用药，也是治疗硬皮病和肺纤维化、皮肌炎的常用药，还用于治疗慢性肝病、肝脏部分纤维化。长期服用积雪草，有望使纤维化得到部分逆转。积雪草配合大黄、桃仁同用，能活血化瘀、泄浊消癥，对于慢性肾病，尤其是肾功能不全者，有明确的抗纤维化作用。

常用量：制大黄 6～10g，桃仁 10～15g，积雪草 15～30g。

五、肝功能异常

1. 荷包草、垂盆草、平地木

荷包草（小金钱草）是旋花科植物马蹄金的全草，性凉，味苦、辛，归肺、肝经。它具有清热、利湿、解毒的功效，用于治疗肝炎、胆囊炎、痢疾、肾炎水肿、尿路感染、尿路结石、扁桃体炎、跌打损伤等症。平地木性平，味辛、微苦，归肺、肝经。它具有化痰止咳、利湿、活血之功效。现代医学研究发现，平地木有镇咳、祛痰、平喘、抗菌、抗病毒等作用，可预防和治疗慢性支气管炎。垂盆草味甘、淡、微酸，性微寒，归心、肝、胆经。它具有利湿退黄、清热解毒之功效。《天宝本草》曰："利小便，敷火疮肿痛，汤火症，退湿热，兼治淋症。"现代药理学证实，垂盆草具有护肝、抑菌作用。它被用于治疗急慢性活动性肝炎，有降低肝转氨酶作用。

以上三药合用，具有清热利湿、护肝利胆功效。周师常用于治疗慢性肾病患者之湿热内蕴证，表现为口中黏腻、腹胀厌食、胸胁胀满、大便黏滞，舌苔黄腻、脉弦数。乙肝相关性肾炎患者常夹杂湿热，周师善用本角药治疗，对缓解湿热证候及降低肝转氨酶均有一定帮助。

常用量：荷包草 10 ～ 15g，垂盆草 15 ～ 30g，平地木 10 ～ 15g。

2. 柴胡、黄芩、炒白芍

柴胡始载于《神农本草经》，性微寒，味苦、辛，归肝经、胆经，具有和解少阳、退热、疏肝利胆、解郁、升举阳气之功效。该药用于治疗少阳证发热，肝郁气滞，气虚下陷，脏器脱垂。黄芩味苦，性寒，归肺、胆、脾、胃、大肠、小肠经。其功效为清热燥湿，泻火解毒，止血，安胎。黄芩常用于治疗湿温、暑温，表现为胸闷呕恶，湿热痞满，黄疸泻痢，肺热咳嗽，高热烦渴，血热吐衄，痈肿疮毒，胎动不安。《滇南本草》曰："除六经实火实热。"白芍味苦、酸，性微寒，归肝、脾经。其功效为养血敛阴，柔肝止痛，平抑肝阳，常用于治疗肝血亏虚，月经不调，肝脾不和，胸胁脘腹疼痛，四肢挛急疼痛，以及肝阳上亢，头痛眩晕。此外，本品敛阴，有止汗之功。

柴胡、白芍相配，为疏肝利胆常用对药。柴胡清轻，长于疏达走窜，辛散善行，为疏风解郁之佳品；白芍之功以补养阴血见长，能柔肝平肝。二者相配，即能疏肝解郁以达肝用，又能柔肝养阴以补肝体。柴胡、炒白芍的配伍见于《伤寒论》四逆散、大柴胡汤。两药一散一合，一泻一补，一气一血。

柴胡、黄芩配伍最早见于《伤寒论》小柴胡汤，它是张仲景柴胡系列方剂中最具有代表性的方剂，也是和解少阳的基本组方。柴胡透表邪，黄芩泄里热；柴胡升清解郁，黄芩降浊泻火。二药共起升清降浊、解郁退热、调和表里、和解少阳之作用。

周师将三药合用，用于治疗慢性肝病合并慢性肾病或乙肝相关性肾炎患者而见肝郁化火兼血虚证，症见寒热不调、胸胁胀满疼痛、口苦咽干、头晕目眩、月经不调等。

常用量：柴胡9～12g，黄芩10～15g，炒白芍10～15g。

六、合并感染

（一）呼吸道感染

1. 桔梗、前胡

桔梗味苦、辛，性平，归肺经。它能宣肺，祛痰，利咽，排脓，用于治疗咳嗽痰多，胸闷不畅，咽喉肿痛，失音，肺痈吐脓。桔梗还可宣开肺气而通二便，用治癃闭、便秘。因本品性升散，故凡气机上逆之呕吐、呛咳、眩晕，阴虚火旺之咳血等不宜使用，有十二指肠溃疡者慎服。若用量过大，易致恶心呕吐。《珍珠囊药性赋》曰："一为诸药之舟楫，一为肺部之引经。"

前胡味苦、辛，性微寒，归肺经。功能降气化痰，疏散风热，用于治疗痰热咳喘，风热咳嗽。《药义明辨》曰："其功先在散结，结散则气下，而痰亦降，所以为痰气要药。"药理学证实，其有较好的祛痰作用，其效力与桔梗相当。

从药性及升降沉浮来看，桔梗升气，前胡降气，一升一降，则肺气得复。从功效来看，两者均可化痰。慢性肾病患者正气不足，外邪易犯，故周师常将二者合用，用于治疗慢性肾病合并外感之初起阶段，见咳嗽咳痰者。

常用量：桔梗9～12g，前胡9～12g。

2. 款冬花、紫菀、百部

款冬花性温，味辛，归肺经，可润肺下气，化痰止咳。它常用于治疗咳逆喘息、喉痹。本品治咳喘，无论寒热虚实，皆可随证配伍。紫菀性温，味苦、辛，归肺经，润肺下气，化痰止咳。本品用于治疗痰多喘咳、久咳、劳嗽咳血。《本草从新》曰："专治血痰，为血劳圣药，又能通利小肠。"现代药理研究认为，其具有祛痰作用。百部味甘、苦，性微温，归肺经，润肺止咳，兼能杀虫。《药性论》曰："治肺家热，上气咳逆，主润益肺。"现代药理研究发现，其能降低呼吸中枢兴奋性，抑制咳嗽反射。

三药皆入肺经，具有清肺止咳化痰之功效，相配则温而不燥，既可化痰，又能润肺。周师将三药合用，治疗各种咳嗽，尤其外感日久，咳嗽延绵不断时，加用三药以止咳润肺。

常用量：款冬花 9～12g，紫菀 9～12g，百部 9～12g。

3. 黄芪、防风

黄芪为补中益气之要药，具有益气固表、敛汗固脱、托疮生肌、利水消肿之功效，用于治疗气虚乏力、中气下陷、久泻脱肛、便血崩漏、表虚自汗、痈疽难溃、久溃不敛、血虚萎黄、内热消渴等。

防风性微温，味辛、甘，归肺、脾、肝、膀胱经，具有祛风解表、胜湿止痛、解痉、止痒之功效。防风质松而润，祛风力强，为"风药之润剂""治风之通用药"。本品甘缓微温，不峻烈，用于治疗外感风寒、风湿、风热之表证均可。其性辛温发散，能祛风止痒，可治疗风邪所致的瘾疹瘙痒。它还能祛风散寒，胜湿止痛，可治疗头痛身痛、风湿痹痛、骨节酸痛。除辛散外风，防风还能息内风、止痉，用于治疗破伤风。此外，其性升清燥湿，可用于治疗脾虚湿盛、清阳不升之泄泻，以及腹痛泄泻、肠风下血、风疹瘙痒、疮疡初起等证。

《医方发挥》曰："防风配黄芪，一散表，一固表，两药合用，黄芪得防风则固表而不留邪，防风得黄芪则祛邪而不伤正。"唐代以前，黄芪、防风合用，多用于外科疮疡后期之气血不足、余邪未净；唐代以后，二者合用，多取其提升固摄之功，如治疗表虚自汗的玉屏风散，治疗脾胃虚弱、清阳下陷的升阳益胃汤、升阳除湿汤等。现代药理学证明，该对药具有抗氧化、抗疲劳、促进机体代谢、调节机体免疫的功能。

慢性肾病患者常见体内之蛋白、红细胞等属于精血范畴的物质随尿排出，往往存在不同程度的气血亏虚。疾病日久则正虚不固，易反复外感，而外感反过来又会导致肾病病情波动。黄芪为周师治疗慢性肾病之要药，可益气利水，减少蛋白尿。而黄芪、防风二者合用，周师常用来治疗慢性肾病之卫气不固、表虚自汗、易感风邪者，用以益气固表，提升正气，防御风湿之邪内扰。

常用量：黄芪 10 ～ 30g，防风 9 ～ 12g。

4. 黄芩、野荞麦、浙贝母

黄芩具有清热燥湿、泻火解毒、止血安胎功效，尤其擅长清中上焦湿热，泻肺火。野荞麦即为金荞麦的干燥根茎，微辛，涩，凉，归肺经。它具有清热解毒、排脓祛瘀功效，并能清肺化痰，以治疗肺痈之咳痰浓稠腥臭或咳吐脓血为特长。《本草纲目拾遗》曰："治喉闭，喉风喉毒，用醋磨漱喉。"浙贝母苦寒，归肺、心经，具有清热化痰、散结消痈功效。浙贝母功似川贝母而偏苦泄，长于清化热痰，降泄肺气，用于治疗风热咳嗽及痰热郁肺之咳嗽。周师常将三者合用，用于治疗肺热咳嗽、咯吐脓痰脓血，且咳痰不爽者。

常用量：黄芩 10 ～ 15g，野荞麦 15 ～ 30g，浙贝母 9 ～ 12g。

5. 南沙参、麦冬、川贝母

南沙参味甘，微苦，性凉，归肺、肝经。功能养阴清肺，祛痰止咳。沙参有南北二种。清养之功，北逊于南；降润之性，南不及北。麦冬味甘，微苦，微寒，归胃、肺、心经。它具有养阴生津、润肺清心之功，适用于治疗阴虚肺燥有热的鼻燥咽干、干咳少痰、咳血、咽痛音哑等。川贝母味苦、甘，性微寒，归心、肺经。川贝母润肺化痰、清热止咳。《本草汇言》言："贝母，开郁，下气，化痰之药也，润肺消痰，止咳定喘……"周师将三药同用，治疗肺阴不足、燥热内盛者。

常用量：南沙参 9 ～ 15g，麦冬 9 ～ 12g，川贝母（研末服）1 ～ 2g。

6. 干芦根、冬瓜子、生薏苡仁

干芦根味甘，性寒，归肺、胃经。其功效为清热泻火，生津止渴，除烦，止呕，利尿。因干芦根归肺经，善清透肺热，故用于治疗肺热咳嗽。冬瓜子甘，凉，归脾、小肠经。其功效为清肺化痰，利湿排脓，用于治疗肺热咳嗽，肺痈，肠痈，带下，白浊。生薏苡仁甘、淡，凉，归脾、胃、肺经。其功效为利水消肿，渗湿，健脾，除痹，清热排脓，故用于治疗肺痈肠痈。周师将三药合用，取义于《备急千金要方》苇茎汤，用于治疗肺痈胸痛、常咳吐脓痰者。

常用量：干芦根 15 ～ 30g，冬瓜子 10 ～ 15g，生薏苡仁 9 ～ 30g。

（二）胃肠道感染

周师认为，慢性肾脏病患者多长期使用糖皮质激素和（或）免疫抑制剂，致使胃肠黏膜免疫清除和免疫调节功能异常，因此合并胃肠道感染的概率较大。我国著名中西医结合肾病专家陈以平教授曾发现，临床若遇经"常法"治疗无效的慢性肾脏病患者，可再次详问病史，以了解其是否合并如慢性胃炎、慢性结肠炎、慢性胆囊炎等可能诱发或加重本病的消化道感染性疾病。如果确实合并此类疾病，在采用以中医药为主的治疗方法后，部分患者的蛋白尿、血尿可逐渐减少，甚至消失。周师治疗难治性慢性肾脏病，运用上法确有一定临床疗效，认为此法值得推广。关于其机制，可能为：上述疾病均与肠道菌群紊乱有关，而肠道菌群紊乱与慢性肾脏病的发生和发展有一定相关性。

1. 黄连、广木香、杭白芍

本角药由香连丸加芍药甘草汤去甘草组成，乃周师治疗慢性肾脏病患者因饮食不节或不洁而感受外邪，出现湿热蕴结、气血不利型泄泻的常用药组。患者多表现为腹痛、便黄而黏、便后不爽等。周师认为，此类患者较易发生急性肠炎、胃炎，临证常取"土得木而达之"之义，于处方中加佛手片，柔肝、疏肝以实脾。

常用量：黄连 6g，广木香 12g，杭白芍 12g。

2. 黄连、吴茱萸

周师常将本对药用于治疗慢性肾衰竭合并尿毒症性胃炎患者，或长期服用糖皮质激素等药物者，或因病致郁者，常出现右胁肋胀痛、口苦呕吐、中脘痞闷不舒、嘈杂吐酸、嗳气等肝火犯胃表现。黄连、吴茱萸两药相反相成，周师临证凡遇各种疾病导致的肝胃郁热证时，多喜用之。然而她强调，取效关键在于两药的配伍比例以及加味药的选择。若实热不甚或泛呕不显时，常以紫苏梗代吴茱萸；若湿热甚者，可酌加黄芩、蒲公英。

常用量：黄连 6～12g，吴茱萸 3～5g。

3. 黄连、紫苏叶

周师常将本对药用于治疗慢性肾衰竭进展期，因湿浊瘀毒日久，郁而化火，气机上逆所致的食欲不振、恶心欲吐、食入即吐等症状。她强调，此时标实证较本虚证更为突出。周师临证擅用黄连配紫苏叶，将两药合用以降浊、止逆、和胃，治疗标实为主的虚实夹杂证，每获良效。

常用量：黄连 6g，紫苏叶 12～15g。

4. 黄连、姜半夏、炮姜

周师临床发现，来源于半夏泻心汤的本角药，对各种慢性肾脏病患者因脾胃虚弱、外邪侵袭或内生热邪而致寒热错杂、气机升降失调、清浊混淆的肠胃不和证疗效甚佳，同时患者的血尿、蛋白尿、水肿亦可随着治疗而部分缓解。她强调，本角药是否取效，以区分寒、热之主次为前提，关键在于三种药的剂量及其与加减药的配伍。

近年来，以肠道菌群为靶点，探讨慢性肾脏病治疗的新方法已成研究热点。多位现代中医以此为靶点，研究多种中药的干预机制。如占永立团队发现，半夏泻心汤加减可能通过干预 IgA 肾病患者肠道黏膜免疫相关功能而发挥治疗作用。

常用量：黄连 6～12g，姜半夏 10～15g，炮姜 10～15g。

（三）慢性尿路感染

周师认为，湿热内蕴虽为尿路感染的根本原因，但在慢性尿路感染发生、发展过程中，随着邪正盛衰的变化，虚实夹杂证多见。虚证患者复感湿热邪毒而致急性发作者，多属本虚标实证。急者可先治标，待标证缓解后，转予治本为主或标本兼顾。正如《诸病源候论·诸淋病候》所云"诸淋者，由肾虚而膀胱热故也"，提示虚实夹杂为淋证的基本病机。

然而自古即有"淋证忌补"之说。丹溪曾云："最不可补气治淋，气得补而愈胀，血得补而愈涩，热得补而愈盛。"然周师认为，本病病程日久而呈肝肾阴虚或脾肾两虚证者，自当运用补益之法，不必拘泥，扶正固本法为慢性尿路感染取得远期疗效的关键。同时周师指出，本病的扶正固本，必当以扶正而不留邪、祛邪而不伤正为原则。

1. 知母、黄柏、牛膝

该角药为周师治疗素体肾阴不足或因常用苦寒之药伤及肾阴，复感湿热邪毒所致的慢性尿路感染的常用药组。知母性寒质润，具有滋肾阴、泻肾火的特点；黄柏苦寒沉降，不仅泻肾家之火，尚可清下焦湿热。牛膝味苦、酸，配黄柏、苍术、薏苡仁，名四妙丸，具有清热利湿之效；配知母、黄柏，则有补益肝肾、引诸药下行于肾之效。同时周师嘱咐，若标证缓解而肾阴虚证突出时，可在上方中加生地黄、玄参、石斛之类。

常用量：知母10g，黄柏10g，牛膝15g。

2. 萹蓄、瞿麦

本对药乃周师治疗湿热下注所致小便短赤、淋漓涩痛为主症的尿路感染之常用组合。周师指出，两药均味苦性寒，苦寒泄降，皆有清热利湿通淋之效，常相须为用，以治疗热淋。同时周师嘱咐，兼血淋者，可加黄柏、白茅根；兼石淋者，可加石韦、金钱草、海金沙；对血热兼瘀阻之月经不调者，可酌加赤芍、制大黄、当归。

常用量：萹蓄15～20g，瞿麦15～20g。

3. 生黄芪、蒲公英、黄柏

本角药为周师治疗素体脾肾气虚，或因长期、反复运用抗菌药或药性寒凉的中药而伤及脾肾之气，伴有湿热邪毒未净或复感，而呈正虚邪恋之象的慢性尿路感染之常用药组。周师指出，生黄芪不仅可补益肺脾之气，尚具有显著的补肾益气作用，临证多在明辨患者标本之缓急、轻重后，从小或中剂量开始用之，且配合蒲公英、黄柏两味苦寒药治疗。周师指出，蒲公英对三焦之热毒、湿热证均有良效，临证常以其为君药，用于治疗各种部位的实热证或虚实夹杂证，且其具有燥湿而不伤阴、苦寒而不损气之效。若兼湿热内蕴者，多加土茯苓、薏苡仁等。

常用量：生黄芪 20 ～ 30g，黄柏 10 ～ 15g，蒲公英 30g。

4. 生黄芪、知母、蒲公英

本角药为周师治疗素体气阴两虚，或因中、西药误用而致脾肾气阴两虚，伴有邪毒未净，而呈正虚邪恋证之慢性尿路感染的常用药组。《医学衷中参西录》记载"黄芪不但能补气，用之得当，又能滋阴"，"黄芪能大补肺气以益肾水之上源，使气旺自能生水，而知母又大能滋肺中津液，俾阴阳不至偏胜，而生水之功益普也"。临床运用生黄芪配伍知母治疗气阴两虚证有效，知母能防黄芪之甘温助热。

常用量：生黄芪 20 ～ 30g，知母 10 ～ 15g，蒲公英 30g。

（四）妇科炎症

近年来，国内外多项研究发现，在慢性肾脏病患者中，女性的发病率高于男性；但在终末期肾病的患者中，男性明显高于女性。与女性患者相比，男性患者从慢性肾脏病进展至终末期肾病的速度更快，死亡风险更大。这提示了慢性肾脏病的发生和发展存在性别差异，性激素在其中可能具有重要作用。

陈以平教授曾发现，临床若遇经"常法"治疗无效的慢性肾脏病患者，需再次详问病史，以了解其是否合并包括妇科炎症在内的上焦（肺）、中焦（脾胃肠肝胆）、下焦（肾、膀胱）的风湿、湿热、寒湿、瘀血、水饮等病邪。这些邪气易乘肾虚而内陷于肾，导致肾病难治。在上述症状改善后，部分患者的蛋白尿、血尿可逐渐减少，甚至消失。同时有研究发现，各种生殖道感染可影响女性性激素水平，从而影响其受孕和妊娠结局。

周师在临床上常遇到慢性肾脏病女性患者，因各种原因合并妇科炎症、月经不规则等，采用中医药治疗后，可取得满意的疗效。现将周师常用的治疗妇科炎症的药组介绍如下。

1. 红藤、败酱草、蒲公英

周师临证常以本角药治疗热毒瘀滞型慢性肾脏病女性患者，这类患者常合并急性盆腔炎或慢性盆腔炎急性发作、阴道炎等。红藤、败酱草两药均属性平味苦之品，具清热解毒、活血化瘀之功。然两药比较，败酱草兼有消痈排脓、祛瘀通经止痛作用，而红藤尚可活血化瘀、通络止痛。两药配合蒲公英，以增强清热解毒之效。三药配伍，达到清热解毒、活血化瘀之效。

加减法：若兼夹湿邪，可加薏苡仁、土茯苓等；瘀滞明显者，可加赤芍、牡丹皮、丹参、延胡索等；脾肾气虚者，可酌情加生黄芪、太子参。

常用量：红藤 30g，败酱草 30g，蒲公英 30g。

2. 臭椿皮、鸡冠花、制大黄

本角药为周师治疗湿热瘀滞型慢性肾脏病女性患者的常用药组，此类患者多合并念珠菌性阴道炎、细菌性阴道炎等而出现白带异味、带下量多色黄。臭椿皮、鸡冠花性甘寒，清热利湿，均兼收涩之性。周师强调，两药配制大黄，作用有二：其一，湿热日久易致瘀，瘀久亦可致热，故三药合用，以清利湿热、瘀热；其二，用大黄以防前药收涩而致诸邪留滞。

常用量：臭椿皮 15g，鸡冠花 15g，制大黄 6 ～ 9g。

3. 薏苡仁、败酱草、附子

周师临床发现，来源于仲景"薏苡附子败酱散"的本角药，治疗寒热错杂型慢性肾脏病女性患者有效，这类患者常合并慢性盆腔炎、老年性阴道炎等妇科炎症性疾病，或者出现月经先期、经期延长、崩漏。她强调，本角药临证取效的关键在于随证加减。如热重于寒者，加蒲公英、黄柏；寒重于热者，加小茴香；寒热错杂夹瘀滞者，加制大黄；兼气滞血瘀者，加金铃子散；兼气血两虚者，加当归补血汤；兼血虚肝郁脾弱者，加当归芍药散；兼肾阳虚者，可酌加巴戟天、炒川续断；合并癥瘕者，加桂枝茯苓丸。

常用量：薏苡仁 30g，败酱草 20 ～ 30g，炮附子 10 ～ 12g。

第五章 专病诊治经验

第一节 急性肾小球肾炎

急性肾小球肾炎是儿科常见的免疫反应性肾炎，是一种急性起病，以血尿为主，伴有不同程度蛋白尿，可有水肿、高血压，或伴有肾小球滤过率降低等临床特征的肾小球疾病。

本病有多种病因，但绝大多数由 A 组乙型溶血性链球菌感染引起，称为急性链球菌感染后肾小球肾炎，也可偶见由其他细菌、病毒和原虫感染导致急性肾小球肾炎。

本病在任何年龄均可发病，但以儿童多见，青年次之，中老年少见。

急性肾小球肾炎发病前常有链球菌感染史。链球菌感染上呼吸道后，潜伏期多为 1～3 周；感染皮肤后，潜伏期多为 2～4 周。其临床表现以水肿、血尿和高血压最为多见，蛋白尿常为轻中度，少数患者可达肾病综合征水平。该病多能自愈，但重症患者可出现心力衰竭、脑病、急性肾衰竭等并发症。

本病初期伴有血清补体 C3 下降，6 ～ 8 周以后随病情好转而恢复。部分患者可有抗链球菌抗体（ASO）阳性。急性期病理表现为弥漫性毛细血管内增生性肾小球肾炎。免疫荧光检查可见沿毛细血管襻及系膜区有弥漫的呈颗粒状的 IgG、C3 沉着。电镜下可见上皮下驼峰样电子致密物沉积。

本病为自限性疾病，整体预后良好。临床症状与尿检异常常于数周至数月内消失。治疗原则以休息和对症支持为主，针对疾病高峰期出现的合并症予以处理。少数患者可发展为肾病综合征，出现长期而持续的大量蛋白尿和／或肾小球滤过率（GFR）异常，提示预后不良。

本病可参考中医学"水肿""尿血""腰痛"等的辨证论治方法。

一、病因病机

（一）常见病因

1. 风邪袭表

风为六淫之首，每夹热、夹寒、夹湿，侵袭肺卫。肺失通调，风水相搏，发为水肿。外感风邪，风入少阴，则出现尿血。

2. 疮毒内侵

肌肤患疮毒痈疡，则火热内攻，损伤肺脾肾，津液气化失常，发为水肿；肾关不固，精微下泄。

3. 禀赋不足

先天禀赋薄弱，肾气不足，邪气易干。

（二）基本病机

本病病位在肾，核心病机是瘀热，瘀热贯穿疾病全过程。本病初期，因外邪侵袭，正气奋起抗击，正邪交争。本病极期，部分患者可出现因瘀热、浊毒、水气猖獗所致的少尿、无尿、心悸、神昏等心肾脑变证及坏证。本病恢复期，多因实致虚，出现气虚阴亏之证。

二、辨证论治

1. 风水相搏

【症状】起病迅速，突发眼睑及面部浮肿，继而四肢或全身水肿。偏于风寒者，可见恶寒无汗，肢节酸楚，咳嗽气喘，小便不利，舌质淡，苔薄白，脉浮紧。偏于风热者，可见发热恶风，咳嗽咽痛，口干而渴，小便黄赤，舌边尖微红，苔薄黄，脉浮数或滑数。

【治则】疏风解表，宣肺行水。

【方药】偏于风寒者，麻杏五皮饮加减。常用药物：麻黄、光杏仁、陈皮、茯苓皮、生姜衣、大腹皮、桑白皮等。

偏于风热者，银翘散加减。常用药物：金银花、连翘、桑白皮、桔梗、茯苓皮、白茅根、竹叶、荆芥穗、薄荷、牛蒡子等。

【方解】麻杏五皮饮加减：麻黄解表发汗，宣肺平喘，祛风利水；杏仁降逆止咳平喘；五皮饮利水消肿，理气健脾。

银翘散加减：金银花、连翘轻宣透表，清热解毒；薄荷、牛蒡子辛凉宣散，疏散风热，清利头目；淡豆豉、荆芥辛而微温，透邪外出；桑白皮、桔梗清肺热、宣肺止咳；竹叶清上焦热；白茅根清热凉血止血；茯苓皮利水消肿。

【加减】呕恶不欲食者，加藿香、紫苏叶、半夏以和中止呕；骨节痛甚，加羌活、防风祛风以渗湿。

2. 水湿浸渍

【症状】水肿遍及全身，身重困倦，胸闷纳呆，泛恶呕吐，小便短少。舌淡胖，苔白腻，脉沉缓。

【治则】健脾化湿，通阳利水。

【方药】五皮五苓汤加减。常用药物：白术、桂枝、茯苓、生姜皮、陈皮、大腹皮、桑白皮、猪苓、车前子、车前草、泽泻。

【方解】大腹皮下气行水，消胀除满；陈皮理气和胃，醒脾化湿；佐以桑白皮肃降肺气，以通调水道而利水消肿；生姜皮和脾降肺，行水消肿而除胀满；猪苓、茯苓、泽泻利水渗湿；白术补气健脾、燥湿利水；桂枝温阳化气；车前子、车前草利尿通淋。

【加减】肿甚、咳喘者，加麻黄、杏仁、葶苈子以宣肺行水；泛恶较甚者，加竹茹、姜半夏化湿和中。

3. 湿热内壅

【症状】全身水肿，皮肤绷紧光亮，按之没指，尿少色黄，心烦急躁，口苦口黏，脘闷恶心，腹胀便秘，或大便黏滞不爽，舌质红，苔黄腻，脉滑数。

【治则】分利湿热，导水下行。

【方药】大黄黄连泻心汤合四苓散加减。常用药物：生大黄、黄芩、黄连、黄柏、茯苓、猪苓、泽泻、车前子、车前草、白花蛇舌草。

【方解】生大黄、黄芩、黄连、黄柏泻三焦实热；猪苓、茯苓、泽泻利水渗湿健脾；车前子及草、白花蛇舌草加强利尿通淋清热功效。

【加减】尿血、尿痛者，加大蓟、小蓟、白茅根以清热利湿。

4. 气阴两虚

【症状】神疲乏力，自汗，易感冒，腰膝酸软，手足心热，口干不欲饮，咽部不适，大便或干，尿色加深或尿血，舌质淡红，苔少，脉细无力。

【治则】益气养阴。

【方药】二至汤加黄芪加减。常用药物：生黄芪、女贞子、墨旱莲、桑椹、虎杖等。

【方解】黄芪益气健脾；女贞子、墨旱莲、桑椹补肝益肾、滋阴养血止血；虎杖清热。

【加减】口咽干燥明显者，加玄参、知母、天冬、麦冬；腰膝酸软者，加杜仲、怀牛膝；尿血者，酌加干地黄、牡丹皮、白茅根、白花蛇舌草。

5. 阴虚内热

【症状】水肿及肉眼血尿消失，病情进入恢复期，但见神疲乏力，腰膝酸软，潮热盗汗，口干咽干，小便色黄，大便干燥，舌质红，苔少甚或光剥，脉细数。

【治则】滋阴益肾。

【方药】知柏地黄丸加减。常用药物：生地黄、山茱萸、知母、黄柏、茯苓、山药、牡丹皮、泽泻、牛膝、杜仲等。

【方解】生地黄、山茱萸、山药滋肾、肝、脾之阴；泽泻利湿浊；牡丹皮清虚热，凉血活血；茯苓渗脾湿；知母、黄柏降相火，泻肾火；牛膝、杜仲补益肝肾，强筋骨，牛膝尚可逐瘀通经，利尿通淋，引血下行。

【加减】腰膝酸软明显者，可加川续断、桑寄生等以强腰膝。

三、诊治心得

1. 注重饮食起居调护

周师指出，急性肾小球肾炎急性期患者应卧床休息，直至肉眼血尿消失、浮肿消退及血压恢复正常，然后逐渐进行室内活动。一旦病情有波动，出现肉眼血尿或肾功能恶化，则应继续卧床休息。

急性期应控制液体入量，量出而入；饮食以低盐（食盐每日 2～3g）、高维生素、高热量为主，蛋白质入量适当控制，一般每日 1g/kg 体重，有氮质血症者，蛋白质入量以每日 0.6～0.8g/kg 宜，并尽可能给予优质蛋白质，如牛奶、鸡蛋等。少尿患者尚应限制含钾高的饮食摄入。

2. 强调分期论治

疾病初期，正当正邪交争之时，以祛邪发表为主。疾病极期，可能出现因瘀浊、水气猖獗所致的少尿、无尿、心悸、神昏等心肾脑变证及坏证，此时应加强祛湿利水、化瘀泄浊之力，对重危患者需要中西医结合治疗。恢复期，在清余邪的同时，需补气养阴或滋阴益肾。

3. 重视"一清到底"

急性肾小球肾炎的核心病机是瘀热，清肾宁络是治疗本病的总法则。清肾宁络治则可以贯穿疾病的全过程，这是促进急性肾炎稳定及早期康复的关键。用药方面，可选择女贞子、墨旱莲、知母、连翘、丹参、车前草、虎杖、白花蛇舌草、黄芩、黄柏、白茅根、忍冬藤、生茜草、焦栀子、苎麻根、玉米须、鸭跖草等药物。

第二节　慢性肾小球肾炎

慢性肾小球肾炎，简称慢性肾炎，是一组原发性肾小球疾病。其起病隐匿而缓慢，临床表现轻重不一，病情迁延，病程在三个月以上，可有水肿、高血压、蛋白尿、血尿等临床表现中的一项或多项，有时可出现肾病综合征或重度高血压，也可因感染等因素诱导肾炎急性发作。随着病情的发展，可有肾功能减退、贫血、电解质和矿物质代谢紊乱等情况出现。

从病理类型来分类，本病包括 IgA 肾病、系膜增生性肾炎、局灶节段性肾小球硬化、膜增生性肾小球肾炎、膜性肾病、增生硬化型肾炎等。国内的研究资料表明，在引起慢性肾衰竭的各种病因中，慢性肾炎占 64.1%。2010 年中国血液净化病例信息登记数据中，终末期肾病来源于原发性肾小球疾病的占 57.4%，其中主要是慢性肾炎。

慢性肾炎以浮肿、泡沫尿、血尿、腰酸、乏力等为主要表现。周师认为，其可分属中医学的"肾风""水肿""血尿""腰痛""虚劳""肾劳"等疾病范畴。对于慢性肾脏病 4 ～ 5 期患者，按慢性肾衰竭（"溺毒""关格"）辨治。

一、病因病机

周师认为，慢性肾炎的发病是一个非常复杂的临床过程，常常因患者的先天禀赋不足以及后天调养失宜，导致正气不足，其中尤以肾气亏虚为发病的基础。因而六淫及体内气血津液代谢失常所产生的水湿、湿热、瘀血等邪气，乘虚内陷入肾，导致肾络受损，日久渐成肾劳之病。

（一）常见病因

1. 外感邪气

（1）寒邪：寒为阴邪，其气令冬。肾为寒水之脏，同气相求，所谓"寒喜中肾"（陈无择《三因极一病证方论》）。阴寒之邪，最易伤阳；而阳虚之人，易受寒袭。肾为人身之根本，元阳之所寓，命火之所藏。寒邪伤人，终必及肾。

（2）湿邪：《素问·太阴阳明论》曰："伤于湿者，下先受之。"湿为阴邪，重浊趋下，易袭阴位，可乘虚内陷于肾，常见腰酸腿沉、肢体肿胀不适、小便浑浊等。

（3）风邪：风为百病之长，常兼夹寒、湿为患。《素问·风论》曰："以冬壬癸中于邪者为肾风。"

（4）热邪：有素体因素（如阴虚内热、湿热内盛等）、药物因素（如糖皮质激素应用）等，但多数肾病患者的热邪，往往是"湿久郁生热"（薛生白《湿热病篇》），也就是风寒湿闭阻，阳气郁而化热。若由气及血，血分瘀热，可以出现血尿。

2. 饮食、劳倦、情志、禀赋等内伤

（1）调摄失宜：现今社会，许多年轻人生活极不规律，饮食不节，寒凉过度，损伤肾阳；过咸伤肾，过甘伤脾；营养过剩，浊毒内停，久必伤肾；夜生活多，昼夜颠倒，肾失封藏；房事不节，久必肾亏。在情志方面，如恐惧伤肾等。上述诸多因素均可导致脾肾亏损，此为慢性肾病发生的基础。

（2）先天禀赋不足：许多慢性肾炎患者的发病往往有家族聚集倾向，有遗传背景，此属中医所说的先天禀赋不足。而先天禀赋不足，肾气亏虚，往往是慢性肾炎发病的基础。

（3）年老体弱：老年患者，肾气渐亏，肾功能亦逐渐下降，容易因外感、内伤及药毒损伤等因素，导致病情急剧加重。

（二）基本病机

一般来说，肾虚是慢性肾炎发病的基础，风寒湿邪侵袭常常是发病

的始动或诱发因素，故正虚邪陷、邪气内伏是其基本病机。

周师强调，应当从人体表里上下这个整体出发，系统地、动态地认识慢性肾炎的发生和演变。其临床常见发病途径如下。

1. 由太阳至少阴

太阳与少阴相表里，太阳的底面是少阴。太阳统营卫以主卫外，化水津而作汗尿；少阴内寓真阴真阳，为精神之本，生命之根。风寒外袭，常先犯太阳，若少阴本虚，表邪不解，可内陷少阴。临床以风寒犯太阳之表为常见。另外，风湿或风寒夹湿者亦不少见，均可以内陷少阴。

2. 循经入里

足少阴肾经循喉咙，系舌本。肾虚患者，外邪可循经入里，内扰少阴肾而致肾病。如《诸病源候论》说："下部脉急而弦者，风邪入于少阴，则尿血。"

例如，IgA 肾病与扁桃腺炎关系密切，常因扁桃腺炎诱发而加重，故有学者专门提出了 IgA 肾病的咽喉证，以示重视。

3. 三焦及肾

《灵枢·本输》曰："少阳属肾，肾上连肺，故将两脏。"三焦者，中渎之腑也，水道出焉，属膀胱，是孤之腑也。膀胱为肾之水腑，三焦为肾之火腑（为原气之别使，游行相火）。若肾气不足，风湿之邪可由三焦而内陷入肾。

4. 肺病及肾

肺为水之上源，肾为水之下源，气水本是一家，"金水同出一源"《叶天士医案》。肺肾两脏，分别主气、主水。水为阴，气为阳，水与气有相互转化之机。水得阳化为气，气得阴化为水，一上一下，水气互化，水升气降，循环不已。

《素问·水热穴论》曰："肾者至阴也，至阴者盛水也，肺者太阴也，少阴者冬脉也。故其本在肾，其末在肺，皆积水也。"故肺肾两脏，金水相生，气化相应。生理上关系密切，病理上亦相互影响。如临床上"风水"一证，实关系肺肾。某些慢性肾病患者，因感冒导致肾病急性发作，除了出现肺卫症状，如恶寒发热，头痛脉浮，鼻塞流涕，咳嗽咳痰等，还出现浮肿和尿蛋白增多等肾病症状的复发或加重。此因风邪袭肺，影响及肾，风水相搏，水湿泛滥所致。

5. 脾病及肾

肾为先天之本，脾为后天之本。此就全身与肾、脾之关系而言。其实肾、脾先后二天的互相关系亦甚为密切，有相生、相克两个方面。

在病理方面，临床常见因脾虚不运，中焦之湿乘肾虚而下陷及肾。如《证治准绳》所述："脾土者，胜水之贼邪也。水精不布则壅成湿热，湿热必陷下，伤于水道，肾与膀胱俱受其害，害则阴络伤，伤则血散入胞中矣。"此脾病及肾之例。

在发病过程中，其病位往往发生变化。早期往往是他脏及肾，后期往往是脾、肾为核心，影响及他脏，出现一系列并发症，如水气的凌心射肺，以及出现肝风等病变（见"慢性肾衰竭"部分）。

二、辨证论治

慢性肾炎的证候，总属本虚标实。周师认为，其证以脾肾亏虚为核心，涉及肺、肝、心。一般来说，本虚证常见肺肾气虚、脾肾气虚、气阴两虚、肝肾阴虚、阴阳两虚等，而标实证常见风湿内扰、水湿内停、湿热阻滞、肾络瘀阻、肝风内动等。

1. 肺肾气虚

【症状】气短乏力，少气懒言，自汗恶风，面色㿠白，易于感冒，腰酸膝软，尿有泡沫，或晨起面浮，傍晚跗肿，或夜尿增多。舌淡有齿痕，脉弱。

【治则】补益肺肾。

【方药】玉屏风散合水陆二仙丹加减。常用药物：黄芪、党参、炒白术、防风、山药、菟丝子、金樱子、芡实、佛手等。

【方解】方中黄芪、党参、炒白术、山药、防风等补益脾肺之气，其中黄芪益气固表，防风走表而散风邪；黄芪得防风则固表而不留邪，防风得黄芪则祛邪而不伤正。白术健脾而培土生金，山药、菟丝子、金樱子、芡实等补肾固肾。佛手行气和胃，流动气机，防诸补药之滞。

【加减】浮肿明显者，加浮萍、茯苓、防己等利水消肿；腰膝酸软明显者，加桑寄生、杜仲、续断等补肾壮腰；夜尿频多者，加覆盆子、益智仁固肾缩尿；纳呆、便溏者，加苍术、茯苓等健脾除湿；自汗、恶风明显者，加煅牡蛎、麻黄根等，兼脾虚营卫不和者，可合用桂枝汤；出现畏寒肢冷等肾阳虚证者，酌加小剂量淡附片。

2. 脾肾气虚

【症状】疲倦乏力，腰膝酸软，不耐劳作，或肢体浮肿，或肢体酸沉肿胀，食少纳呆，腹胀便溏，夜尿频多，口淡不渴，舌淡有齿痕，脉弱。

【治则】益气健脾补肾。

【方药】四君子汤合水陆二仙丹加减。常用药物：党参、黄芪、炒白术、茯苓、山药、桑寄生、续断、金樱子、芡实、陈皮、佛手等。

【方解】方中党参、黄芪、炒白术、茯苓、山药等益气健脾，桑寄生、续断、金樱子、芡实等补肾固肾，陈皮、佛手理气和胃消胀。

【加减】脾虚湿滞，大便溏泄者，加炒苍术、炒白扁豆以加强健脾除湿之力；脘腹胀满、呕恶、纳呆食少明显者，加生姜、姜半夏等以化饮和胃止呕；脾虚气陷，头晕目眩、气短乏力明显，脘腹坠胀，便意频频，食后尤甚，或久泻脱肛，尿多白浊者，当在重用党参、黄芪益气的基础上，加用升麻、柴胡等以升发清阳，或以升阳益胃汤加补肾之品；若脾肾亏虚，水湿不化，水肿明显者，加泽泻、车前子、防己、椒目以利水消肿；肾虚，腰痛明显者，可加杜仲、狗脊、牛膝、伸筋草等以加强补肾壮腰、舒筋止痛之力；肾虚，固摄失司者，可酌加菟丝子、覆盆子以加强补肾固摄之力；湿热明显者，可加白花蛇舌草、石韦、车前草等清利湿热。

3. 气阴两虚

【症状】倦怠乏力，少气懒言，面色欠华，时自汗出，腰膝酸软，口干咽燥，五心烦热，舌淡或偏红，苔少而干，脉沉细或细弱。

【治则】益气养阴。

【方药】参芪地黄汤加减。常用药物：党参、黄芪、生地黄、山茱萸、山药、牡丹皮、女贞子、墨旱莲、金樱子、芡实等。

【方解】方中党参、黄芪、山药等益气健脾，生地黄、山茱萸、山药、女贞子、墨旱莲等滋阴补肾，牡丹皮清虚热，金樱子、芡实固摄肾气。

【加减】若阴虚明显，口燥咽干较甚，易于"上火"者，党参改为太子参或南沙参或西洋参等，加知母以滋阴清热；气阴亏虚，心慌气短者，加麦冬、五味子，合为生脉饮；阴虚内热，烦躁不寐者，可加百合、知母、酸枣仁等，以养阴清热安神；肝阴亏虚而目干涩、目糊者，加枸杞子、决明子；阴虚便燥者，加火麻仁、玄参、麦冬以润燥通便。

4. 肝肾阴虚

【症状】腰膝酸软，口干咽燥，五心烦热，或伴头晕头痛，或耳鸣目干，或夜寐不安，或下肢浮肿，或尿中有泡沫，大便偏干，小便深黄，舌红苔少，脉沉细或细数。

【治则】滋补肝肾。

【方药】杞菊地黄汤合二至丸加减。常用药物：生地黄、山茱萸、山药、枸杞子、女贞子、墨旱莲、牡丹皮、菊花、茯苓、泽泻等。

【方解】生地黄、山茱萸、山药、枸杞子、女贞子、墨旱莲等滋补肝肾之阴，茯苓、泽泻利湿泄浊，牡丹皮清虚热，菊花可清热平肝。

【加减】若真阴亏虚，腰膝酸软明显者，可加龟甲、菟丝子、怀牛膝等加强补肾之功；若阴虚阳亢，风阳上扰，头晕头痛，耳鸣目眩，伴血压升高者，可加石决明、钩藤、川牛膝等平肝潜阳；若阴虚明显者，尚可加乌梅、生白芍以滋阴潜阳息风；若下肢浮肿明显者，加猪苓、阿胶，仿猪苓汤方义以育阴利水；阴虚阳亢，寐浅梦多者，可加白芍、酸枣仁、生牡蛎、灵磁石等，滋阴潜阳以安神。

5. 脾肾阳虚

【症状】腰膝冷痛，倦怠乏力，畏寒肢冷，精神不振，脘腹胀满，食少纳呆，大便溏薄，受凉易腹泻，或五更泄泻，小便清长，肢体浮肿，口淡不渴，舌淡胖有齿痕，脉沉弱。

【治则】温补脾肾。

【方药】附子理中汤合肾气丸加减。常用药物：党参、炒白术、茯苓、附子、肉桂、干姜、生地黄、山药、山茱萸、泽泻、牡丹皮、桑寄生、杜仲等。

【方解】方中党参、干姜、炒白术、茯苓、山药等温中散寒，益气健脾，温补中焦脾阳；附子、肉桂、生地黄、山药、山茱萸、牡丹皮、茯苓、泽泻为肾气丸，其中"六味"滋阴，桂、附温阳，共奏温补肾气功效。桑寄生、杜仲加强补肾之力。全方以温补脾肾为主。

【加减】如倦怠乏力，气短懒言，气虚明显者，加黄芪以增强补气之力；畏寒肢冷，腰膝冷痛明显者，加麻黄、细辛，与原方中附子相合，即为麻黄附子细辛汤，加强温经散寒之功效，或加用续断、狗脊等补肾壮腰；阳虚水停，肢体浮肿明显者，加车前子、牛膝、汉防己等；阳虚水气盛者，可用真武汤或实脾饮加减，温阳利水；五更泄泻者，可合用四神丸。

6. 风湿内扰

【症状】周身酸沉困乏，关节酸痛，头晕，尿多泡沫，颜面浮肿等。实验室检查提示：血肌酐、尿蛋白等不再是原先稳定水平，出现变动、升高；肾病理检查发现：肾小球系膜细胞或内皮细胞增生、间质炎症细胞浸润、节段性毛细血管襻纤维素样坏死、细胞性新月体形成、足突广泛融合。舌苔薄腻，脉弦或弦细或沉。

【治则】祛风除湿。

【方药】防己黄芪汤加减。常用药物：黄芪、汉防己、炒白术、炒薏苡仁、茯苓、防风、豨莶草、炒白芍、当归等。

【方解】汉防己、豨莶草、防风等祛风湿，炒白术、薏苡仁、茯苓健脾除湿，黄芪、炒白芍、当归益气养血，扶助正气，托透风湿之邪外出。

【加减】若湿重便溏者，可加苍术以加强健脾化湿之力；风湿内盛，尿中蛋白较多，肾病理检查见有较重的风湿免疫性炎性反应者，可加用雷公藤多苷片，加强祛风湿力量，必要时可以配合激素和免疫抑制剂，加强对活动性病变的控制，减轻肾功能的急性损伤；肾虚兼风湿，腰痛明显者，酌加桑寄生、续断、狗脊、鹿衔草补肾壮腰，兼除风湿。

7. 水湿（饮）内停

【症状】颜面及肢体水肿，或尿少，或恶寒，或汗不易出，或心悸，或气短，或咳嗽，或喘憋，或胸闷腹胀，或伴有胸水、腹水，舌淡苔滑，脉弦。

【治则】利水消肿。

【方药】五苓散合五皮饮加减。常用药物：茯苓、猪苓、桂枝、炒白术、泽泻、茯苓皮、陈皮、大腹皮、车前子等。

【方解】茯苓、猪苓、泽泻、车前子淡渗利湿，利水消肿；桂枝温阳化气利水；炒白术、茯苓健脾化湿利水；茯苓皮、陈皮、大腹皮等"以皮走皮"，行气消胀，利水消肿，擅长行皮肤之水湿。

【加减】脾肾阳虚者，可合实脾饮，加强温脾利水之力；若肾阳虚衰，水气泛溢者，可合用真武汤，加强温肾利水之力；气虚不运，风水（湿）停滞于表者，可合用防己黄芪汤，益气扶正，托透风湿外出；头面浮肿为主，属风寒闭表者，可加麻黄、浮萍、紫苏叶等疏风散寒，解表利水；水饮郁热者，可合用越婢汤；血瘀导致水肿者，加益母草、泽兰等，或合用当归芍药散，加强活血利水消肿之力；痰饮痹阻胸阳，胸闷明显者，加用瓜蒌皮、薤白通阳宣痹；水气凌心射肺，出现胸闷、心悸、喘憋等症者，可加用葶苈大枣泻肺汤，甚者可用十枣汤。

8. 湿热阻滞

【症状】胸闷脘痞，腹胀纳呆，肢体浮肿，小便黄赤，恶心呕吐，口中黏腻，口干口苦，身重困倦，舌苔黄腻，脉濡数或滑数。

【治则】清利湿热。

【方药】三仁汤加减。常用药物：杏仁、白豆蔻、薏苡仁、姜半夏、厚朴、通草、竹叶、滑石、石韦、白花蛇舌草等。

【方解】杏仁宣透上焦之气，气化则湿亦化；白豆蔻、姜半夏、厚朴等化中焦之湿；通草、竹叶、薏苡仁、滑石、石韦、白花蛇舌草等清利下焦之湿热。全方以清利湿热为主。

【加减】若湿（痰）热阻滞上焦，胸闷心悸为主，或伴咽喉梗阻疼痛者，可合用上焦宣痹汤，加强宣透上焦湿热之力；若热重于湿，湿热蕴结于上，如见咽喉肿痛、鼻渊鼻痛、耳内肿痛、口渴、苔黄腻等症者，可用甘露消毒丹加味；若湿热中阻，脘腹胀满为主者，可以半夏泻心汤加减，药用姜半夏、干姜、黄连、黄芩、炒枳实、紫苏梗等；下焦湿热明显，尿频、尿急、尿色深者，可酌情合用四妙散或八正散加减，加强清热利湿通淋之力。

9. 肾络瘀阻

【症状】腰部刺痛，固定不移，面色黧黑或晦黯，肌肤甲错，或肉眼血尿，或镜下血尿，或顽固性水肿，或妇女经闭，或肢体麻木，舌质黯，有瘀点、瘀斑，脉涩。肾病理检查表现为细胞外基质积聚，肾小球与包氏囊粘连，肾小球局灶节段性硬化，毛细血管塌陷，纤维性新月体形成，肾间质纤维化等。

【治则】行瘀通络。

【方药】桃核承气汤合桃红四物汤加减。常用药物：桃仁、红花、桂枝、制大黄、赤芍、牡丹皮、生地黄、当归、川牛膝、益母草、广地龙等。

【方解】桃仁、红花、赤芍、牡丹皮、当归、生地黄等，养血和血，活血化瘀；桂枝温经通络；制大黄、川牛膝、益母草、广地龙逐瘀通络，引药下行。

【加减】兼明显气虚者，可加黄芪、党参等加强补气之力，或以补阳还五汤加减；兼明显气郁，气郁血瘀者，可合用四逆散加香附、小茴香等，加强行气之力，或以血府逐瘀汤加减；兼水湿内停明显者，可合用当归芍药散加减；肾络瘀阻甚者，可酌加水蛭、土鳖虫等虫类搜剔之品，以逐瘀通络。

三、诊治心得

1. 正虚邪陷，扶正托邪

如前所述，周师认为，一般来说，肾虚是慢性肾炎发病的基础，风寒湿邪侵袭往往是发病的始动因素，而正虚邪陷、邪气内伏是本病的基本病机。

肾为先天之本，阴阳之根，处人体至深之位。除因先天不足、后天失养、药毒伤肾、劳倦过度、房事不节等原因导致肾气自衰外，如其他脏腑之外感、内伤为患，可使邪气乘肾虚而内陷及肾，导致肾病出现，正所谓"久病及肾""穷必及肾"。

外感病方面，如伤寒，则寒邪伤人，由三阳到三阴，由表及里，最后及肾，而伤真阳，故以四逆辈劫阴回阳；如温病，则温热邪气致病，由上焦至下焦，最后及肾，而伤真阴，故以复脉辈滋阴潜阳。

内伤病方面，如《证治准绳》所述："脾土者，胜水之贼邪也。水精不布则壅成湿热，湿热必陷下，伤于水道，肾与膀胱俱受其害，害则阴络伤，伤则血散入胞中矣。"此脾虚而湿热内蕴，乘虚内陷于肾之例。

周师认为，扶正托邪之药，首推黄芪。自古以来，黄芪即为中医外科"托疮生肌"要药。而黄芪在肾病中的应用早有先例，如民国时期陆仲安治疗胡适之肾病，重用黄芪四两。

唐容川认为，黄芪"根深茎通，能引地下重泉以上达根叶，故为补托气分之要药……从肾达脾""黄芪补脾土达三焦""拓里达表""上行外通"。故黄芪能扶正以托邪。

黄芪与防己相配，益气扶正，托透风湿外出，实为治疗肾病之重要组合，故为肾病科医生所常用。另外，根据其外感风寒、风热的不同，气血阴阳之亏虚的差别，当予以分别处理。

2.见病知源，注重"来路"

张仲景的《伤寒论》是中医辨证论治的奠基之作，在序言中，张仲景指出该书"虽不能尽愈诸病，庶可以见病知源"，可见"见病知源"是辨证论治的核心内容。

周师指出，在慢性肾炎的诊治过程中，尤其对早期的患者，一定要注意"见病知源"，寻找疾病的源头并予以针对性治疗，可以达到事半功倍的效果。反之，如果只是针对续发病理因素和中间环节进行治疗，疾病源头不除，常常反复难愈，事倍而功半。

慢性肾炎早期患者，常因正气不足，邪气乘虚由表内陷，当分清其病之"来路"，扶正解表，托邪外出。例如：

太阳之风寒表实者以麻黄汤治疗，风寒表虚者以桂枝汤、人参败毒散等治疗；少阴之风寒表证以麻黄附子细辛汤、麻黄附子甘草汤治疗。

风湿在表，治以麻杏苡甘汤加浮萍、汉防己等；风湿郁热兼入血分，治以麻黄连翘赤小豆汤加牡丹皮、丹参、白茅根等，必要时合用当归芍药散；风湿表虚证，治以防己黄芪汤加减。

风热上犯，乘肾虚循少阴经而入里者，常见微恶风，身热，咽痛等，同时出现腰酸、口干、咽干等肾阴不足表现，常用六味地黄汤加玄参、桔梗、冬凌草、金银花、连翘、牛蒡子、白茅根等。

若内伤脾胃，中气不足，健运失司，清气不升，水湿之邪乘虚内陷，导致肾病水肿及蛋白尿等，可用升阳益胃汤加桑寄生、杜仲、续断等补肾之品。

3. 治病求本，脾肾为要

慢性肾炎的病机属本虚标实，而本虚又以脾肾亏虚为核心。《黄帝内经》中说"正气存内，邪不可干"，"邪之所凑，其气必虚"。故周师强调，不得虚，邪不能独伤肾。如无肾虚之基础，无论是外感风寒、湿热，还是内伤痰饮、水湿之邪，均不易内陷于肾而导致肾病。正如邹云翔老先生所指出的，肾病的发病原因主要是内因——肾气不足为主，故维护肾气、加强肾的气化功能为治疗肾病的根本原则。

肾为先天之本，主藏元阴元阳，为诸脏腑之根蒂；脾为后天之本，主运化水谷，为诸脏腑之充养。关于脾在慢性肾炎致病中的影响，周师认为，可分为正、邪两个方面。从正气的角度来看，脾虚则运化失司，水谷不能化精微，先天得不到后天的充养，肾气益虚。所以前贤指出，"善补肾者，当于脾胃求之"。从邪气的角度来看，肾"藏真水而行客水"（《内经博议》），此客水，即邪水也。但土能克水——肾，其主脾也。肾水得脾土制之，水乃下行。水得土克而成堤障之用。若脾虚不能健运，水湿泛溢失制，必下陷而及肾矣。

在治肾方面，周师强调宜补宜固，常用桑寄生、杜仲、续断、菟丝子、金樱子、芡实、覆盆子等补肾固摄之品。阴虚明显者，加用生地黄、女贞子、墨旱莲、枸杞子、山茱萸等滋肾收敛之药。针对水湿浊郁热等邪气，则以茯苓、泽泻、牡丹皮、土茯苓、萆薢等清利湿热浊邪。兼有肾阳虚衰，阴寒内盛，水气不化，症见畏寒肢冷，周身浮肿者，加用附子、肉桂等温阳化气。阳虚水泛甚者，可用真武汤，酌加车前子、大腹皮等。

在治脾方面，周师强调宜升宜健，常用四君子汤补气健脾为基础，必加黄芪升阳。相比人参和党参之偏于守，黄芪于补气之中，更能升散阳气，上升外达，顺脾之性，居中央而灌四旁。苍术、白术、茯苓、薏苡仁、炒白扁豆等药健脾除湿。周师指出，慢性肾炎患者，常因脾肾亏虚而水湿为患，而湿盛则又困脾，故在补脾益气的基础上，必须联合化湿健脾之药，同时佐以佛手、木香、砂仁、川厚朴花、陈皮等化湿和胃，流动气机之品。

在临床上，慢性肾炎患者常常是脾肾亏虚，兼水湿内停。周师一般是将健脾化湿和补肾利湿之法联合使用，补益脾肾而化湿利湿。

4. 注重祛邪，尤重风湿

在慢性肾炎的治疗中，周师重视扶助正气，尤其是健脾益肾以培本，但也不废祛邪之法。慢性肾炎患者，脾肾亏虚，气化失司，水湿潴留为患；同时病程较长，久病多瘀。故瘀血和湿邪为慢性肾病最为常见的病因之一，历来为医家所重视。周师临床亦重视对瘀血和湿邪的治疗。此外，周师十分重视对风湿证的治疗，认为风湿内扰为慢性肾炎最常见的证候之一。

肾病风湿证为近年来王永钧教授提出的一个重要证候。王教授通过多年临床实践，发现风湿内扰是慢性肾脏病最常见、最重要的证候之一，而且是肾脏病在慢性进展过程中的独立危险因素，在肾病论治中占有非常重要的地位。近几年来，该理论已经得到越来越多的国内肾病同行的认可，并广泛指导慢性肾病的临床治疗。

慢性肾炎中湿邪的致病作用，为大家所公认，而对于风邪的致病作用，则重视不够。《素问·风论》描述："肾风之状，多汗恶风，面庬然浮肿，脊痛不能正立，其色炱，隐曲不利。"而《素问·奇病论》指出其预后为"肾风而不能食，善惊，惊已心气痿者死"。此"肾风"一病的描述，与慢性肾炎的病情相符，故现在常以"肾风"来命名慢性肾炎。一般认为其发病机制是始于肾气衰弱，感受风寒（湿）之邪，继则肾邪反来克脾犯心，终至水火同困。周师指出，古人以"肾风"来命名慢性肾炎，和现代一些医家倡导用"风药"来治疗慢性肾病，都是对慢性肾炎因风邪致病的重视。

关于慢性肾炎风湿内扰证的辨证要点，周师认为，应该从"风"与"湿"两种病邪的致病特点上进行分析。风为阳邪，"其性开泄"，"善行数变"，而湿为阴邪，"其性凝滞，缠绵难愈"。凡是患者的临床表现同时具有"风"与"湿"两种病邪的致病特点，即病情时轻时重，难以稳定，而病程迁延，缠绵难愈者，均可以考虑从风湿内扰来论治。

慢性肾病的风湿内扰证往往以脾肾亏虚为基础，即所谓"邪之所凑，其气必虚"。所以在临床治疗上，周师强调，在健脾补肾的基础上，加用祛风湿药物治疗。她常用防己黄芪汤加减，扶正托邪，以托透风湿外出，常用药物有黄芪、汉防己、炒白术、炒薏苡仁、茯苓、防风、徐长卿、穿山龙、炒白芍、当归等。

5. 医患配合，综合治疗

慢性肾炎一病，由于起病隐匿，病因不明，治疗困难，易于复发，在临床属疑难病症。

从中医角度来看，慢性肾炎的起病，与患者的先天禀赋不足，后天调养失宜，导致体质下降，脾肾亏虚等因素有直接的关系。所以，周师指出，除了一般的药物治疗之外，对患者进行饮食生活的指导，亦十分重要。《黄帝内经》指出"食饮有节，起居有常，不妄作劳"的养生原则，是传统中医学"天人相应"思想的大智慧，仍然具有很大的指导意义。

慢性肾炎患者应当养成良好的饮食及生活习惯：不要熬夜；饮食清淡，禁忌寒凉，节制饮食，避免过食肥甘厚腻；注意休息，勿过于疲劳和房劳过甚。另外，慢性肾炎患者，一般都脾肾亏虚，肺卫不固，易于受凉感冒，从而导致肾病的复发和加重。应嘱患者关注天气变化，慎起居，适寒温，防感冒。此外，慢性肾炎患者常常久病不愈，或愈后复发，或病情进展，导致患者情绪紧张焦虑，甚至恐惧不安。不良的情绪又导致患者睡眠及饮食失调，影响疾病的康复；而对疾病预后的悲观情绪，又导致患者不愿积极配合治疗，影响治疗措施的执行。周师临床十分重视对患者情绪的疏导，强调这也是慢性肾炎治疗中不可或缺的一个方面。

周师认为，在慢性肾炎的治疗中，中医和西医各有优势。西医擅长针对疾病的主要发病环节，控制急速进展的活动性病变，对一些急危并发症进行快速、有效的处理，如糖皮质激素和免疫抑制剂对大量蛋白尿和免疫炎症导致的肾功能急速下降的控制，强效降压药物对恶性高血压的控制，血液净化对高度水肿导致心衰的纠正等。中医擅长整体调节，辨证施治，扶正固本，稳定病情，减少复发，同时减轻一些西药如糖皮质激素的副作用等。中西医相互配合，优势互补，能明显提高临床疗效。

慢性肾炎患者多属本虚标实，正气不足。周师除了采用一般的中药饮片按照补肾健脾法则治疗之外，还擅长通过使用辨证处方的个体化冬令膏滋方来改善患者的身体状况，稳定病情而减少复发。

周师还擅长根据中医的辨证论治原则，采用一些中医特色疗法来改善患者的症状，例如：

（1）耳穴埋豆：取神门、肾俞穴，以交通心肾，益肾固精，改善睡眠；取心、肾、神门穴、降压沟，以安神降压；耳穴埋豆肾俞穴、腰骶穴，以改善腰酸腰痛症状。

（2）艾灸：艾灸肾俞、命门、关元、足三里、气海等穴，以温阳散寒、温经通络，对于肾阳虚衰、腰膝冷痛的患者，有明显疗效。

（3）中药热熨敷：常用艾盐包热熨，适用于慢性肾脏病患者之脾肾阳虚证引起的腰膝酸软、畏寒肢冷等症状；或风湿痹阻引起的关节冷痛、酸胀、沉重、麻木等症状；或脾胃虚寒所致的胃脘疼痛、腹冷泄泻、呕吐等症状。

（4）中药腿浴：以中药腿浴方（川芎、桂枝、路路通、乳香、没药、伸筋草、红花、透骨草、艾叶、赤芍等）煎汤后，配热水泡腿，以祛风除湿、活血通络，可明显改善慢性肾炎患者的下肢酸胀等症状。

总之，周师强调，由于慢性肾炎病因不明，病情复杂，治疗难度较大，应在维护正气、扶正祛邪这一总的治疗原则的指导下，医患双方紧密配合，综合应用中西医疗法及饮食调养等多种治疗措施，以求取得相对满意的疗效。

第三节　肾病综合征

原发性肾病综合征系一组由大量蛋白尿、低蛋白血症、水肿和高脂血症作为临床表现的常见肾病，且需排除其他疾病导致的继发性肾病综合征。周师指出，目前糖皮质激素仍是本病的主要治疗药物，尽管其不良反应较多，但现阶段中医药仍无法完全替代激素疗法。她临证擅长运用中西医结合方法治疗本病，尤其在运用中医药分阶段辨证论治方面经验丰富。周师认为，对于激素敏感者，中医药除可减轻各种症状外，尚可提高长期使用激素者的机体免疫力，且可通过防治激素撤减后的反跳现象，以减少激素依赖型和复发型难治性肾病综合征的发生。

现代医学认为，导致本病难治的主要因素包括如局灶节段性肾小球硬化等肾脏病理类型以及本病合并感染、高凝状态等。另外，目前现代医学仍采用糖皮质激素联合其他免疫抑制剂为主治疗难治性肾病综合征，虽能提高疗效，但副作用大、易复发。现有临床证据显示，传统免疫抑制剂尚不能完全解决上述难治问题。而周师指出，中医难治的原因则在于本病的病机复杂，一病常夹多证，一证尚存多变。

中医古籍无肾病综合征的病名，周师根据本病临床表现和病程，认为当属中医"水肿"和"虚劳"范畴。同时她指出，本病病位在肺、脾、肾，主要与脾、肾相关。另外她强调，已进入慢性肾脏病4～5期的肾病综合征患者，应按照慢性肾衰竭辨治。

一、病因病机

（一）常见病因

周师指出，肾病综合征的常见病因包括先天不足、外感（包括外感风寒或风热，致肺失通调水道之职，水湿泛滥肌肤；或肌肤因痈疡疮毒未解，自肌肤归于肺、脾，致水液代谢失常；或久居湿地、冒雨涉水而致水湿内侵）和脏腑气血阴阳亏虚，致使肺失通调水道，脾失转输，肾失开合，继而泛滥肌肤而发病。

同时周师强调，难治性肾病综合征的临床表现和病因病机较为复杂，其常见病因包括素体禀赋不足，或体虚感邪、风邪外袭、湿毒浸淫，或饮食不洁，或劳倦内伤等，其中禀赋不足、体虚感邪最为重要。

（二）基本病机

周师认为，本病的基本病机为本虚标实、虚实夹杂，多系因虚致实、因实重虚。"虚"主要表现在肺、脾、肾三脏，正如《景岳全书》所言"凡水肿等证，乃肺、脾、肾三脏相关之病。盖水为至阴，故其本在肾；水化于气，故其标在肺；水唯畏土，故其制在脾"。她指出，本病之虚证主要包括脾肾气虚、脾肾阳虚、脾肾气阴两虚、肺肾两虚；"实"则主要为风湿、水湿、湿热、瘀血四个方面。她强调，脾肾亏虚乃本病病机之关键，系造成肾病综合征"难治"之根本原因；而"实邪"不仅为本病之病理产物，也为重要的致病因素之一。同时，因长期服用激素有助湿化热之弊，加之体虚易外感湿热之邪，内外相引，终至风、湿、热胶着成瘀，"风、湿、热、瘀"四邪纠集结聚，而致本病"难治"。

另外，周师指出，本病纯虚证或纯实证甚少，故临证需先明辨标本虚实和缓急轻重，遵王师经验，把风湿证作为本病的辨证基础，再结合临床表现和病理变化而辨证论治。

二、辨证论治

周师指出，本病应先治水肿，待其消退后，重在调治脏腑虚损。故此处分列水肿期和非水肿期进行辨证论治。

（一）水肿期

1. 气虚风湿证

本证多见于肾病综合征使用足量激素前或激素尚未起效时，或处于激素减量复发阶段。

【症状】患者平素少气、乏力，外感后易出现颜面部及双下肢浮肿。有大量蛋白尿，伴或不伴镜下血尿，腰重困痛，肢节酸重，小便不利，或伴恶风发热。舌质淡胖，边有齿痕，苔薄白根腻，脉沉细滑或沉弦。

【治则】益气固表，祛风除湿。

【方药】玉屏风散合防己黄芪汤加减。常用药：生黄芪、防风、汉防己、炒白术、生姜、大枣。

【方解】生黄芪补益肺、脾、肾之气，合炒白术以增强益气健脾之效；合防风、生姜以助祛除外风之力；合汉防己以增强祛风除湿、利水消肿之力；合大枣以助气血双补。

【加减】风寒甚者，可予麻黄汤或桂枝汤加紫苏叶、杏仁；风热甚者，予银翘散加减；风湿甚者，加穿山龙、徐长卿、炒白芍以养血祛风除湿；兼瘀水互结者，酌加小剂量桂枝，且加茯苓、泽兰；水湿甚者，加五皮饮；湿热内蕴者，酌加三妙丸；热毒炽盛合并痤疮者，加金银花、蒲公英、玄参、黄芩。

2. 阳虚风湿水泛证

本证多见于肾病综合征使用足量激素前或激素尚未起效时，或在激素依赖、激素维持治疗阶段复发者。

【症状】可见高度水肿，以下肢和腰背部为甚，或伴胸腔积液、腹水、小便不利等。纳差便溏，面色㿠白，形寒肢冷，有大量蛋白尿，伴或不伴镜下血尿。舌质淡润，或舌体胖大、质嫩而润，边有齿痕，舌苔白腻，脉沉弱。

【治则】温补脾肾，通阳利水，祛风除湿。

【方药】真武汤合防己黄芪汤合五皮饮。常用药：生黄芪、炮附子、茯苓、茯苓皮、生姜、生姜皮、炒白芍、大腹皮、陈皮、汉防己、炒白术。

【方解】生黄芪、炒白术、炮附子温补脾肾；茯苓、茯苓皮、生姜、生姜皮、大腹皮、陈皮合炒白术、炮附子以助通阳利水；汉防己祛风除湿；炒白芍养血益阴，以防前药过于温燥，且与黄芪相合，可起到益气养血以增祛风除湿之力。

【加减】气虚甚者，加党参、防风、怀山药；肾阳虚甚者，可予济生肾气丸加减；风湿甚者，加淫羊藿、巴戟天；水湿甚者，加桂枝、泽泻；兼瘀水互结者，加桂枝、泽兰；水停胸中，上迫于肺，致胸腔积液者，加葶苈子、大枣、紫苏子。

（二）非水肿期

1. 肝肾阴虚证

本证多见于足量激素治疗肾病综合征的有效阶段，出现肝肾阴虚、肝风上扰、阴虚内热之象。

【症状】头晕、耳鸣、目糊，腰膝酸软，五心烦热，口干咽燥，心悸寐差。月经先期，或月经先后无定期，伴经期延长或经间期出血，且经量较前增多、色黯红、有血块。下肢轻度浮肿，大便干结不畅，舌质干红或少苔，脉弦细或细数。

【治则】养阴滋肾，平肝息风。

【方药】杞菊地黄丸合二至丸、增液汤、天麻钩藤饮加减。常用药：枸杞子、野菊花、生地黄、山茱萸、牡丹皮、杭白芍、明天麻、钩藤、炒杜仲、怀牛膝、玄参、墨旱莲、女贞子、麦冬、怀山药、佛手片。

【方解】枸杞子、山茱萸合生地黄、墨旱莲、女贞子以滋补肾阴；玄参、麦冬合前药，以取"金水相生"之义；明天麻、钩藤合野菊花、牡丹皮，以助平肝息风、清泻肝火之效；佐炒杜仲以取"善补阴者，必于阳中求阴"之义；杭白芍滋阴养血；怀牛膝合炒杜仲以补益肝肾，且具引诸药下行至肾之效。

【加减】肾阴虚甚者，加石斛、炙龟甲、炙鳖甲；肺肾阴虚甚者，加北沙参、五味子；阴虚内热甚者，加地骨皮、青蒿梗；兼气虚者，加生黄芪、太子参；兼瘀水互结者，加益母草、泽兰、地龙；兼水湿者，加猪苓汤；兼风湿者，加穿山龙、豨莶草；兼热毒炽盛夹湿者，加忍冬藤、蒲公英、车前子、泽泻。

2.脾（肺）肾气虚证

本证多见于激素减量或小剂量维持阶段，因感冒而导致本病复发，出现脾（肺）肾气虚证。

【症状】神疲乏力，动则气短，自汗或盗汗，易感冒，面浮肢肿，面色欠华，腰膝酸软，舌质淡，苔薄白，脉细缓而无力，或沉细而无力。

【治则】补肺健脾益肾。

【方药】玉屏风散合水陆二仙丹加味。常用药：生黄芪、防风、炒白术、党参或太子参、白芍、怀山药、茯苓、汉防己、山茱萸、徐长卿、芡实、金樱子、巴戟天、炒杜仲、炒川续断、佛手片。

【方解】生黄芪、怀山药合党参或太子参、炒白术、茯苓以补益肺脾肾之气；白芍、佛手片养血柔肝，合前药以取"土得木而达之"之义；山茱萸、芡实、金樱子合巴戟天、炒杜仲、炒川续断以补益肾气为主，佐以固精；汉防己、徐长卿祛风除湿。

【加减】脾（肺）肾气虚甚者，可加小剂量桂枝，同时可将生黄芪加量至60～90g，并遵张锡纯之经验，加知母，以防生黄芪等药过于甘温而伤及刚恢复之肾阴；肾阳虚甚者，可加菟丝子、淫羊藿、肉苁蓉；血虚甚者，可加当归、熟地黄；气虚血瘀之轻证者，予补阳还五汤加味，重症者，予张锡纯之理冲汤加减。

3.脾肾气阴两虚证

本证多见于激素减量至一定剂量后，机体出现不同程度的皮质激素撤减综合征，此时常由阴虚证向气虚证转化，而呈气阴两虚证。

【症状】头晕、耳鸣、乏力，大便稀溏，自汗伴盗汗，口干咽燥，夜间为甚，手足心热，舌质淡红，苔薄，脉细弱。

【治则】补益脾肾气阴。

【方药】参芪地黄汤加味。常用药：生黄芪、党参或太子参、白芍、炒白术、茯苓、怀山药、生地黄、山茱萸、南沙参、北沙参、炒杜仲、炒川续断、汉防己。

【方解】生黄芪、党参或太子参、炒白术、茯苓、怀山药合炒杜仲、炒川续断以补益脾肾之气为主；白芍合太子参、怀山药以补益脾阴；生地黄、山茱萸、南沙参、北沙参共取"金水相生"之义以补益肾阴；佐以汉防己，以祛风除湿。

【加减】偏脾虚湿滞者，合参苓白术散加减；兼血虚证者，合四物汤；阴虚内热甚者，加玄参、麦冬、天冬，并酌减生黄芪，且改用太子参；肝肾阴虚甚者，除将生黄芪减量、改用太子参外，加墨旱莲、女贞子、制何首乌；阴虚甚夹风湿证者，加穿山龙、豨莶草；气虚甚夹风湿证者，加徐长卿，且可酌改生黄芪至 60～90g，并遵张锡纯之经验，加知母；血瘀证甚者，可酌加水蛭、地龙。

三、诊治心得

（一）中西合治，增效减副

周师强调，肾病综合征系肾病临床难治性疾病之一，故多需中西药结合治疗，即中医药配合激素、免疫抑制剂以控制病情，相互配合、相互依托。同时她认为，中西医结合的关键在于找准结合点。激素为阳刚、辛燥之品，其不良反应较多，使用激素治疗本病过程中，疾病的病机和证候易发生改变，故以此为中西药有机结合的结合点，采用中医药分阶段辨证论治配合标准激素疗程，具有增效减副，从而减少本病复发的作用。

1. 足量激素运用前

本病患者多因呼吸道、皮肤黏膜和尿路感染所致的外感风热、邪毒感染和湿热内蕴而发病或复发，此时需在使用抗生素的基础上，加用中医药治疗（用药详见前面"辨证论治"之"水肿期"部分），以防使用激素加重感染，或影响激素疗效。

2. 足量激素运用前或诱导初期

周师认为，在未用足量激素或激素诱导尚未发挥作用时，患者可出现一过性水钠潴留，而见少尿、水肿加重的脾肾阳气不足兼水饮内停证。此时多需予温阳化气行水法，以期缩短激素起效时间（用药详见前面"辨证论治"之"水肿期"部分）。

3. 足量激素初始治疗阶段

周师临证反复强调，使用激素治疗本病，需遵循"初量足、减量慢、维持长"的基本原则。一般成人的泼尼松起始剂量为 1mg/（kg·d），儿童为 1.5～2mg/（kg·d），晨起顿服，连用 6～8 周，部分患者可用药至 12 周。

同时她认为，激素为阳刚之品，其性辛燥，久服必定助阳生热，耗津伤阴，而致肝肾阴虚、阴虚阳亢、阴虚火旺证。故在足量阶段，当采用滋补肝肾、平肝潜阳、滋阴降火法，以减轻本阶段激素的不良反应（用药详见前面"辨证论治"之"非水肿期"部分）。

4. 激素减量阶段

大剂量激素治疗后，常以每周原剂量 10% 的速度递减，成人减量一般为 5mg/w。成人递减至 0.5～0.75mg/（kg·d），小儿 0.75～1.0mg/（kg·d）时，需改为每 2 周递减 5mg、2.5mg，至小剂量维持。周师认为，此时虽为激素减量阶段，阴虚火旺证亦逐渐减轻，但由于"壮火食气"，导致人体气阴耗损严重，故患者可出现不同程度的激素撤减综合征，多表现为气阴两虚证。

同时她强调，本阶段重在益气养阴，既可拮抗外源性激素的反馈抑制，防止疾病的反跳或复发，又可增加激素敏感性，以巩固前期疗效（用药详见前面"辨证论治"之"非水肿期"部分）。

5. 激素维持治疗阶段

至激素维持阶段，即成人 0.25mg/（kg·d），儿童 0.4～0.5mg/

（kg·d）时，以每月 2.5mg 的速度递减，至减完。此时激素用量已近似人体生理剂量，副作用较少，但由于前期大剂量外源性激素的摄入，通过负反馈，抑制了下丘脑－垂体－肾上腺皮质轴，使内源性激素分泌减少。故在外源性激素撤减时，内源性激素出现进行性分泌不足，故而病情易在此阶段出现反跳或复发，临床常表现为脾肾阳虚证。

周师主张，此期需加菟丝子、淫羊藿、肉苁蓉、巴戟天等以平补肾阳，合枸杞子、制何首乌、炒杜仲、炒川续断等补益肾元之药，以兴奋垂体－肾上腺系统，继而恢复内源性激素的分泌。同时她主张，此时一般慎用大辛、大热之品，如附子、肉桂等，以防大热大燥之剂损耗刚恢复的肾阴。本阶段治疗重在温肾健脾，既调节机体免疫，又能为激素撤退保驾护航，减少疾病复发。

（二）脾肾为本，扶脾益肾

如前所述，周师认为，本病的主要病机为本虚标实，本虚以脾肾两虚为主。故脾肾不足为本病之枢纽，补脾益肾当贯穿本病全程。

同时，脾胃功能失调为慢性肾脏病的重要病机，而脾失健运则是肾病型水肿的关键环节。故临证常运用益气健脾、理气化湿法，芳香醒脾、利湿泄浊法，辛开苦降、寒热同用法，脾胃分治、顺调中焦法，健脾固卫、以防外邪法，扶脾以益肾。

另外，她强调，临证若以脾虚为主而肾虚不显，或脾肾两虚而脾虚湿滞为重者，当先从"脾"论治，待前证缓解后，再予标本同治。

（三）风湿扰肾，贯穿全程

周师根据王师经验指出，所有的肾病综合征患者均表现为大量蛋白尿，故风湿内扰证是本病的中医辨证基础，结合临床表现和病理变化，有伴气虚证、阴虚证、气阴两虚证、湿热证、瘀血证的不同。她认为，上述各证型并非分立而存，而是在本病发展过程中常互相夹杂，如脾肾气虚兼风湿夹瘀。近几年来，该理论已经得到越来越多的国内肾病同行的认可。

肾病风湿内扰证之发生，其病因缘于风湿之邪侵扰肾脏。而风湿之来源则有内、外两途：由外而来者，外感之风、湿、热邪，侵袭皮肤、肺、肠道等部位，热邪易去，而风、湿余邪则缠绵不去，从而乘虚内扰于肾；由内而生者，多因脾、肾、肝等脏腑功能失调，内生风、湿之邪，相合而侵扰于肾，导致发病。

（四）湿瘀为标，清利活血

周师强调，水湿、瘀血既是本病的病理产物，同时也是加重本病的致病因素。现代医学研究也证实，本病多伴高凝状态，部分患者可合并血栓形成。因此周师强调，本病的各个阶段均应酌情使用活血化瘀法，常将该法根据不同特点分类使用。

（1）滋阴活血：因肾病综合征患者常需服用类似于中药"纯阳"之品的糖皮质激素，极易耗伤津液，致血液浓聚，聚而成瘀，故周师常仿杨少山先生之经验，用该法治疗阴虚血瘀证，多选用生地黄、北沙参、麦冬、枸杞子、生白芍，结合当归、赤芍、丹参等，以期"补而不留瘀，祛瘀而不伤正"。

（2）破血逐瘀：由于本病患者常伴大量蛋白尿，部分患者出现肾功能损害；其主要病机为肾络阻塞形成"微型癥瘕"，故周师此时多主张遵循张锡纯"理冲汤"之旨，在扶正基础上，合用三棱、莪术等破血逐瘀药，以改善肾络阻塞。

（3）搜剔通络：肾络隐曲处如有郁滞之邪气，则非一般草木类药物所能祛除。对于顽固性蛋白尿，且病深入络者，周师嘱可酌情选用如僵蚕、蝉蜕、地龙等虫类药物以搜风通络。

（五）因人制宜，病证结合

1. 儿童肾病综合征

业已证实，微小病变型肾病是儿童肾病综合征最常见的病理类型，占儿童原发性肾病综合征病理类型的80%左右。这种疾病多对激素敏感，但在激素撤减过程中易出现"反跳"现象，临床上以激素依赖型最为难治。

"小儿肝常有余，脾常不足，心常有余，肺常不足，肾常虚"的描述，是中医对小儿五脏特点的高度概括。而周师强调，小儿五脏特点是其发生肾病综合征的基础。她认为：①小儿肺常不足，易感风邪。风邪入肾络，导致肾络动而生"肾风病"。治宜祛风散邪、补脾益肺为主。②小儿脾常不足，湿随风入，随经入腑，引动内湿，或脾气不足，内生风湿、水湿、湿热，则加重病情进展。治宜健脾利湿，佐以活血法。③肺、脾、肾虚，致肾络闭阻不通，治宜消癥通络，扶正固本。

综上所述，周师常分阶段单用或合用上述三种治法，以助患儿顺利撤减激素，减少本病复发。

2. 女性肾病综合征

近年来，国内外多项研究发现，女性慢性肾脏病患者的发病率高于男性。这提示慢性肾脏病的发生和发展存在性别差异。中医认为，女子以血为本，不仅女子特殊的经、孕、产、乳与血直接相关，且女性患者癥瘕的形成亦与血病直接相关。

故周师强调，临证诊治女性肾病综合征患者时，尤应注重养护女子后天之血，以资先天之血，同时更应处理好补虚与泻实的关系，以期补益气血而不壅塞气机、祛邪而不损耗气血。同时，对于育龄期且有生育要求的肾病综合征患者，尤应注意妊娠问题。一般在本病发病期不考虑妊娠，待病情缓解并稳定后，再根据其病理类型和用药情况，在分析其妊娠风险后再权衡考虑。周师认为，女性肾病综合征患者即使妊娠，亦需维持中医药治疗，治法多以健脾益肾安胎为主。

3. 老年肾病综合征

周师指出，老年肾病综合征患者的临床症状常不典型，且疾病谱与年轻患者不同，其继发性肾病综合征发病率较高，尤以糖尿病肾脏病、肾淀粉样变性病最为多见。同时，老年肾病综合征患者的感染、血栓、急性肾损伤等并发症的发病率较高。如使用激素，可导致血压升高、糖代谢紊乱，而高血压和糖尿病又是老年人的常见疾病，经常相互影响。

另外，使用大剂量激素、细胞毒性药物，可导致老年患者的免疫力进一步下降，更易于并发各种感染，甚至危及生命。故周师认为，激素、细胞毒性药物的应用需根据老年患者具体病情而考虑，要全面权衡利弊。她对高龄老年患者则主张不宜使用激素和细胞毒性药物，应以中医药治疗为主。该观点与陈以平教授的相似。

周师认为，老年肾病综合征的中医病机仍为本虚标实，常因虚实夹杂而致病情缠绵难愈。又因老年患者的脏腑功能多已减退，具有对药物敏感性差和耐受性差的双重特点，所以她临证主张需详察病情，采用病证结合的方式治疗。

另外，她指出，因继发性老年肾病综合征较多，故本病病因、病机复杂，且患者多因服用糖皮质激素、免疫抑制剂等原因，导致临床不同阶段均可出现正虚邪实、虚实交互错杂的证候。因此她强调，针对老年肾病综合征患者，在辨证论治过程中需要首先明辨疾病的标本、主次、轻重、缓急、本末，抓住当前阶段的主要矛盾，这一点十分重要。

第四节　慢性肾衰竭

慢性肾衰竭是多种原发和继发性肾脏疾病进展的共同结局，是以肾单位进行性受损，从而逐渐出现肾功能减退，直至衰竭为特征的一组临床综合征。

由于慢性肾衰竭的概念及疾病分类不利于肾病的早期诊断及治疗，容易错过最佳治疗时机，因此 2001 年美国肾脏病基金会的"肾脏病生存质量指导"（K/DOQI）提出，应以慢性肾脏病（CKD）概念替代慢性肾衰竭。

CKD 是指肾脏损害和（或）肾小球滤过率下降 < 60mL/min，持续 3 个月或以上。肾脏损害是指肾脏结构或功能异常，包括肾脏病理形态学异常，血、尿成分异常，以及肾脏影像学异常等。

关于 CKD 的分期，目前国际上通用的是美国 K/DOQI 专家组提出的标准，按照对 GFR 的评估结果，将 CKD 分为 5 期：第 1 期 GFR $\geqslant$ 90mL/min/1.73m^2；第 2 期 GFR 60 ～ 89mL/min/1.73m^2，肾功能

轻度异常，可认为是慢性肾衰竭的早期；第 3 期为肾功能中度异常，对应的 GFR 30～59mL/min/1.73m^2，可认为是慢性肾衰竭中期；第 4 期肾功能重度下降，GFR 已经低至 15～29mL/min/1.73m^2，第 5 期 GFR 下降至 0～14mL/min/1.73m^2，这两期均已属慢性肾功能衰竭晚期，其中第 5 期为尿毒症期，需要考虑行肾脏替代治疗。

根据 2012 年流行病学数据显示，我国 CKD 的总患病率为 10.8%，相当于我国成年人群中有 1.2 亿 CKD 患者，而 CKD3～5 期的总患病率为 1.73%。在我国，目前导致 CKD 的首要原因仍为慢性肾小球肾炎，而糖尿病肾病及高血压肾损害也占有较高的比重，且呈现逐年增加的趋势。

从患者出现肾损害至肾功能衰竭晚期，常常是一个时间跨度较长的疾病进展过程。患者可表现为腰酸、乏力、浮肿、少尿或无尿、恶心、呕吐、胸闷气急等，也有部分患者无明显不适，仅仅表现尿检异常，或血肌酐升高等。本病可分属中医的"虚劳""肾劳""腰痛""水肿""溺毒""癃闭""关格"等疾病范畴。

一、病因病机

慢性肾衰竭由多种肾病进展而来，患者往往存在肾病宿疾，其脾肾之气已虚，而风湿、水湿、湿热、瘀血、浊毒等病邪蓄积，正虚邪实，病情逐渐向前发展，肾功能日益减退。而感受外邪、饮食不节、劳倦过度、情志太过及药毒损伤等因素，会导致疾病加速进展。

（一）常见病因

1. 肾病日久

患者罹患水肿、腰痛、淋证、尿血等多种疾病日久，导致肾气逐渐衰惫，气化失司，水湿浊毒内停，而致"癃闭""溺毒""关格"之变。

2. 感受外邪

患者正气亏虚，卫外不固，易受邪侵。风邪袭肺，可由肺及肾，如风水之变；风热之邪，亦可由咽喉，循少阴经脉入肾；寒邪伤人，可从太阳膀胱经而入肾；外风侵袭，可与内湿相合，而为风湿，内扰于肾；寒湿郁阳化热，可成湿热之变……如此种种，不一而足，因感受外邪的不同和患者体质的差异，其病变有不同的变化。而外邪的侵袭，总是助邪而伤正，常常导致脾肾气化功能的衰败和病情的恶化。

3. 饮食不节

饮食不节，寒凉过度，损伤肾阳；过咸伤肾，过甘伤脾；过食水果、牛奶，过量饮酒等，导致脾困而湿邪内生，如顾松园《医镜》所指出的"饮食之湿，酒水、瓜果、乳酪是也"；过食肥甘厚味，营养过剩，浊毒内停，亦可下流伤肾。上述诸多因素均可损伤脾肾，从而导致慢性肾病的加重。

4. 劳倦过度

房劳伤肾，房事不节，久必肾亏；而劳役伤脾，如李东垣《内外伤辨惑论》所言："劳役过度，则损耗元气。"脾肾亏虚，则气化失司，水湿浊毒停蓄，病情进一步加重。

5. 情志不调

慢性肾病患者，久病不愈，常常有情志失调，出现焦虑、抑郁、恐惧等，导致精神不振、胃纳不佳、睡眠障碍等问题。这些问题又进一步引起心肝脾肾等脏腑功能失调，导致病情恶化。

6. 药毒伤肾

除了众所周知的氨基糖苷类抗生素、非甾体消炎药等西药容易导致肾损害外，近年发现，多种含马兜铃酸的中药亦可以导致肾损害，应引起重视。

（二）基本病机

患者之慢性肾衰竭，由慢性肾病逐渐发展而来。肾病日久，患者脾肾已虚。脾虚不能健运，则水谷不能化成精微，气血生化乏源，五脏皆失去其滋养。土不生金，肺卫之气益虚，卫外不固，则体虚易感。不得后天水谷之滋养，则肾气益亏，肾虚不能藏精而正气日衰，水不能化而水湿弥漫，湿邪郁阳可变为湿热。病久则由气及血，肾络瘀痹。及至晚期，脾肾衰败，水湿酿成浊毒，而肾失泄浊之功，湿浊溺毒等弥漫三焦，二便不通，浊毒上逆，恶心呕吐，遂成关格危证，"正气不得升降，所以关应下而小便闭，格应上而呕吐"。肝肾精血亏虚，水不涵木，则肝风内动，可见头晕头痛，甚者痉厥抽搐；水气凌心射肺，可见心悸喘憋。

慢性肾衰竭的基本病机总属本虚标实，本虚常以脾肾亏虚为主。早中期患者以脾肾气虚为本（少数可以表现为肝肾阴虚），并且常常夹杂多个标证，或为风湿，或水湿，或水饮，或寒湿，或湿热，或湿浊，或痰浊，或血瘀，或肝阳上亢等。

随着病程进展，病邪逐渐深入，脾肾亏虚逐渐加重，气血津液运行失常，痰饮、水湿、滞气、瘀血等进一步停蓄，导致病情进一步发展。

慢性肾衰竭晚期患者，正气方面，由脾肾气虚逐渐发展为阴阳皆虚，脾肾衰败，根本动摇。邪气方面，浊毒弥漫三焦，溺毒入血，波及他脏，变证蜂起，如心悸，喘憋，头晕，头痛，抽搐，甚者出现昏迷，等等。

二、辨证论治

慢性肾衰竭的基本病机属于本虚标实，本虚常以脾肾亏虚为主，标实则常见水湿、湿热、痰饮、瘀血、浊毒、肝风、溺毒等。故临床辨证论治以本虚为纲，标实为目，依据每一位患者的标本虚实情况而分型论证。

1. 脾肾气虚

【症状】倦怠乏力，气短懒言，腰膝酸软，食少纳呆，脘腹胀满，大便不实，夜尿频多，口淡不渴，舌淡有齿痕，脉弱。

【治则】益气健脾补肾。

【方药】四君子汤合水陆二仙丹加减。常用药物：党参、黄芪、炒白术、茯苓、山药、桑寄生、杜仲、菟丝子、金樱子、芡实、佛手等。

【方解】方中党参、黄芪、炒白术、茯苓、山药等益气健脾，桑寄生、杜仲、菟丝子、金樱子、芡实等补肾固肾，佛手行气和胃，流动气机，防诸补药之滞腻碍胃。

【加减】如脾虚湿滞，大便溏泄者，加炒苍术、炒白扁豆，加强健脾除湿之力；若脘腹胀满，呕恶，纳呆食少明显者，加陈皮、姜半夏、姜竹茹等，行气消胀，和胃止呕；若脾虚气陷，头晕目眩，气短乏力明显，脘腹坠胀，便意频频，食后尤甚，或久泻脱肛，尿多白浊等，当在重用党参、黄芪益气基础上，加用升麻、柴胡等升发清阳；若脾虚气陷，兼湿热内蕴者，可以升阳益胃汤加补肾之品；若脾肾亏虚，水湿不化，水肿明显者，加泽泻、车前子利水消肿；如肾虚腰痛明显，可再加续断、狗脊、牛膝等，加强补肾壮腰之力；肾虚而固肾失司者，可酌加覆盆子，加强补肾固摄之力；湿浊明显者，尚可加用土茯苓、六月雪等，加强泄浊排毒之力。

2. **气阴两虚**

【症状】倦怠乏力，腰膝酸软，口干咽燥，五心烦热，或大便偏干，或小便偏黄，舌淡，苔少而干，脉沉细。

【治则】益气养阴，健脾补肾。

【方药】参芪地黄汤加减。常用药物：党参、黄芪、炒白术、生地黄、山茱萸、山药、牡丹皮、女贞子、墨旱莲、金樱子、芡实等。

【方解】方中党参、黄芪、炒白术、山药等益气健脾，生地黄、山茱萸、山药、女贞子、墨旱莲等滋阴补肾，牡丹皮清虚热，金樱子、芡实固摄肾气。

【加减】若阴虚明显，口燥咽干较甚，易于"上火"者，将党参改为太子参，加知母以滋阴清热；气阴亏虚，心慌气短者，加麦冬、五味子，合为生脉饮；阴虚内热，烦躁不寐者，可加百合、知母、酸枣仁等，养阴清热安神；若阴虚便燥，加火麻仁、玄参、麦冬、制大黄以润燥通便。

3. **脾肾阳虚**

【症状】畏寒肢冷，腰膝冷痛，倦怠乏力，气短懒言，食少纳呆，脘腹胀满，大便不实，受凉易腹泻，或五更泄泻，小便清长，或伴浮肿，口淡不渴，舌淡胖有齿痕，脉沉弱。

【治则】温补脾肾。

【方药】附子理中汤合肾气丸加减。常用药物：附子、肉桂、干姜、党参、炒白术、茯苓、生地黄、山药、山茱萸、泽泻、牡丹皮、桑寄生、杜仲等。

【方解】方中党参、干姜、炒白术、茯苓、山药等温中散寒、益气健脾，温补中焦脾阳；附子、肉桂、生地黄、山药、山茱萸、牡丹皮、茯苓、泽泻为肾气丸，其中"六味"滋阴，桂、附温阳，共奏温补肾气功用；桑寄生、杜仲加强补肾。全方以温补脾肾为主。

【加减】如倦怠乏力，气短懒言，气虚明显者，加黄芪；畏寒肢冷，腰膝冷痛明显者，加麻黄、细辛，即合用麻黄附子细辛汤，加强温经散寒之功效；阳虚水停，肢体浮肿明显的，再加车前子、牛膝、汉防己等；阳虚水气盛者，可用真武汤或实脾饮加减，温阳利水；五更泄泻者，可合用四神丸。

4. 肝肾阴虚

【症状】腰膝酸软，口干咽燥，五心烦热，或伴头晕头痛，或夜寐不安，大便干，小便黄，舌红苔少，脉沉细。

【治则】滋补肝肾。

【方药】杞菊地黄汤合二至丸加减。常用药物：生地黄、山茱萸、山药、枸杞子、女贞子、墨旱莲、牡丹皮、菊花、茯苓、泽泻等。

【方解】生地黄、山茱萸、山药、枸杞子、女贞子、墨旱莲等滋补肝肾之阴，茯苓、泽泻利湿泄浊，牡丹皮清虚热，菊花清热平肝。

【加减】若阴虚阳亢，风阳上扰，头晕头痛，耳鸣目眩，伴血压升高者，可加石决明、钩藤、夏枯草等平肝潜阳；若肝火内郁，胁痛口苦者，加炒川楝子、焦栀子清肝泄热；阴虚阳亢，寐浅梦多者，可加白芍、酸枣仁、生牡蛎等，滋阴潜阳以安神；若阴虚明显，口干便燥者，加大剂量玄参、麦冬、火麻仁以滋阴润燥通便。

5. 阴阳两虚

【症状】精神不振，全身乏力，畏寒肢冷，腰膝酸软，口干咽燥，五心烦热，或夜尿清长，或大便干结，舌淡有齿痕，脉沉细。

【治则】滋阴补阳。

【方药】地黄饮子加减。常用药物：生地黄、山茱萸、山药、石斛、麦冬、五味子、茯苓、肉桂、附子、巴戟天、肉苁蓉、党参等。

【方解】生地黄、山茱萸、山药、石斛、麦冬、五味子等滋补肾阴，肉桂、附子、巴戟天、肉苁蓉温补肾阳，党参益气，茯苓利湿泄浊。

【加减】若全身乏力，气虚明显者，可加用黄芪以加强补气之力；肾虚腰痛明显者，酌加杜仲、牛膝补肾壮腰；水湿内停，肢体浮肿明显者，加泽泻、车前子；湿浊内蕴，恶心呕吐，纳差腹胀者，可先予黄连温胆汤，化湿和胃降浊。

6. 湿浊中阻

【症状】恶心呕吐，纳呆食少，口中黏腻，或伴脘腹胀满，身重困倦，口干口苦，舌苔黄腻或白腻。

【治则】化湿泄浊，和胃降逆。

【方药】黄连温胆汤加减。常用药物：黄连、姜半夏、陈皮、茯苓、枳实、姜竹茹、厚朴、土茯苓等。

【方解】姜半夏、厚朴、陈皮、茯苓、枳实、姜竹茹除湿化痰，和胃降逆；黄连清中焦湿热，且降逆和胃；土茯苓泄利湿浊毒邪。全方以化湿泄浊、和胃降逆为主。

【加减】若湿热中阻，脘腹痞满为主者，以半夏泻心汤加减，用姜半夏、干姜、黄连、黄芩、炒枳实、紫苏梗等；湿热弥漫三焦者，可酌情加杏仁、紫苏叶、藿香等开上焦，滑石、薏苡仁等利下焦，或以三仁汤加减。

7. 水气泛溢

【症状】颜面及肢体水肿，或尿少，或伴有胸腔积液、腹水，或恶寒，或汗不易出，或心悸，或喘憋，舌淡苔滑，脉弦。

【治则】利水消肿。

【方药】五苓散合五皮饮加减。常用药物：茯苓、猪苓、桂枝、炒白术、泽泻、茯苓皮、陈皮、大腹皮、车前子等。

【方解】茯苓、猪苓、泽泻、车前子淡渗利湿，利水消肿；桂枝温阳化气利水；炒白术、茯苓健脾化湿利水；茯苓皮、陈皮、大腹皮等"以皮走皮"，行气消胀，利水消肿，善于行皮肤中水湿。

【加减】脾肾阳虚者，可合实脾饮，加强温脾利水之功；若肾阳虚衰，水气泛溢者，可合用真武汤，加强温肾利水之力；气虚不运，风水（湿）停滞于表者，可合用防己黄芪汤，益气扶正，托透风湿外出；头面浮肿为主，属风寒闭表者，可加麻黄、浮萍、紫苏叶等，疏风散寒，解表利水；血瘀导致水肿者，加益母草、泽兰等活血利水消肿；水气凌心射肺，出现胸闷、心悸、喘憋等症者，可加用葶苈大枣泻肺汤，甚者可用十枣汤。

8. 肾络瘀阻

【症状】腰部刺痛，固定不移，肉眼血尿或镜下血尿，面色黧黑或晦黯，肌肤甲错，或顽固性水肿，或妇女经闭，或肢体麻木，舌质黯，有瘀点、瘀斑，脉涩。肾病理检查显示细胞外基质积聚，肾小球与包氏囊粘连，肾小球局灶节段性硬化，毛细血管塌陷，纤维性新月体形成，肾间质纤维化等。

【治则】行瘀通络。

【方药】桃核承气汤合桃红四物汤加减。常用药物：桃仁、红花、桂枝、制大黄、赤芍、牡丹皮、生地黄、当归、川牛膝、益母草、广地龙等。

【方解】桃仁、红花、赤芍、牡丹皮、当归、生地黄养血和血，活血化瘀；桂枝温经通络；制大黄、川牛膝、益母草、广地龙引药下行，逐瘀通络。

【加减】兼气虚明显者，可加黄芪、党参等加强补气作用，或以补阳还五汤加减；兼气郁明显，而有血瘀者，可合用四逆散加香附、小茴香等加强行气之力，或以血府逐瘀汤加减；兼水湿内停明显者，可合用当归芍药散加减；肾络瘀阻甚者，可酌加水蛭、土鳖虫等虫类搜剔之品，逐瘀通络。

9. 肝风内动

【症状】头晕不适，伴血压升高，严重者出现头痛、恶心呕吐，甚者出现痉厥抽搐，血压可高达 220/120mmHg 以上，或伴耳鸣、面部烘热、面色潮红、目胀目涩，五心烦热，急躁易怒，失眠多梦，腰酸膝软，足跟痛，大便干，小便黄，舌红苔少，脉弦。

【治则】平肝息风。

【方药】天麻钩藤饮合镇肝熄风汤加减。常用药物：天麻、钩藤、石决明、牛膝、炒白芍、玄参、龟甲、代赭石、生龙骨、生牡蛎、炒川楝子等。

【方解】炒白芍、玄参、龟甲等滋阴，天麻、钩藤、石决明、代赭石、生龙骨、生牡蛎等平肝潜阳息风，炒川楝子清肝泄热，牛膝引气血下行。

【加减】兼阴虚明显，口干眼干，舌红苔少，脉细者，可加生地黄、枸杞子、天冬等，加强滋阴之力；阴虚风动，头晕目眩，口干，耳鸣者，加大量乌梅，以敛肝息风；肝火明显，面红目赤，急躁易怒者，加焦栀子、黄芩、菊花，加强清泄肝火之力；肾虚明显，腰膝酸软，足跟痛者，加桑寄生、杜仲、鹿衔草等补肾壮腰。

三、诊治心得

1. 病程较长，分期论治

慢性肾衰竭是一个时间跨度比较长的疾病演变过程，在不同的阶段，其临床表现差别较大，应当分期论治。

对于慢性肾衰竭，周师一般根据 CKD 分期标准和临床特点，分为早、中、晚三期进行论治。早期为 CKD2 期，相当于既往的肾功能代偿期；中期为 CKD3 期，相当于肾功能失代偿期；晚期为 CKD4～5 期，相当于既往的肾衰竭期和尿毒症期。

一般来说，慢性肾衰竭早、中期的患者，临床上常常表现为神情疲惫，面色少华，腰酸腰痛，倦怠乏力，不耐劳作，或伴纳差，或恶心，或尿中泡沫增多，或夜尿频多，或头晕头胀，或夜寐不安，舌质或淡嫩或偏红或偏黯，苔白腻或黄腻，脉沉细或细弦或细涩等。测量血压常常偏高。化验肾功能显示血肌酐、尿素氮、尿酸或血脂等偏高。尿检可有蛋白和红细胞。少数早期肾衰竭的患者尚有条件行肾脏病理检查，其结果常以慢性病变为主，如肾小球球性硬化以及局灶节段性硬化，个别肾小球有代偿性增大，细胞外基质积聚，肾小球与包氏囊粘连，肾小管多灶性萎缩，肾间质纤维化等。在此基础上，部分患者可伴有一些活动性病变，如伴有细胞增殖及间质炎性细胞浸润，或细胞性新月体，足突融合等。

对于慢性肾衰竭早、中期患者，周师在综合上述宏观和微观两个方面资料的基础上，提出患者以脾肾气虚为本（少数以可表现为肝肾阴虚），并且常常夹杂一个或多个标证，或为风湿证，或湿热证，或寒湿证，或湿浊证，或血瘀证，或肝阳上亢证等。临床常以健脾益肾、祛风湿法进行治疗，药用生黄芪、炒党参、金樱子、芡实、桑寄生、盐杜仲、炒白术、佛手、汉防己、积雪草、赤芍、白芍等。

随着病程进展，病邪逐渐深入，正气日益衰败，由脾肾气虚逐渐发展为脾肾阳虚，甚至阴阳俱虚，根本动摇。邪气方面，湿浊酿毒，弥漫三焦，溺毒入血，病深不解。湿浊阻滞中焦者，可予黄连温胆汤加减治疗；肾阳虚衰，浊毒弥漫者，可予温脾汤加减治疗，以温阳泄浊。

在疾病过程中，早期往往是他脏及肾：由表入里，由腑及脏，由上、中焦到下焦。例如，由太阳传少阴，或循少阴经入脏，或由三焦及肾，或由肺病及肾，或脾病及肾，辨证之要在于"见病知源"，针对其源头进行治疗。后期往往以脾肾为核心，影响他脏，出现一系列并发症，如水气凌心射肺，以及出现肝风内扰等。在主要针对脾肾进行治疗的同时，应注意一系列并发症的处理。

2. 明辨标本，脾肾为本

慢性肾衰竭的病机，总属正虚邪实。正虚为本，邪实为标，而正虚又以脾肾亏虚为核心。患者脾肾亏虚，气血津液代谢障碍，产生湿痰水饮及瘀血等病理产物，而这些病理产物作为继发的病理因素，又导致疾病进一步向前发展。所以，治疗这一部分患者，如果不恢复脾肾功能，仅仅是针对湿痰水饮和瘀血等进行治疗，实属舍本逐末。

可以说，脾虚为慢性肾衰竭患者最为常见的一个中心证候，故益气健脾实为慢性肾衰竭的一个关键治法。周师在临床上常用黄芪、党参、太子参、苍术、白术、茯苓、薏苡仁、怀山药等补气健脾，而必佐以佛手、陈皮、广木香、川厚朴花中的一二味理气和胃，以脾胃同治。

此外，益气健脾法的治疗尚与慢性肾衰竭多个兼证的治疗密切相关。如慢性肾功能不全早期，常合并风湿、寒湿、湿热、湿浊等证。诸证中湿邪之滋生，多因于脾虚，而湿邪又足以困脾碍胃。如此恶性循环，病势日重，缠绵难愈。故于健脾和胃的同时，周师主张予燥湿、化湿、利湿、祛风除湿等法，标本兼顾。周师临床常用苍术、薏苡仁、茯苓、川厚朴花等化湿和胃，白花蛇舌草、土茯苓、萆薢、车前草等清热利湿（浊），半夏、竹茹、制大黄等化湿泄浊。

另外，慢性肾衰竭患者，久病体虚，卫外不固，易于反复感冒，从而导致肾病复发。究其原因，实因中气亏虚所致。卫气充养于中焦，脾胃强者卫气始固，且土能生金，脾胃之气足，肺卫始能固，此一定之理。《金匮要略》曰"四季脾旺不受邪"，说明脾胃功能强健，人的抵抗力就强，卫外功能就强健。玉屏风散用白术健脾以帮助防外感，就是这个道理。所以健脾补中也是预防慢性肾衰竭患者罹患感冒、防止肾病复发的一个重要方法。

慢性肾衰竭患者，总以肾虚为基础，若无肾虚，则内外之邪不易内陷入肾。故补肾为慢性肾病的基础治疗方法。周师认为古人积累了丰富的补肾经验可供我们参考。如《黄帝内经》提出"虚则补之"，"劳则温之"，"精不足者，补之以味"等治则，以及《难经》提出"损其肾者，益其精"等治则，对于肾衰竭之肾虚证的治疗有重要的指导

慢性肾衰竭早期患者的肾虚证，多表现为肾气虚
其肾气虚者，精微漏出日久，亦必导致气阴两虚
衰竭早期，补肾应当气阴双补。临床上周师常
黄芪、党参（或太子参）、生地黄、枸杞子
等。上述药物多性味平和，宜于久服。肾虚
师常合用水陆二仙丹如金樱子、芡实、
者，酌加淫羊藿、杜仲、菟丝子、巴戟天

虚而寒甚者，临时加用附子、肉桂等温散寒邪。

3. 用药平和，顾护胃气

慢性肾衰竭患者，往往病程较长，病情缠绵难愈。在长期的治疗过程中，周师认为，顾护胃气是一个非常重要的方面，一定要予以充分的重视。

首先，慢性肾病患者，病程较长，多为虚实夹杂。其虚多为脾肾亏虚，临床上常表现为神疲乏力、面色萎黄、脘腹胀闷、纳差便溏、舌淡脉缓等脾胃亏虚证候。脾胃亏虚是慢性肾衰竭患者最为常见的一个证候。若医者不察，滥用苦寒碍胃之品，克伐胃气，难求其效。周师在临床上常用党参、黄芪、白术、茯苓、怀山药等补气健脾之品，而必佐以陈皮、佛手、广木香、川厚朴花中一二味理气和胃，用药讲究轻灵，使气机流动。

在应用滋阴补肾药物时，周师常用生地黄、枸杞子、女贞子等，而熟地黄、黄精等滋腻碍胃之品，则轻易不用。

慢性肾衰竭晚期患者，常常兼有浊毒内留。而在泄浊排毒方面，大黄为要药。现代医学已经有许多研究证实，大黄能有效地防止慢性肾功能衰竭的进展，改善尿毒症的症状，还具有调整脂质代谢，改善患者营养状况和生活质量的作用等。

但周师认为，对晚期肾病患者，大黄的应用应当慎重，不能不加以辨证而盲目使用。因为此类患者往往脾肾亏虚，正气不足，本虚标实，正虚而邪陷为其整体的病机趋势。而大黄为苦寒攻逐之品，碍胃伤正，与整体病机并不相符。所以周师主张在应用大黄泄浊排毒的同时，首先应配伍温肾护脾之品，如温脾汤中大黄与附子、干姜的配伍，为临床的经典配伍，值得学习和借鉴。其次，还要注意须用制大黄，用量宜小，常用 3～5 克即可，疗程不可太长，可以间歇使用，否则有导致结肠黑变病的风险。

4. 活血通络，贯穿始终

慢性肾衰竭患者常常病程已久，病情已经不局限于气分，而是由气入络，肾络瘀痹。所以，血瘀证是慢性肾衰竭患者极为常见的兼夹证，而活血通络治法，常常贯穿于整个慢性肾衰竭的治疗过程中。

对于慢性肾衰竭患者之血瘀证的治疗，周师认为，应该根据其血络瘀痹程度的不同而分层次用药。早期患者，其血瘀程度相对较轻，选用一般活血化瘀药即可，如丹参、当归、赤芍、川芎、红花、三七、泽兰等；有些患者，其瘀痹程度较重，形成肾内微型癥积，需用活血化痰消癥药，具有"坚者削之"之义，常用的药物有积雪草、三棱、莪术、海藻、昆布等。中、晚期患者，其瘀痹程度逐渐加重，在活血消癥基础上，常须加用逐瘀之品，以搜剔死血，攻逐瘀痹，将瘀着之血，逐而散之，常用大黄、桃仁、土鳖虫、水蛭、地龙等药，酌情选用一二味。

由于慢性肾衰竭之血瘀证都伴有脾肾亏虚，所以攻邪时须斟酌其正气虚弱之程度，适当合用补益气血之品，如黄芪、党参、当归等，同时注意顾护脾胃。

5. 重视守方，积累疗效

慢性肾衰竭的治疗是一个比较长的过程，短则数月，多则数年，甚至数十年。周师强调，在对疾病的发展进行总体把握的基础上，要做到"有方有守"。在辨证明确后，就要保持战略定力，注意守方，才能取得疗效的积累。如果战略思想不明确，朝令夕改，频频更方，则难以取得理想的效果。

第五节　IgA 肾病

免疫球蛋白 A 肾病（简称 IgA 肾病，IgAN）是世界范围内最常见的原发性肾小球疾病，也是我国最常见的肾小球疾病，占原发性肾小球肾炎的 30% ～ 40%。大约 20% ～ 40% 的 IgA 肾病患者会在诊断后 10 ～ 20 年内进展至终末期肾脏病（ESRD）。

IgA 肾病可表现为各种临床综合征，包括无症状性血尿或蛋白尿、慢性肾小球肾炎、肾病综合征或急进性肾小球肾炎。病理改变包括肾小球系膜细胞及基质增生，轻微病变，局灶节段病变，新月体产生，肾小球硬化等。

确诊 IgA 肾病只能通过肾脏活检，而诊断原发性 IgA 肾病需排除继发性 IgA 肾病。该病的临床表现、病理学改变与预后存在较大的个体差异。

原发性 IgA 肾病的病理机制还未完全明确，但是目前被广泛接受的理论认为，IgA 肾病是由多种机制共同导致的，被称为"多重打击假说"。此假说有 4 个环节：①异常糖基化 IgA1，进而生成半乳糖缺陷 IgA1（Gd-IgA1）；②被循环系统中抗聚糖的自身抗体识别；③导致肾炎的免疫复合物沉积在系膜区；④激活系膜细胞。最近的研究表明，黏膜和补体免疫系统也在 IgA 肾病发病过程中发挥重要作用。

修订后的牛津组织学分型 MEST-C 分类法已经得到广泛验证，其评分与预后存在相关性。蛋白尿是 IgA 肾病进展的主要危险因素。蛋白尿持续超过 1g/d 与肾功能下降风险显著相关，而蛋白尿减少（理想情况是低于 1g/d），与良好结局相关。

综合支持治疗对于现阶段的 IgA 肾病患者十分重要。具体的措施包括控制血压、使用肾素血管紧张素系统（RAS）阻断剂、治疗血脂异常（使用他汀类药物）、采用低盐饮食（钠 < 2g/d）、减重、戒烟和避免使用肾毒性药物及非甾体抗炎药。此外，钠 - 葡萄糖协同转运蛋白 2 抑制剂（SGLT-2i）可延缓 IgA 肾病患者肾功能下降，但同时使用 SGLT-2i 与皮质类固醇或其他免疫疗法，需特别关注泌尿生殖系统感染问题。

其他形式的 IgA 肾病，如 IgA 肾病伴微小病变、IgA 肾病伴急性肾损伤、IgA 肾病伴急进性肾小球肾炎，需要立即进行特殊治疗。

接受了至少 3 个月的优化支持疗法，但仍持续出现蛋白尿 > 1g/d 的患者，被认为具有较高的进展风险。皮质类固醇是目前唯一有证据支持其疗效的免疫抑制剂。2020 KDIGO 指南建议，对尿蛋白水平 > 1g/d 并且肾小球滤过率（eGFR） > 50mL/min/1.73 ㎡ 的患者，进行 6 个月的糖皮质激素治疗。在对患者进行免疫抑制治疗前，需对患者进行综合评判，包括疾病表型、对免疫抑制剂毒性的易感性、eGFR 水平，以及是否患有糖尿病、肝硬化、活动性消化溃疡、骨质疏松症或精神疾病等。用药时需密切关注其毒性风险。

此外，现阶段的证据显示，霉酚酸酯、羟氯喹、扁桃体切除术、补体抑制剂、布地奈德直肠给药等治疗手段，对 IgA 肾病有一定疗效，但需要更多的临床试验对其进行验证。

中医学根据 IgA 肾病的临床表现，多诊断为"肾风"。

一、病因病机

（一）常见病因

导致 IgA 肾病的常见发病因素，不外乎先天禀赋不足、后天调理失当。

1. 禀赋不足

IgA 肾病为免疫相关疾病，发病因素有遗传相关性。从中医角度而言，与先天之本肾脏的关系密切。IgA 肾病患者大多先天禀赋不足，素体肾虚。肾脏封藏失司，从而导致精微下泄。

2. 感受外邪

风为阳邪，为百病之长。当善行数变、其性开泄的风邪与黏腻难清的湿邪相合，内扰于肾时，不仅加重"肾失封藏"，使尿泡沫明显增多，加重尿蛋白及尿血，而且还使 IgA 肾病不断进展。在湿邪的慢性化过程中，又增加了风邪的活动性因素。寓风于湿之中，即寓活动性病变于慢性化过程之中。风湿之邪表现隐晦，往往导致病情进展，却使人贻误治疗时机，亟须医患双方提高警惕。

《灵枢·经脉》曰："肾足少阴之脉……其直者，从肾上贯肝膈，入肺中，循喉咙，挟舌本。"风寒、风热、时疫之邪从口鼻客于咽喉，循经下扰于足少阴肾经，IgA 肾病即常因上呼吸道感染而使病情反复或加重。

3. 饮食失节

土为防水之堤，肾为置水之器。脾土健运，则土能制水，不令水泛溢无归。若饮食不节、饮食偏嗜、饥饱失常，可导致脾气亏虚；若过食肥甘，久则湿热中阻，亦会损伤脾胃。如此则后天之气血生化无源，水谷精微升清失常，先天之肾不能得到充养。日久则土不制水，水湿内停，溢于肌肤，则见水肿。

4. 劳倦过度

《素问·灵兰秘典论》云："肾者，作强之官。"平日劳倦过度，肾精耗损，正气不足，津液转输及气化失常，而形成水肿、肾劳。

5. 情志失调

《素问·举痛论》："怒则气上，喜则气缓，悲则气消，恐则气下。"五志过极，情志失调，导致元气受损，气机逆乱，津液代谢失常，从而加重肾脏病情。

6. 药毒伤肾

有一些药毒能特异性攻伐肾脏，对肾脏结构、功能造成一定影响，导致肾气不足，气化失司，开阖失常，水湿内停，从而出现水肿、精微物质下泄、浊毒内停等表现。

（二）基本病机

IgA 肾病的证候演变，有下述规律：风湿之邪干扰肾主封藏、主水、司开阖的职能，导致肾气亏乏（肾风、肾虚）→久病入络，久闭成痹，导致肾络瘀痹及肾内微癥积形成（肾痹）→由体及用，肾气化功能进一步衰减和丧失，积虚而成劳（肾劳）→病情进展，终致溺毒，甚而累及肾外及全身多个脏腑。

IgA 肾病的病位主要在肾，病机特点为本虚标实。周师认为，本虚，在疾病早期，主要指肾气阴亏虚、先天禀赋不足；在疾病后期，可见肝肾阴虚；在疾病终末期，出现溺毒证时，多见脾肾阳虚。标实，在疾病早期，可因风湿之邪内扰，加重肾失封藏，推动疾病进展；在疾病终末期，因湿痰、水饮、浊毒等内停，导致阴阳失衡，危及生命。而瘀血则贯穿疾病始终。

"肾者主蛰，封藏之本，精之处也"，肾气不固，封藏失职，是精微物质从尿中泄漏的重要病理机制。当风湿之邪内扰于肾时，不仅加重"肾失封藏"，而且还导致 IgA 肾病的进展。因此，风湿内扰既是 IgA 肾病的始作俑者，也是本病恶化、进展的重要因素。

肾气阴两虚日久，尤以阴虚偏甚者，可导致水不涵木，肝阴匮乏，肝阳虚亢，肝风内动。肝的"疏泄"与风的"开泄"之性，可进一步加重肾失封藏。

溺毒证是 IgA 肾病各种证候反复发生、逐步进展的最终结果。此时的病机变化往往已由肾体而及肾用，肾的形态固缩，肾的气化功能进一步衰减和丧失，湿浊、痰瘀、溺毒潴留体内，出现各种虚实兼夹、阴阳错乱的复杂现象。

该病病机及演变特点是虚中挟实，多个证候可以单独出现，但多数情况往往呈现二联、三联的复杂证候。对病情而言，联合出现的证候愈多，往往提示治疗难度愈大，如出现虚、瘀、风湿三联征，往往重于虚、瘀或虚、风湿二联征，其预后亦然。

在疾病发展过程中，可以合并风热上扰及下焦湿热等证候，这些合并证候可能会对 IgA 肾病的病情产生一定的影响。但由于它们不是 IgA 肾病本身的表现，故不能因此干扰了对本病的辨证。

二、辨证论治

1. 气阴两虚证

【症状】主症：泡沫尿（尿蛋白伴或不伴镜下红细胞尿）。次症：腰酸、乏力、口干、目涩、手足心热，眼睑或足跗浮肿，夜尿多。舌脉：脉细，或兼微数，舌红，舌体胖，舌边有齿痕，苔薄。

【治则】补益肾气，滋养肾阴（血）。

【方药】黄芪二至丸合四物汤、水陆二仙丹加味。常用药物：生黄芪、女贞子、墨旱莲、当归、杭白芍、干地黄、川芎、怀山药、金樱子、芡实等。

【方解】方中生黄芪益气扶正，女贞子、墨旱莲、当归、杭白芍、干地黄、川芎益肾养阴，山药健脾以生气血，金樱子、芡实补肾固涩。

【加减】咽痛者，加玄参、麦冬、连翘；血尿者，加侧柏叶、白茅根、大小蓟清热凉血止血；气虚乏力者，加黄芪、太子参益气养阴。

2. 脉络瘀阻证

【症状】主症：①血尿（包括镜下红细胞尿），腰部刺痛，或久病（反复迁延不愈，病程在1年以上）；②肾病理检查表现为毛细血管襻闭塞、塌陷、僵硬，毛细血管有微血栓样物质形成，毛细血管扩张与瘀血，肾小血管血栓形成，肾小球缺血样改变，肾小球球囊粘连、疤痕，肾小球硬化，肾小管萎缩，间质纤维化。次症：面色黧黑，肌肤甲错，皮肤赤丝红缕，蟹爪纹络。舌脉：脉涩，或舌有瘀点、瘀斑，或舌下脉络瘀滞。

【治则】活血消癥。

【方药】桃红四物汤合复方积雪草方加减。常用药物：当归、赤芍、川芎、丹参、积雪草、桃仁、红花、三棱、莪术。

【方解】当归、赤芍、川芎、丹参养血活血；桃仁、红花活血通络；三棱、莪术、积雪草消除肾内微癥积。

【加减】水肿较甚，喘满不得卧者，加葶苈子、泽兰行瘀利水泻肺；畏寒肢冷者，加淫羊藿、巴戟天温补肾阳；食少纳呆者，加厚朴花、佛手、炒谷芽、炒麦芽理气开胃。

【中成药】阿魏酸哌嗪片，口服，1日3次，每次3～4片。本药具有保护血管内皮、抗凝、抗血小板聚集、扩张微血管作用，能抑制激素使血小板、Ⅶ因子及Ⅷ因子生成增加的作用，降低纤维蛋白原含量，使缩短的凝血酶原时间延长，抗凝血酶Ⅲ活动度增加。

3. 风湿内扰证

【症状】主症：①泡沫尿（尿蛋白伴或不伴镜下红细胞尿）、尿蛋白定量大于1.0g/d；②祛风胜湿中药治疗有效。次症：①新近加重的困乏、眩晕，时有时无、逐渐加重的水肿；②辅助检查、实验室及肾病理检查：血压、血肌酐、尿蛋白等由原先稳定水平发生变动、升高；肾病理检查出现肾小球系膜细胞或内皮细胞增生、间质炎细胞浸润或节段性毛细血管襻纤维素样坏死、细胞性新月体形成及/或足突广泛融合。舌脉：

脉弦，或弦细，或沉，苔薄腻。

【治则】祛风除湿。

【方药】防己黄芪汤加减。常用药物：黄芪、党参、白术、炒苍术、山药、金樱子、芡实、覆盆子、防己、穿山龙、佛手、桑寄生、杜仲、牛膝等。

【方解】黄芪、党参、苍术、白术、山药益气健脾燥湿，金樱子、芡实、覆盆子固涩精微，牛膝、桑寄生、杜仲补益肾气，防己、穿山龙祛风化湿。

【加减】大便不通，加大黄、桃仁、瓜蒌仁润肠通腑；水肿明显，加大腹皮、茯苓皮、猪苓、泽兰利水消肿；合并下焦湿热，加黄柏、白花蛇舌草、萹蓄、瞿麦清利湿热。

【中成药】雷公藤多苷片（TW）10～20mg/次，1日3次；或火把花根片3～5粒/次，1日3次。用药过程中应注意药物的毒副作用，出现风湿证候改善，尿蛋白转阴或减少，便可停服。雷公藤多苷片是卫矛科植物雷公藤的根经提炼加工而成。根据"风能胜湿"理论，应用于肾炎的治疗。其主要功能是祛风渗湿、活血化瘀。现代药理研究证实，其具有抗炎、免疫抑制等药理作用，主要抑制细胞免疫，能阻止活化T细胞增殖，诱导T细胞凋亡。

4. 肝风证

【症状】主症：头晕，脉弦。血压＞140/90mmHg，不少于2次，非同日在静息状态下测得，伴泡沫尿。次症：急躁易怒，头痛，视物模糊，甚则黑蒙，震颤，搐搦。舌脉：脉弦数或弦细，舌红，苔薄或腻。

【治则】镇肝息风，滋阴潜阳。

【方药】镇肝熄风汤加减。常用药物：牛膝、龙骨、牡蛎、龟甲、杭白芍、玄参、天冬、川楝子等。

【方解】牛膝引气血下行；龙骨、牡蛎、龟甲、白芍镇肝潜阳；玄参、天冬下走肾经，滋阴清热；川楝子清肝热平肝阳。

【加减】肝火上炎，口苦目赤易怒，加夏枯草、牡丹皮清肝泻火；腰膝酸软，耳鸣，加枸杞子、何首乌、桑寄生补益肝肾。

5. 溺毒证

【症状】主症：口气重，呼气时有尿臭。肾功能重度下降（ $GFR \leqslant 29mL/min/1.73m^2$ ）。次症：纳呆、泛恶，面色不华，畏寒怕冷，形神疲惫。舌脉：脉细弱，舌淡，苔腻。

【治则】益肾活血泄浊。

【方药】复方积雪草方（王永钧教授经验方）加减。常用药物：黄芪、当归、川芎、大黄、桃仁、积雪草等。

【方解】黄芪、当归益气养血，川芎活血通络，大黄、桃仁、积雪草泄浊解毒消癥。

【加减】呕吐频频者，加紫苏梗、半夏、竹茹降逆止呕；皮肤瘙痒者，加地肤子、白鲜皮燥湿止痒；水气凌心者，加葶苈子泻肺平喘；小便不通者，加车前子、泽泻利尿通淋。

三、诊治心得

1. 宏观辨证与微观辨证相结合，辨治 IgA 肾病瘀血证

周师认为，IgA 肾病出现瘀血证的传统辨证依据包括面色黧黑、肌肤甲错、舌质黯紫、舌下有血络瘀阻，及血尿、腰痛等。从现代肾病理的微观辨证角度来看，毛细血管受压、微血栓形成、球囊粘连、节段或球性硬化、间质纤维化等，均可算作肾络瘀痹。

对肾络痹阻的治疗，一般在辨证论治基础上，加用调畅血行、通和脉络的活血中药，如当归、丹参、川芎、红花等。对于肾内"微癥积"，则加用消癥泄浊中药，如三棱、莪术、桃仁、积雪草、制大黄等。

2.IgA 肾病后期，注重通畅大便

IgA 肾病后期，脾肾亏虚，浊毒内留，邪壅三焦，脾胃升降失常，或恶心纳差，或大便秘结。周师常嘱慢性肾功能不全（CRF）患者保持大便通畅，以每日两次为佳。

此期的许多患者正气极度虚弱，不耐峻下泻利。大黄为治疗终末期肾病的常用药物，周师使用大黄的技巧是：在使用时配伍温肾护脾之品，如附子、干姜等；选用制大黄，不用生大黄；口服常用量为 3 ～ 6

克；疗程不可太长，可以间歇使用，否则有导致结肠黑变病的可能；采用灌肠等外治法。通过这些方法，增加患者大便便量、便次，缓缓泻之，而非峻猛下利，使邪有出路，从而扶正不留邪，祛邪不伤正。

3. 及时去除外感标证

IgA 肾病过程中，风热上扰或外感湿热、湿热下注是其常见证候。虽然外感邪气非 IgA 肾病的核心病机，但外感疾病的发生与反复会加重患者的病情。因此，周师非常重视去除外感标证。

对于风热上扰，周师通常从肺论治，采用连翘、黄芩、薄荷、牛蒡子清热疏风利咽，野荞麦根、芦根、冬瓜子、薏苡仁清热化痰等手段，去除风热之邪。对于下焦湿热证，她通过采用瞿麦、萹蓄、车前子、黄柏、知母、蒲公英、白花蛇舌草等药物清热利湿、利尿通淋等手段，去除下焦湿热。

4. 重视风湿扰肾的危害性

尿中泡沫明显增多，血中毒素陡然升高，都是 IgA 肾病出现风湿内扰的证据。因此，周师常使用汉防己、徐长卿、豨莶草、鬼箭羽、穿山龙等药物以祛风化湿。

第六节　膜性肾病

膜性肾病（MN）是一种抗足细胞抗体介导的、以肾小球基底膜（GBM）上皮细胞下免疫复合物沉积伴 GBM 增厚为病理特征的自身免疫性肾小球疾病。刘志红院士团队对国家肾脏疾病临床医学研究中心登记系统中 2003 ～ 2014 年 14 岁以上的 40759 例患者的肾活检资料进行了研究，显示 2003 ～ 2006 年（发病率为 9.89%）至 2011 ～ 2014 年（发病率为 18.42%），膜性肾病的发病率几乎翻了一倍，其中 14 ～ 24 岁组增长速度最快。侯凡凡院士团队统计了从 2004 年至 2014 年的 11 年间，中国 282 个城市的 938 家医院中，71151 次肾活检证实的肾小球疾病随时间变化的情况，发现膜性肾病的发病率为 23.4%，11 年间，膜性肾病的发病率每年增加 13%，而其他肾小球疾病的增长则保持稳定。上述两项大样本、多中心的流行病学研究结果表明：膜性肾病已成为位居 IgA 肾病之后，我国第二常见的肾脏病病理类型。

临床上将排除其他因素后，以 GBM 上皮细胞下免疫复合物沉积为主要病理表现的肾病称为特发性膜性肾病（IMN）。但 2020 KDIGO 草案未再提及 IMN 的概念，取而代之的是抗 M 型磷脂酶 A2 受体（PLA2R）相关膜性肾病等概念，并提出对血清抗 PLA2R 抗体阳性者先进行危险度分层，低危患者可暂不进行肾活检，先予支持治疗；高危患者或在随访中重新评估为高危者，建议肾活检；同时认为若临床表现为典型肾病综合征（NS）者，且血清抗 PLA2R 抗体阳性，在排除继发性膜性肾病后，可能暂不需要进行肾活检。

本书为了区别继发性膜性肾病，以下内容仍以 IMN 进行探讨。

现代医学认为，IMN 的发病可能与遗传易感性、免疫功能紊乱、靶抗原暴露、外在因素影响等相关，但其具体机制仍有许多未知之处，比如足细胞损伤修复机制等。新近有学者发现，PLA2R 可能参与足细胞黏附于 GBM 的过程，而血清抗 PLA2R 抗体可能通过与 PLA2R 结合而干预黏附过程，提示血清抗 PLA2R 抗体结合足细胞 PLA2R，可能不只是通过补体激活而导致肾损害。本病约 80% 的患者临床表现为 NS，约 20% 患者属于无症状性蛋白尿的非 NS 范畴。另外，约 30% 的患者有镜下血尿。IMN 合并 NS 患者的肾静脉血栓发生率可高达 50%，其次为下肢静脉血栓和肺栓塞。

2020 KDIGO 草案与 2012 年版 KDIGO 指南不同之处是：（1）2020 KDIGO 草案将 MN 患者分为低、中、高和很高风险人群，低风险人群表现为非肾病型蛋白尿，肾功能稳定，建议可应用血管紧张素转化酶抑制剂或血管紧张素 II 受体阻滞剂类药物；（2）中风险及以上患者，则可进行免疫抑制治疗，在风险评估中强调了血清抗 PLA2R 抗体滴度指导用药的重要性；（3）在免疫抑制剂方面，将利妥昔单抗作为一线治疗用药，对于难治性及复发性 MN 可以联合免疫抑制剂治疗，然而目前该药尚缺乏大样本的临床研究。

尽管现代医学对于IMN有较多的治疗手段，但目前无论是包括利妥昔单抗在内的生物制剂，抑或各种免疫抑制剂，仍面临着患者使用后感染风险增大、复发率高的窘境。

近年来，国内外多项研究发现，中医药在治疗IMN中能发挥重要作用。其中，陈以平教授早年的一项临床研究发现，中医药治疗本病的临床疗效不弱于激素联合环磷酰胺，在改善肾功能和用药安全性方面较后者更有优势。

周师认为，中医古代医籍中并无与IMN确切对应的病名，根据其常见临床症状，可归属"水肿""尿浊"范畴。同时她指出，本病病位在肺、脾、肾，主要与脾、肾相关（参见第三节肾病综合征）。

一、病因病机

（一）常见病因

1. 正气亏虚

周师指出，先天禀赋不足，肺、脾、肾三脏功能失调，乃本病形成之根本。正如《诸病源候论》所说"风水病者，由脾肾气虚弱所为也。肾劳则虚，风气内入，还客于肾，脾虚又不能制水，故水散于皮肤"。《景岳全书》进一步提出"凡水肿等证，乃肺脾肾三脏相干之病。盖水为至阴，故其本在肾；水化于气，故其标肺；水唯畏土，故其制在脾"。

现代医学已证实，IMN的发病具有一定遗传易感性。现代中医则认为，遗传基因主要是来源于父母先天之精，两神相搏，合而成形，构成个体的先天禀赋，虽不能完全决定个体发病与否，但与其他因素共同作用，则可导致发病。周师认为，这种致病禀赋即为"先天不足"，而肾为先天之本，先天不足与肾之虚损相关，可导致其化生的正气亏虚。

2. 感受外邪

周师认为，风邪（包括外感风寒、风热、风湿）在IMN发病和进展中发挥了至关重要的作用。她认为，本病发病隐匿且多反复，尿蛋白和水肿亦反复难消，临床表现符合风邪致病特点。《素问》已提出"肾风"的概念，目前多数学者普遍认为本病属于"肾风"范畴。她根据王师经验，认为风湿内扰证是本病的中医辨证基础，结合临床表现和病理变化，可伴有气虚证、血虚证、阴虚证、阳虚证、气阴两虚证、气血两虚证、阴阳两虚证、湿热证、湿浊证、瘀血证等。

（二）基本病机

1. 脾肾气虚、精微不固为本

周师认为，脾肾气虚是IMN发病的基本病机。

（1）脾主运化，脾虚则运化无由：周师指出，脾主运化水谷精微，为后天之本，气血生化之源。脾虚则精微化生无由，肾精无以为充，卫阳无以为化，营阴无以为继，则变生诸证。脾主运化水湿，在生理情况下，脾为胃行其津液，协同肺、肾、三焦等脏腑，共同完成水液代谢过程。若脾气虚弱，则运化失司，水液内停。

（2）肾主藏精，肾虚则封藏失职：肾为蛰藏之本，封藏气血精微于体内而不致外泄。肾气不足则封藏失职，造成精微外泄，继而出现蛋白尿等症。肾主水，津液在体内运行、输布，有赖于肾气（阳）的温煦与推动。若肾气（阳）不足，则推动无力，继而造成水液潴留。

2. 风湿扰肾、瘀血阻络为标

（1）风湿扰肾：风湿扰肾，痹阻肾络。周师指出，风湿之邪久羁肾络，阻碍肾络间气血流通，可加重肾络瘀阻的程度，在微观上与肾小球免疫复合物沉积、炎症细胞浸润等病理改变相对应。

（2）瘀血阻络：肾络瘀阻，病变迁延。肾络狭小，易滞易瘀。若肾络气虚，推动无力，则血滞为瘀，阻于肾络。周师认为，肾络中风湿与瘀血胶着难消，造成疾病缠绵难愈，与免疫炎症反应的持续存在导致的肾小球硬化和肾间质纤维化程度不断加重相对应，宏观上表现为蛋白尿迁延难愈，且呈进展之势。同时，周师指出，本病的血瘀证常由气（阳）虚和水湿而致。

另外，她强调，现代医学已证实IMN患者易发血栓，而中医在临床上也发现本病患者多有瘀血的表现。因此，在中医辨证论治的基础上，应将活血化瘀法贯穿本病始终。

3. 瘀水互结、湿热内蕴为标

周师认为，本病多病程较长，迁延不愈，脾肾久虚则不能化生宗气。"宗气者，贯心脉而行气血"，宗气不足，无以激发心气以推动血行，血行缓慢而致血液瘀滞。肾主水，肾气不足则水无所主，水湿泛溢肌肤，则可见周身水肿，加之脾气亏虚，水湿不运，停而为水，进一步加重水肿。水为阴邪，其性黏腻，缠绵日久，水邪入络，组织经脉中之血液受阻，涩滞不通，而致瘀血，形成瘀水互结之证。

瘀水既成，又可阻滞经络，壅塞三焦，成为本病新的内在致病因素。另外，由于水湿、瘀邪的存在，日久湿、瘀生热，加之本病患者多长期服用糖皮质激素等纯阳之品，更易生热，热与湿合，而胶结不化，氤氲熏蒸，可使病情缠绵难愈。

湿热与前述瘀水之邪相互搏结，形成水湿、热、瘀互结的局势，三者合而为患，阻于中焦，乱于下焦，甚至出现肾关闭塞，溺毒内聚，中焦气逆，纳呆呕恶之下关上格之危候。

综上所述，水湿、热、瘀不仅是脾肾亏虚导致的病理产物，同时也是 IMN 的主要致病因素，尤其是湿、瘀，贯穿本病始终。

二、辨证论治

1. 脾虚湿热证

本证多见于本病初期，病程较短者。

【症状】下肢浮肿，口干咽燥而不欲饮，胃纳欠佳，口苦，神疲乏力，小便短赤，大便干结，或兼面部痤疮，或兼皮肤湿疹，舌质红，苔薄黄，脉濡或濡数。

【治则】健脾利湿，清热活血。

【方药】参苓白术散加减。常用药：党参、苍术、炒白术、猪苓、茯苓、黄芩、薏苡仁、蒲公英、石韦、杭白芍、益母草、泽兰。

【方解】党参、炒白术、茯苓益气健脾；佐苍术以燥湿，佐薏苡仁、猪苓、石韦以淡渗利湿，佐黄芩、蒲公英以清热利湿；益母草、泽兰活血化瘀利水。

【加减】兼阴虚甚者，去苍术，加南沙参、北沙参、怀山药；湿重于热者，蒲公英、黄芩酌情减量，加姜半夏、陈皮；热重于湿者，去苍术；风湿甚者，加防己、徐长卿；脾虚水湿明显，且热象不显者，去蒲公英、黄芩，酌加小剂量桂枝；泛呕甚者，去猪苓，加姜半夏、黄连。

2. 脾肾气（阳）虚，风湿瘀阻证

本证多见于病程较长者，或服用中、小剂量糖皮质激素和（或）免疫抑制剂者。

【症状】下肢浮肿，腰膝酸冷，畏寒怕冷，面色少华，易感外邪，小便清长，纳差腹胀，大便溏薄，舌质淡，边有齿痕，苔白腻，脉沉细而无力。

【治则】益气健脾温肾，祛风化湿，活血通络。

【方药】补阳还五汤合防己黄芪汤加减。常用药：生黄芪、党参、炒白芍、淫羊藿、茯苓、当归、巴戟天、陈皮、砂仁（阳春砂）、芡实、金樱子、川芎、丹参、红花、积雪草、汉防己、徐长卿、鸡血藤、地龙、佛手片。

【方解】生黄芪、党参配合淫羊藿、巴戟天以温补脾肾；陈皮、砂仁（阳春砂）温中化湿；芡实、金樱子益肾固涩；汉防己、徐长卿祛风除湿；当归、川芎、鸡血藤、红花合丹参、积雪草、地龙以活血化瘀通络。

【加减】气虚阳气不振者，加桂枝、白术；肾阳虚致气化不足者，合真武汤加减；瘀水互结者，合桂枝茯苓丸；气血不足者，加大枣。

3. 气阴两虚，风湿瘀阻证

本证多见于病程较长者，或服用中、小剂量糖皮质激素和（或）免疫抑制剂者。

【症状】面色少华，少气乏力或易患感冒，午后低热或手足心热，口干咽燥而欲饮，或长期咽痛，咽部黯红，劳则肢肿，舌质偏红，少苔，脉细或弱。

【治则】补益脾肾气阴，祛风除湿，化瘀通络。

【方药】参芪地黄汤合二至丸合防己黄芪汤。常用药：生黄芪、党参（或太子参）、生地黄、杭白芍、山茱萸、汉防己、炒白术、怀山药、茯苓、墨旱莲、女贞子、炒杜仲、炒川续断、穿山龙、徐长卿。

【方解】生黄芪、党参、炒白术、茯苓补益脾气；炒杜仲、炒川续断补益肾气；太子参、杭白芍、怀山药补益脾阴为主；生地黄、墨旱莲、女贞子合山茱萸补益肾阴（精）；防己、穿山龙、徐长卿祛风除湿、化瘀通络。

【加减】阴血亏虚甚者，加熟地黄、当归、枸杞子；气虚较阴虚更甚时，可将生黄芪加至90～120g；阴虚较气虚更甚时，可酌情减少生黄芪剂量，将墨旱莲加量，并加石斛；面部、肢体浮肿者，加猪苓、车前子。

4. 肝肾阴虚，湿热留恋证

本证多见于本病病程较长者，或服用足量糖皮质激素者。

【症状】面部和下肢浮肿，腰膝酸软，头晕耳鸣，五心烦热，口干咽燥，夜间尤甚，夜尿频多，小便短涩，大便干结不畅，舌质偏红，苔薄腻或薄黄腻，脉细弦。

【治则】滋补肝肾，兼清热利湿，化瘀通络。

【方药】六味地黄丸合二至丸加减。常用药：生地黄、熟地黄、怀山药、山茱萸、牡丹皮、泽泻、墨旱莲、女贞子、枸杞子、菟丝子、覆盆子、车前子、丹参、赤芍、生白芍、穿山龙、炒杜仲、佛手片。

【方解】生地黄、墨旱莲、女贞子合熟地黄、怀山药、山茱萸、枸杞子以滋补肾阴（精）；菟丝子、覆盆子合前药，取"善补阴者，必于阳中求阴"之义；车前子、泽泻、牡丹皮清利湿热；穿山龙祛风除湿、化瘀通络；生白芍、佛手片养血益阴、理气和胃。

【加减】阴血亏虚者，加当归，改生白芍为炒白芍；肺阴不足者，加南沙参、北沙参、麦冬；湿热并重，热重于湿者，酌加黄柏、蒲公英；手足震颤者，加明天麻、钩藤、炙龟甲、炙鳖甲、石菖蒲；失眠多梦者，加炒酸枣仁、柏子仁；低热者，加青蒿梗、白薇。

三、诊治心得

（一）健脾益肾，敦土制水

周师指出，蛋白质当属中医理论中的"精微物质"，亦为脾胃运化而来，依赖脾之升清转输，调达四布以供养全身。脾失健运，必致蛋白质产生减少而自尿中排出增多，最终导致水肿的发生。

因此，她结合中西医理论，认为 IMN 之肾病水肿，首先应重在强健脾运，以敦土制水，正所谓"脾旺则运化行而清浊分"。她常重用生黄芪大补脾肾之气，用量多在 30～120g，配伍白术、党参（气阴两虚者改用太子参）、茯苓、薏苡仁等益气健脾，配伍白芍、佛手片等疏肝理脾，取"土得木而达之"之意，防止补气太过，滞脾碍胃，同时可促进脾归健运，而使便溏、腹泻等症状得到有效控制，从而减少蛋白质在胃肠道的丢失，体现了"澄源"以"塞流"之义。另外，生黄芪走表，配合防风、炒白术、汉防己等，兼有补气利水之义，不仅可使水肿消退，还可扶助正气，坚固卫表，以期减少患者因频繁感冒而致肾病复发的机会。

同时，因本病患者多长期应用免疫抑制剂等药物，克伐脾胃太过，以致胃气衰惫，而导致纳差、呕恶等症状频发。此时，当选用理气和胃之品，如陈皮、砂仁（阳春砂）等，减少西药对胃肠的影响。

肾为先天之本，周师常以水陆二仙丹固肾涩精，合用熟地黄、山茱萸、菟丝子、杜仲、枸杞子以补肾益精；合用龙骨、牡蛎以增强收涩之功。但周师强调，若邪气偏盛时，应在辨别标本主次的基础上，酌情减少健脾益肾和收涩类药物的用量，以防扶正而留邪。

另外，周师治疗 IMN，在益气之余，亦不忘温阳。因脾肾气虚，日久及阳，而肾阳为一身阳气之根，故须视阳虚之微甚而选用药物。阳虚程度较轻者，可加用菟丝子、淫羊藿、杜仲等温平之剂；若阳虚甚者，可酌情使用附子以峻补阳气，配合他药，以期达到温阳化气利水之效。因附子等过于温燥，药性峻猛，长期大剂量使用易耗气伤阴，宜酌情配伍熟地黄等以养阴血；合生黄芪、太子参，以防"壮火食气"。

（二）祛风通络，顾护阴血

周师认为，IMN病程长，患者多伴有免疫力低下，常因外感、感染等加重病情。中医认为，此属气虚卫外不固导致的风邪内侵。风性开泄，影响肾之封藏，扰动精关，则进一步加重蛋白尿程度。同时，周师指出，IMN患者出现免疫复合物沉积之后，可胶着难解，属中医湿邪为患，而湿性黏滞，而致病程缠绵。她认为，综上所述，风湿之邪胶结扰肾，造成本病迁延不愈。祛风可胜湿，临证她常用穿山龙、徐长卿等以祛风湿，且常借地龙、水蛭等虫类药"入络窜透搜剔之性"，以搜剔肾络之留邪。

另外，周师常强调，上述祛风湿药，多辛温而燥，用药日久，需虑其伤阴之弊，应酌情加用滋阴养血药，如当归、炒白芍、生地黄等。

（三）利湿化瘀，贯穿始终

周师认为，本病由于湿浊之邪弥漫三焦，胶着难解，致病情缠绵难愈。《灵枢·营卫生会》指出"上焦如雾，中焦如沤，下焦如渎"的三焦生理特点，她据此制定了三焦分治的祛湿泄浊用药方法，即"上焦如雾"，宜宣宜散，故用芳香之品以散湿化浊，如藿香、佩兰等；"中焦如沤"，宜燥宜化，故用苦温（苦寒）之品以燥湿化浊，如制半夏、陈皮、砂仁、白豆蔻、焦神曲、苍术、薏苡仁、黄连、黄芩等；"下焦如渎"，宜泄宜利，故可用甘淡苦寒之品利湿泄浊，常用积雪草、蒲公英、黄柏、绵萆薢、土茯苓、薏苡仁、石韦等，以使湿浊从肾和膀胱而出。

由前文可知，本病迁延日久，脏腑功能失常，气机不畅，血行迟缓而致血瘀。因而周师主张，在辨证论治基础上，配合运用活血化瘀法。同时她认为，本病的血瘀证，除常由脾肾气虚所致外，亦常由水湿（热）而致。若水湿内停，则易阻滞经脉，血液受阻，凝滞不通而成瘀血。

她临证主张，水湿（热）致瘀者，在补阳还五汤基础上，根据湿、热之孰轻孰重，酌情加减。如水湿重者，可合用五皮饮；湿浊重者，可合用温胆汤；湿热重者，可加黄连、制大黄等。

（四）知常达变，随证（症）治之

如前文所述，周师认为，脾肾两虚、风湿瘀阻为本病的基本病机，贯穿疾病形成和进展的全程，故采用健脾益肾、祛风利湿、化瘀通络法为本病的"常法"。而在疾病发展过程中，一过性出现但可诱发甚至加重病情的合并症或并发症，可称为"变证"。如因使用激素和（或）免疫抑制剂，出现反复呼吸道感染，或胃肠道感染，或尿路感染，或皮肤感染等，导致病情急性发作或加重者；慢性肾脏病使用糖皮质激素的不同阶段出现合并症者，需要进行分阶段论治，简述如下。

（1）外邪侵袭咽喉：外感风寒或风热夹湿，通过咽喉循经流注，下扰肾关，出现水肿和（或）产生蛋白尿和血尿。周师指出，喉咙是肾经循行的重要部位，为肾脏防御的第一道关口，外邪可通过咽喉长驱直入，累及肾脏。临床常因感冒出现咽痛，继而诱发各种慢性肾脏病，或导致原病情稳定者复发。且多数慢性肾脏病患者合并慢性咽炎，或年幼时有反复发作的扁桃体炎病史。

她强调，治疗 IMN 应善于"抓喉咙"，望诊时务必关注患者的咽喉。另外，邹燕勤和陈以平认为，有效清除咽喉感染灶，可减少肾病患者反复产生的免疫复合物，从而有利于本病的恢复。周师临证常根据证候之虚实，采用疏风利咽，或清热利咽，或（和）养阴清热利咽法，喜用连翘、炒僵蚕、蝉蜕、防风、荆芥、黄芩、蒲公英、桔梗、玄参、麦冬、天冬、北沙参等。

（2）外邪袭肺：外感风寒或风热，易导致肺失宣降、通调水道失常，而致本病急性发作，出现严重水肿。临床若因风寒袭肺所致者，常用疏风散寒、宣肺利水法，方选九味羌活汤等；风热袭肺者，常用银翘散、越婢汤。

（3）中下焦受邪：患者常因中焦（脾胃、肝胆）或下焦（肾、膀胱）湿热，或热毒，或寒热错杂，导致慢性肾脏病急性发作。对证处理后，病情多可明显缓解。

（4）药毒为患：因 IMN 患者长期使用糖皮质激素和（或）其他免疫抑制剂，或因体质因素（阴虚体质），导致出现肝肾阴虚证、阴虚火旺证、阴（血）虚生风证，需要对证处理。周师指出，结合患者激素用量的变化，采用分段辨证诊治肾病综合征之中医方案，亦适用于 IMN 患者（参见第三节 肾病综合征）。

第七节　间质性肾炎

间质性肾炎（CIN），又称为肾小管间质肾炎（CTIN），是由多种病因引起的、临床表现为肾小管功能异常及进展性慢性肾衰竭（CRF）、病理以不同程度的肾小管萎缩、肾间质炎性细胞浸润及纤维化病变为基本特征的一组临床综合征。CTIN 的病因多样，涉及遗传、免疫、感染、血液系统疾病、梗阻性疾病以及肾移植排异等多方面。

本病通常起病隐匿，早期常无症状，或可有非特异的肾外表现（如乏力、食欲减退、消化不良、体重下降等），部分患者可有神经精神系统异常（如抑郁、焦虑、血压波动等）。肾脏表现包括：与尿浓缩功能受损相关的夜尿增多，尿比重及尿渗透压降低，随后出现肾小管源性蛋白尿（常低于 1g/d）、无菌性白细胞尿、肾小管功能损害（如肾性尿糖、尿酶及尿低分子蛋白增高以及肾小管酸中毒等）和进行性肾小球滤过功能减退。随着病变进展，可逐渐出现贫血、高血压，并逐渐进展为 ESRD。肾脏病理学检查：光镜下可见弥漫性肾小管萎缩及间质纤维化，伴有弥漫或多灶状淋巴细胞和单核细胞浸润。早期肾小球和肾血管不受累或受累相对轻微，晚期常有肾小球缺血性萎缩、硬化，肾小动脉壁增厚，管腔狭窄。

CIN 的诊断应从两个方面入手：

首先，对于有长年服用肾毒性药物史或有自身免疫性疾病者，特别是中年患者，应注意检查血肌酐和肾小管功能。

其次，临床上以肾功能损害为主要表现（肌酐清除率下降伴肾小管功能受损）而尿常规检查（尿蛋白、尿沉渣）改变不明显者，见于两种情况：CIN 和肾动脉狭窄引起的缺血性肾病。此两者通过全身表现、影像学等检查，不难鉴别。

虽然 CIN 的诊断依据是病理改变，但慢性病变时，活检易发生较严重的出血性并发症，一般不建议进行病理诊断。做出 CIN 的临床拟诊之后，还应从以下几种最常见的病因中，尽可能做出病因诊断。

（1）药物相关慢性间质性肾炎（D-CIN）：本病是药物相关肾损害中最常见的类型之一，其确切发病率尚不清楚。因其临床表现不特异，服药史与临床发病的关系常难以确定，患者发病时大多已失去肾活检时机，故临床难以确诊。D-CIN 最常见的致病药物是解热镇痛药（包括非甾体抗炎药，即 NSAIDs）、含马兜铃酸类中草药（关木通、青木香、马兜铃、广防己、天仙藤、细辛）、亲免素结合剂以及锂制剂。

（2）代谢异常相关慢性间质性肾炎：本病是因不同原因引起的体内代谢物质或电解质长期代谢失调所致。最常见的类型为高尿酸血症、低钾血症和高钙血症。

（3）免疫相关慢性间质性肾炎：本病是指各类自身免疫性疾病、肾移植慢性排异以及抗肾小管基底膜（TBM）导致的 CIN，部分肾小管间质性肾炎葡萄炎综合征（TINU）患者的病情慢性化，也归为此类疾病。临床上引起 CIN 的常见自身免疫性疾病包括干燥综合征、系统性红斑狼疮、血管炎、韦格纳肉芽肿病、结节病等。

对慢性间质性肾炎的治疗，需根据其病因进行针对性治疗。其预后因病因、起病时间、治疗反应性的不同，也有着巨大的差异。

在中医方面，慢性间质性肾炎在中医古籍中虽无专门记载，但根据其临床表现，可归入中医"肾劳""劳淋""关格"范畴。《诸病源候论》云："劳淋者，谓劳伤肾气而生热淋也。"《备急千金要方·肾脏·肾劳》云："肾劳虚冷干枯，忧恚内伤，久坐湿地则损肾。"《证治汇补·癃闭》云："既关且格，必小便不通，旦夕之间，陡增呕恶，此因浊邪壅塞三焦，正气不得升降……阴阳闭绝，一日即死，最为危候。"

一、病因病机

（一）常见病因

关于本病的病因，周师认为，可分内、外而论。

1. 内在因素

（1）先天不足：人一身阴阳之气，皆赖肾水以滋。若禀赋不足，肾精匮乏，肾气不充，则致后天失养，正气虚衰。

（2）饮食不节：饥饱无度，暴饮暴食，过食生冷，均可伤及脾胃，致脾阳不振，胃气虚衰，精微不化，气血生化乏源。

（3）情志失调：情志不遂，郁怒伤肝，气滞不宣，气郁化火。虚火内扰，肝阳上亢，下焦失和，膀胱气化不利。

2. 外在因素

（1）毒物伤肾：长期服用某些药物或接触环境毒物，日积月累，邪毒久郁，耗伤气阴，脏器日衰，气化无力，肾失封藏，精微泄下，血虚精亏，脾肾俱损。

（2）外邪侵袭：卫外不固，外邪屡犯，湿热内蕴，瘀血内生，气阴两伤，气血失和，肾络瘀阻，浊毒内生。

（3）久病肾虚：久病伤正，脏腑功能失调，肾失所养，伤及肾气，下元亏虚，肾阳虚损，命门火衰。

（二）基本病机

周师认为，本病之病性乃本虚标实，虚实夹杂。起病初期，多为湿热下注，或药毒伤肾，肾络瘀痹，以邪实为主；病至后期，肾气匮乏，肝阴耗伤，脾阳虚衰，气血虚损，转至正虚邪恋。

1. 早期

因肾亏精少，正气亏乏，卫外不固，湿热毒邪外侵，肾失开阖，气化失司，水精失布，清浊不分，浊毒内生。如湿热伤肾，耗伤肾阴，肾气不固，故见多尿、夜尿；虚火灼肾，肾络受损，或气虚不摄，血不循经，溢于脉外，故见血尿；肾失封藏，精微外泄，故见尿泡沫增多。

2. 晚期

肾病及脾，水谷精微化生乏源，升降输布失调，精微外泄；肾病及肝，水不涵木，肝风内动，肝血不藏，筋脉失养；久病伤正，脾肾阳虚，精血耗伤，浊毒内蕴，内陷入里，故见关格之证。

二、辨证论治

（一）本虚证

1. 气阴两虚证

【症状】倦怠乏力，尿有泡沫，夜尿增多，舌淡红，苔薄白，脉细。

【治则】益气养阴。

【方药】参芪地黄汤加减。常用药物：生黄芪、太子参、怀山药、生地黄、山茱萸、茯苓、牡丹皮、当归、杜仲、女贞子、墨旱莲等。

【方解】生黄芪、太子参、生地黄、女贞子益气养阴，山茱萸、杜仲、墨旱莲补益肝肾，怀山药、茯苓健脾渗湿，牡丹皮、当归活血化瘀。

【加减】偏于气虚者，重用黄芪、太子参，或加人参等，以增补气之效；阴虚重者，重用生地黄、女贞子，或加枸杞子、鳖甲，以加强滋阴之力；纳呆便溏者，加苍术、鸡内金、砂仁以健脾开胃；自汗恶风者，加防风、白术等以固表止汗；心悸怔忡者，加麦冬、五味子、酸枣仁等以养血安神。

2. 肝肾阴虚证

【症状】头晕耳鸣，目睛干涩，五心烦热，口苦口干，口渴欲饮，夜间尤甚，夜尿频多，小便短涩，舌红少苔，脉弦细。

【治则】滋肾育阴。

【方药】六味地黄汤合二至丸加减。常用药物：生地黄、熟地黄、炒山茱萸、怀山药、茯苓、牡丹皮、女贞子、墨旱莲、当归、杜仲等。

【方解】地黄、山茱萸、女贞子、墨旱莲、杜仲滋补肝肾，怀山药、茯苓健脾渗湿，牡丹皮、当归活血化瘀。

【加减】腰膝酸软者，加桑寄生、菟丝子、牛膝等补肾填精；烦躁易怒者，加知母、黄柏等滋阴降火；虚烦不寐者，加酸枣仁、远志等除烦安神；失眠多梦者，加龙骨、牡蛎平肝潜阳；目眦干涩者，加枸杞子、决明子补肝明目；大便干结者，加火麻仁、麦冬润肠通便。

3.脾肾阳虚证

【症状】面色㿠白，形寒肢冷，腰膝酸软，食少纳呆，脘腹胀满，肢体浮肿，小便清长，大便稀溏，舌淡苔薄，舌边齿痕，脉沉细。

【治则】补肾健脾。

【方药】金匮肾气丸加减。常用药物：炒党参、怀山药、炒白术、炒苍术、生地黄、山茱萸、杜仲、淫羊藿、泽泻、茯苓、牡丹皮、桂枝、附子、怀牛膝、车前子等。

【方解】杜仲、附子、淫羊藿补肾壮阳，生地黄、山茱萸滋补肝肾，党参、苍术、白术、怀山药健脾燥湿，泽泻、茯苓、车前子利水渗湿，牡丹皮活血行瘀，桂枝助阳化气。

【加减】气短懒言者，加黄芪、太子参补气益肾；畏寒肢冷者，重用附子，加桑寄生、川续断、狗脊补肾壮阳；夜尿频多者，加金樱子、芡实、覆盆子等固精缩尿；食少便溏者，加砂仁、鸡内金健脾化湿；肢体浮肿者，加汉防己、猪苓祛风化湿。

（二）标实证

1.湿热内蕴证

【症状】头身困重，胸脘痞闷，尿频急痛，肢体浮肿，小便黄热，便溏不爽，舌红，苔黄腻，脉弦滑。

【治则】清热利湿。

【方药】八正散加减。常用药物：车前子、瞿麦、黄柏、萹蓄、知母、滑石、焦栀子、通草、冬瓜子、泽泻、淡竹叶等。

【方解】萹蓄、瞿麦、黄柏清利湿热，滑石、通草、车前子利尿通淋，栀子、知母、淡竹叶清热泻火，冬瓜子、泽泻利水渗湿。

【加减】热重于湿者，加茵陈、黄芩等；湿重于热者，加猪苓、茯苓等；兼瘀滞者，加川芎、丹参等；大便不通者，加制大黄、桃仁等。

2. 邪毒内侵证

【症状】烦躁口渴，喜饮冷饮，腰部胀痛，小便短赤，大便干结，舌红少苔，脉弦数。

【治则】清热解毒。

【方药】清心莲子饮加减。常用药物：黄芩、知母、麦冬、地骨皮、车前子、莲子、茯苓、白花蛇舌草、苦参、太子参、泽泻等。

【方解】莲子清透心火，白花蛇舌草、苦参清热解毒，黄芩、知母、地骨皮清退虚热，车前子、茯苓、泽泻清利湿热，麦冬、太子参补益气阴。

【加减】壮热烦渴者，加石膏、牛膝清热泻火；咽喉肿痛者，加板蓝根、射干清热利咽；五心烦热者，加枸杞子、生地黄滋阴降火；目赤肿痛者，加白菊花、决明子清肝明目；小便灼热者，加黄柏、灯芯草清热利湿；大便干结者，加大黄、番泻叶泻热通腑。

3. 瘀血阻络证

【症状】面色黧黑，肌肤甲错，腰部刺痛，肢体麻木，舌黯，有瘀点、瘀斑，或舌下脉络瘀滞，脉涩。

【治则】活血消癥。

【方药】复方积雪草方加减。常用药物：丹参、桃仁、积雪草、三棱、莪术、制大黄等。

【方解】丹参、积雪草、三棱、莪术活血消癥，制大黄、桃仁通便泄浊。

【加减】腰部刺痛者，加水蛭、土鳖虫等逐瘀通络；皮肤瘙痒者，加地肤子、白鲜皮燥湿止痒；小便不通者，加车前子、泽泻利尿通淋。

三、诊治心得

1. 一清到底，去宛陈莝

慢性间质性肾炎有起病隐匿的特点，在起病早期，往往不会出现水肿、尿血、尿泡沫增多等表现，可能仅有不易察觉的腰酸乏力、小便清长、夜尿增多的情况，甚至无任何不适表现。这使得本病在早期诊断上有着极大的难度。许多患者在初诊时，疾病实则已进展至中晚期。

周师在临证时发现，此时患者往往标实之证十分明显，其中最为突出的乃湿热及血瘀之象，当谨遵"急则治标"之理。湿为阴邪，阻气机，袭阴位，性黏滞而重浊，郁而化热，湿热互结，则有头身困重、胸脘痞闷、尿频急痛等表现，故当以黄芩、黄柏、瞿麦、萹蓄、白茅根、白花蛇舌草、知母等品一清到底，以起清肾宁络之效。

久病必瘀，肾络痹阻，肾内微癥积形成（如肾穿刺见肾小管萎缩、肾间质纤维化），失于疏泄，浊毒内生，则有面色黧黑、肌肤甲错、腰部刺痛、肢体麻木等表现，甚至实验室检查出现血肌酐升高，故当以丹参、红花、桃仁、积雪草、当归、川芎、三棱、莪术、制大黄等品去宛陈莝，以促化瘀生新之效。

2. 固本培元，脾肾双补

对于慢性间质肾炎的治疗，"本虚标实"贯穿始终。纵使标证繁多突出，但究其本质，仍不离乎脾肾。肾藏精，滋先天；脾运化，养后天。先天不足，后天失养，久病体虚，脾肾阳虚，肾失封藏，脾失健运，水谷精微不得濡养五脏，自见倦怠乏力，形寒肢冷，腰膝酸软，食少纳呆，夜尿频多，小便清长。

在临证时，在补肾温阳的同时，牢记"四季脾旺不受邪"之理，以党参、怀山药、白术、炒苍术、山茱萸、杜仲、淫羊藿、桑寄生等品，脾肾双补，固本培元，使正气得复。

3. 健康饮食，远离药毒

随着人们生活水平的提高，慢性间质性肾炎患者有年轻化的趋势。这主要是因为糖尿病肾病、痛风性肾病、肥胖相关肾病等代谢相关肾脏病的患病人群日渐增加。但更需要指出的是，目前许多商业化的"养生"方式及其所推荐的各种"保健品"，却存在着引起慢性间质性肾炎的风险，最终让人抱憾终生。这些其实都是可以避免的，人们仅需做到规律作息、健康饮食即可，完全不需要这些所谓的"养生"方式和"保健品"。望吾辈医家力求成为治未病之上工，在遣方用药的同时，向患者及其家属传达正确的生活方式，使所有人真正远离病痛。

第八节　糖尿病肾脏病

糖尿病肾脏病（DKD）是糖尿病患者常见的慢性微血管并发症之一，可进展至 ESRD，病理改变可累及肾小球、肾小管间质和肾血管等。

既往糖尿病肾病（DN）的诊断主要依据尿白蛋白排泄率，并没有依据慢性肾脏病（CKD）的病理改变或 GFR 的下降。2007 年，美国肾脏病基金会 – 肾脏病预后质量倡议工作组（NKF–KDOQI）建议使用 DKD 代替传统的 DN。2014 年，美国糖尿病协会（ADA）与 NKF–KDOQI 工作组达成共识，认为 DKD 是指由糖尿病引起的 CKD，临床表现为尿蛋白水平升高（尿白蛋白肌酐比值 ≥ 30mg/g）和（或）eGFR $< 60mL \cdot min^{-1} \cdot (1.73m^2)^{-1}$ 并持续超过 3 个月，同时排除其他病因 CKD 而作出的临床诊断。

关于 DKD 的分期，目前尚无把 DKD 的临床严重程度作为分期的评估标准。KDIGO 指南基于 eGFR 值和尿白蛋白水平的 CKD 分期体系，可在 DKD 临床评估中作为参考：①按 eGFR $[mL \cdot min^{-1} \cdot (1.73m^2)^{-1}]$ 分为 G1（ > 90）、G2（60 ~ 89）、G3a（45 ~ 59）、G3b（30 ~ 44）、G4（15 ~ 29）、G5（ < 15）期；②按尿白蛋白肌酐比（mg/g）分为 A1 期（ < 30），本期在运动后、应激状态下，或呈间歇性微量白蛋白尿；A2 期（30 ~ 299），本期以持续性微量白蛋白尿为标志；A3 期（ ≥ 300），本期以进展性显性白蛋白尿为标志，部分可进展为肾病综合征。（见附表 1）

一项荟萃分析显示，我国 2 型糖尿病患者的 DKD 患病率为 21.8%，我国现有 DKD 患者超过 0.24 亿。自 2011 年起，DKD 所占比例开始超过慢性肾小球肾炎（0.71% 比 0.66%），且二者差距逐年扩大。我国的一项对 2003 年 ~ 2014 年的 40,759 例肾穿刺活检病理结果的统计发现，

DKD 的比例为 20.76%，与之前 10 年相比（6.65%），DKD 是增长最多的继发性肾脏病。我国近 20 年的透析统计数据表明，ESKD 病因中，DKD 的构成比例亦呈逐年攀升趋势。我国由 DKD 引起的新增尿毒症患者，在未来的 5 ～ 10 年将达到 99 万人。由 DKD 导致的 ESRD 的死亡风险增高，10 年累积死亡率达 47%。

从诊断 DKD 到出现 ESRD，通常是一个慢性进展的过程。患者早期可无特异性临床表现，伴随着肾小球高滤过，可出现多尿，尿中泡沫增多，乏力。部分患者无明显不适，仅仅表现为白蛋白尿，然而白蛋白尿受多种病理、生理因素影响而容易呈假阳性，同时也存在相当比例的表现为正常白蛋白尿的糖尿病肾病患者。国内外的研究均显示，相当比例的糖尿病患者合并非糖尿病肾病（NDKD），或 NDKD 与 DKD 并存，需要通过肾脏病理检查才能鉴别。临床上值得注意的是，DKD 的 G1 期由于肾小球高滤过，eGFR 升高；G2 期之后，eGFR 持续下降。A1 期到 A3 期，蛋白尿逐渐增加，但 G5 期后，由于肾小球硬化，蛋白尿反而减少。

根据 DKD 的临床表现及病机特点，可将其归入中医的消渴病并发的"漏微""水肿""腰痛""关格"等范畴。

一、病因病机

中医学认为，禀赋不足、饮食不节、劳欲太过、情志失调为本病之基本病因，本虚标实为本病之基本病机。本虚指阴阳、气血、五脏之虚，标实指痰浊、水湿、瘀血等病理产物。

肾脏素虚是糖尿病发病的内在基础。《医学入门·消渴》曰："消渴本在肾。盖本在肾，标在肺，肾暖则气升而肺润，肾冷则气不升而肺焦，故肾气丸是消渴良方也。"而消渴日久，也会加重肾虚。

糖尿病肾病多为 2 型糖尿病所致，以肥胖者占多数。中医认为肥人多痰湿。而过食肥甘，也可导致中焦失于健运，谷反为滞，痰湿内生，阻于络道，影响津液化生及输布，发为糖尿病。痰湿不仅可在糖尿病发病时存在，在病程中也可滋生痰湿。糖尿病的基本病机为气阴两虚，气虚则不能推动津液的运行，津液停滞，化痰生湿，痰湿困脾，进一步影响津液的敷布，造成恶性循环。痰湿可随气升降流行，内而脏腑，外至筋骨皮毛，形成多种病证，从而加重了糖尿病。因此，痰湿既是糖尿病的诱发因素，也是糖尿病病变过程中水液代谢障碍产生的病理产物，贯穿于糖尿病、糖尿病肾病的整个病程。

痰湿之邪久伏，肾络之气血运行失常，渐进发展，肾体失司，代谢失常，夹杂浊毒、瘀血，肾络瘀塞，出现络脉失养之证，表现为肾小球毛细血管内皮细胞、肾小球系膜细胞、足细胞失去了原有的生存、代谢环境，继而出现细胞外基质代谢，基底膜增厚，系膜区基质增多等，此为肾络癥积的主要病机。故肾络癥积的形成过程，是由于痰湿伏络日久，导致络脉失养，络息成积，形成肾络癥积。癥积主要涉及细胞外基质的各种成分，包括胶原、糖蛋白、葡萄糖氨基糖苷、蛋白糖苷等，表现为它们的代谢、分布异常。

因此，糖尿病肾病的基本病理因素为虚、痰湿、瘀（郁），以后在此基础上，形成癥积。本虚标实，肾虚络瘀（郁）是本病的基本病机特点。"虚"是指气阴两虚→阴损及阳→阴阳两虚，"实"则是指在正虚的前提下，络血瘀阻、络气郁滞、痰湿蕴蓄与肾络癥积。

二、辨证论治

糖尿病肾病的治疗，应首先根据 Mogensen 分期论治。其次，根据肾络癥积三要素"虚—痰湿—瘀（郁）"，以"固肾—健脾祛湿—调肝—通络—消癥"为治疗大法。

1. 糖尿病肾病 G1 期、G2 期

【症状】口干不多饮，倦怠乏力，偶有间断微量蛋白尿，舌体胖，苔白，脉濡或沉。此期多见于糖尿病多年，长期血糖控制欠佳的患者。

【治则】补益脾肾，健脾祛湿。

【方药】杞菊地黄丸合参苓白术散加减，口服三七总甙片。常用药：枸杞子、菊花、熟地黄、山茱萸、牡丹皮、山药、茯苓、泽泻、炒白扁豆、炒白术、桔梗、莲子、西洋参、砂仁、薏苡仁。

【方解】以枸杞子、菊花、熟地黄、西洋参、山茱萸、牡丹皮、山药、茯苓、泽泻补肝肾之阴，白扁豆、炒白术、茯苓、桔梗、莲子、砂仁、山药、薏苡仁健脾祛湿，三七总甙片活血调肝，防止癥积形成和加重。

【加减】口干渴甚者，加葛根、天花粉等；气阴两虚甚者，加太子参、麦冬、五味子等；小便频数者，加益智仁、桑螵蛸等；伴末梢神经炎且肢体麻木疼痛者，加全蝎、桑枝、丝瓜络、僵蚕、地龙、当归、鸡血藤等，并重用生黄芪。

2. 糖尿病肾病 G3 期

【症状】倦怠乏力，时有眼睑或双下肢浮肿，腰酸，口干，尿中泡沫增多，舌体胖大，或者舌体瘦薄，苔腻，脉细数或脉沉涩。此期已有肾络癥积形成，但尚不甚。

【治则】补脾肾之气，益肝肾之阴

【方药】降糖益肾汤加减。常用药：太子参、黄芪、天冬、麦冬、玄参、五味子、川石斛、怀山药、丹参、泽兰、川芎、金樱子、覆盆子、沙苑子。

【方解】太子参、生黄芪、天冬、麦冬、玄参、五味子、川石斛、怀山药益气养阴，丹参、川芎活血化瘀，金樱子、覆盆子、沙苑子补益肝肾，收敛固涩。

【加减】脾气虚甚者，黄芪增至 40 ~ 60g；肾阴虚甚者，加用山茱萸、制何首乌；视物模糊者，加用枸杞子、菊花、谷精草；四肢麻木者，加用炒僵蚕、丝瓜络。

3. 糖尿病肾病 G4 期

【症状】倦怠乏力，眼睑或双下肢浮肿，腰酸，口干，纳差，怕冷，尿中泡沫明显增多，大便不实。尿常规检查提示：蛋白尿明显增多。肾功能开始出现异常。舌质黯，苔腻，脉细或脉沉涩。此期之"虚"演变为气虚益加明显，且逐渐出现脾肾阳虚之象。

【治则】益气养阴，活血消癥。

【方药】降糖益肾消癥汤加减。常用药：太子参、生黄芪、天冬、麦冬、玄参、五味子、川石斛、怀山药、地龙、泽兰、桃仁、红花、金樱子、覆盆子、沙苑子、积雪草、莪术。

【方解】本方在降糖益肾汤基础上，加强化瘀消癥之功，以地龙、泽兰、桃仁、红花替代丹参、川芎，并加积雪草、莪术。

【加减】阳虚者，可加菟丝子10g、仙灵脾10g；肾络癥积已久者，可加用消癥散结之海藻、三棱等以消补兼施。另因仅用草木之品活血通络，疗效欠佳，可加用虫蚁之药治之，以搜剔通络，如地龙、水蛭、土鳖虫等。利水祛湿方面，随证加用茯苓、泽泻、葫芦壳、大腹皮等。更为重要的是，此期伴高血压、脉弦者，随证可加用柔肝、平肝之品，如钩藤、枸杞子、甘菊等。

4. 糖尿病肾病 G5 期

【症状】面色晦黯，浮肿尿少，恶心呕吐，纳呆食少，口中黏腻，或伴脘腹胀满，身重困倦，口干口苦，舌苔黄腻或白腻。此期不仅肾络癥积形成，而且络毒内蕴，阳虚日益明显，以脾肾虚衰、阴阳两虚为主。

【治则】补益脾肾，泄浊利水。

【方药】金匮肾气丸合真武汤加减。常用药：党参、生黄芪、熟地黄、山药、山茱萸、茯苓、牡丹皮、泽泻、桂枝、炒白芍、生姜、附子、炒白术、制大黄。

【方解】熟地黄、山药、山茱萸、茯苓、牡丹皮、泽泻补肾，桂枝、炒白芍、生姜、附子、炒白术温阳利水，大黄、附子温阳泻浊，党参、生黄芪、炒白术健脾益气。

【加减】若浊毒内停之标证表现突出，根据急则治标、缓则治本的原则，当以泄浊解毒为要；湿浊中阻、恶心呕吐者，可用黄连温胆汤加减，泄浊和胃、化湿解毒；水湿浊毒停滞，凌心射肺、心悸喘满者，可予葶苈大枣泻肺汤加减，泄浊平喘；浊毒伤神者，可予菖蒲郁金汤加减，泄浊解毒、醒神开窍，待病情稳定后，再予温补脾肾。病情严重者，应及时行肾脏替代治疗。

三、诊治心得

1. 病变导致多脏器受累，当随证治之

在临床辨治糖尿病肾病的过程中，因糖尿病患者常出现多脏器受累，故在治疗大法不变的情况下，处方应根据波及脏腑及临证表现的不同，随证加减。大致规律如下：口干渴，并发皮肤感染者，加金银花、蒲公英、连翘、紫花地丁等；皮肤瘙痒者，加防风、蝉蜕、地肤子、赤芍等；并发下肢坏疽者，加金银花、玄参、丹参、红藤、黄芪、土茯苓；合并肺部感染、咳嗽者，加百部、百合、川贝母；合并高血压病者，加天麻、龙骨、牡蛎、牛膝、钩藤等；合并冠心病者，加枳实、石菖蒲、丹参、当归、川芎、生蒲黄、五灵脂等；合并白内障者，加茺蔚子、枸杞子、青葙子、菊花等；合并尿路感染者，加白茅根、车前草、竹叶、栀子、滑石等。

除此以外，糖尿病肾病患者因久病，多有情绪抑郁，在辨证论治的基础上，应佐以调畅气机、疏达肝气的药物，如紫苏梗、橘红、白芍、当归、柴胡、川厚朴、郁金等。

2. 重视非药物疗法

周师在临证之时，非常注重非药物疗法的应用，盖因糖尿病肾病患者的饮食、情绪、劳逸等因素也可致病情反复发作，所以在药物治疗的同时，应配合教育、饮食及运动等非药物疗法，这也是提高糖尿病肾病临床疗效的关键。

早在唐代，孙思邈即认为"凡医治病……须使有病者知之为要"，提出患者应懂得一些医药知识，重视自己的疾病，并言其所著《备急千金要方》即是为了"家家自学，人人自晓"。他还指出，"消渴病人，治之愈否，属在患者。倘能如方节慎，旬日可疗；不自爱惜，死不旋踵"，强调患者需适当进行生活节制和慎咸食及面食，言"能慎此者，虽不服药，而自可无他；不如此者，纵有金丹，亦不可救，深思慎之"。因此，他主张患者"不宜耗乱精神，过违其度"，"不欲饱食便卧，终日久坐……人欲小劳，但莫久劳疲极，亦不可强所不能堪耳"，而应"食毕

即行步，稍畅而坐"。

（1）饮食治疗，勿失其本：在糖尿病的治疗中，饮食治疗是重要的一个环节，但是饮食治疗绝不是"饥饿疗法"，应当根据患者的不同体质及生活工作情况，计算患者每天所必需的热量。饮食治疗应重在饮食种类的控制上，让患者禁食高糖类食品，禁食辛辣辛燥之品，要粗细粮各半。糖者，水谷之精微也，为人体所必需，若过度控制饮食摄入，则患者体虚，羸弱日甚。且无论阳证、阴证之糖尿病患者，病程日久，均有不同程度的脾胃虚弱征象，若再过度控制饮食，搞"饥饿疗法"，则脾胃生化乏源，变证丛生，失其治疗之本。

在出现糖尿病肾病时，更应注意饮食控制。既要保证人体每日必需的热量，又要保证低蛋白饮食，防止肾脏负担过重。

（2）情绪调摄：糖尿病肾病患者往往有情绪急躁、易怒等肝郁症状，情志失调也是诱发患者病情加重的因素。因肝气郁结，气机的周流畅行受阻，则郁而化火，更灼阴津，往往会加重病情。故在临证中要重视肝郁对病情的影响，医生一定要嘱咐患者调畅情志，配合治疗。

第九节　尿酸性肾病

尿酸性肾病是指尿酸产生过多或排泄减少导致血中尿酸水平过高，从而沉积在肾脏而引起的肾脏病变。本病男性多发，多见于肥胖、喜肉食及酗酒者。在西方国家为常见病，欧美国家的发病率约为 0.3%。根据欧洲透析移植协会报道，终末期肾衰竭由痛风所致者占 0.6% ～ 1%。近年来，随着我国经济水平提高及居民饮食结构的改变，本病在国内的发病率明显升高。

临床上，尿酸性肾病患者可出现痛风性关节炎、肾结石，也可以无特异性临床症状，或可出现夜尿增多，多尿，尿比重降低等肾间质损害表现，尿检可见少量蛋白和镜下红细胞。血尿酸和肌酐升高，肾小球滤过率下降，或伴有高血压、水肿、腰痛等。

本病可分为急性尿酸性肾病、慢性尿酸性肾病和尿酸性肾结石。从病理表现上来看，急性尿酸性肾病以尿酸结晶沉积和阻塞肾小管为主，通常是可逆的；慢性尿酸性肾病患者，尿酸晶体主要在远端集合管和肾间质沉积，可形成痛风石，而且还伴有纤维形成、肾小球硬化、动脉硬化及动脉壁增厚等表现。

根据患者不同的临床表现，可分别归属于中医的"痹病""历节""痛风""腰痛""水肿""虚劳""溺毒""关格"等疾病范畴。

一、病因病机

（一）常见病因

1. 先天禀赋不足

周师临床发现，本病的发生往往和患者的个体体质相关。先天禀赋不足，肾气衰弱，常常为发病之内因，亦为本病之根。肾失气化之职，水湿痰浊内停，乘虚内陷入肾，导致肾病的发生和加重。

2. 过食肥甘厚味及酗酒

饮食不节，过食肥甘厚味，或贪饮酗酒，导致脾胃受损，水谷不化精微，痰浊湿热内生。湿热痰浊阻滞于关节，可出现关节红肿疼痛或痛风石；若内陷入肾，瘀阻肾络，肾络不通，则出现腰痛、浮肿、血尿和蛋白尿等症。

3. 其他因素

部分患者常因感受风寒湿邪，导致痛风性关节炎的发作。此为素体本虚，气血不足，风寒湿邪得以乘虚侵袭，痹阻筋骨关节，故见关节疼痛；或为湿热之体，兼风寒湿蕴而化热，而见关节红肿灼热，疼痛难忍。

另外，劳倦伤脾，房劳及药毒伤肾，或久病及肾，这些因素均可导致脾肾亏虚，气化失司，水湿痰浊内停，阻滞关节和肾络，出现关节痛、水肿、腰痛及尿检有蛋白和血尿，血肌酐和尿酸升高等临床表现。

（二）基本病机

周师认为，尿酸性肾病的病机，总体属于本虚标实，临床常常虚实夹杂。其本虚往往以脾肾气虚证及气阴两虚证为多见，后期则可进一步发展为肝肾阴虚证和阴阳两虚证；标实则以水湿、湿热、湿浊、痰浊、瘀血等为常见。

痛风性关节炎发作时，常常以湿热痹阻关节之标证为急；而在慢性尿酸性肾病的长期病程中，总以脾肾亏虚、湿浊瘀阻为主要病机。到了疾病终末期，则和一般尿毒症的病机相似，脾肾衰败，浊毒弥漫三焦。其病位以脾、肾、肝为主，后期五脏均可涉及。

二、辨证论治

周师认为，尿酸性肾病的辨证论治，当根据其本虚证和标实证的情况，先区分孰主孰从，孰缓孰急，孰轻孰重，而后拟定治疗方案。在临床上，周师认为，以下为常见证型。

1. 脾肾气虚，水湿内停

【症状】腰酸，乏力，纳差，大便时溏，夜尿增多，轻度浮肿。尿检可有少量蛋白及镜下红细胞。血中尿酸和肌酐升高。舌淡，苔白腻，脉濡弱。

【治则】健脾益肾，利水渗湿。

【方药】防己黄芪汤加减。常用药物：生黄芪、党参、桑寄生、续断、杜仲、牛膝、汉防己、茯苓、苍术、炒白术、泽泻、车前子等。

【方解】党参、黄芪、苍术、炒白术、茯苓等益气健脾，桑寄生、续断、杜仲、牛膝等补肾壮腰，汉防己、茯苓、泽泻、车前子利水渗湿。

【加减】若肾气不固，夜尿频多，伴少量蛋白尿者，加金樱子、芡实、覆盆子等以固肾缩尿；水湿内盛，浮肿明显者，加猪苓、大腹皮等以加强利湿消肿之力；寒湿明显，畏寒肢冷者，加附子、肉桂等以散寒化湿；偏于湿热，尿黄口苦，关节红肿者，加滑石、黄柏、车前草、蒲公英等以清利湿热；兼瘀血阻络，腰部刺痛，镜下血尿者，酌加桃仁、丹参、牡丹皮、泽兰等以行瘀通络。

2. 脾肾阳虚，湿浊瘀阻

【症状】面色黧黑或㿠白，神疲乏力，畏寒肢冷，腰膝冷痛，食少纳呆，脘腹胀满，大便稀溏，受凉易腹泻，或五更泄泻，小便清长，或伴浮肿，口中黏腻不爽，舌淡胖而黯，有齿痕，苔白厚腻，脉沉弱。

【治则】温补脾肾、化湿行瘀。

【方药】实脾饮合济生肾气丸加减。常用药物：附子、干姜、苍术、炒白术、茯苓、木瓜、草果、厚朴、广木香、泽泻、车前子、牛膝、丹参、益母草、桃仁、土茯苓等。

【方解】附子、干姜、茯苓、炒白术、牛膝等温补脾肾；苍术、厚朴、草果、木香、木瓜、土茯苓等化湿泄浊；泽泻、车前子利水消肿；丹参、益母草、桃仁等行瘀通络。

【加减】气虚明显者，加黄芪、党参；血虚者，加当归、白芍；肾虚明显者，加淫羊藿、巴戟天、杜仲等；湿浊上逆，脘腹胀满，恶心呕吐者，加生姜、半夏，或合用温胆汤以和胃降浊；若湿浊蕴热者，可以黄连温胆汤或枳实导滞丸加减；腑气不降，大便不通者，酌加少量制大黄以通腑泻浊。

3. 湿热痹阻关节

【症状】关节红肿疼痛，多见于第一跖趾关节和踝关节，伴发热口渴，口苦口黏，溲赤，便秘，舌偏红，苔黄腻，脉滑数。

【治则】清热利湿，宣痹止痛。

【方药】自拟清利宣痹方。常用药物：苍术、黄柏、薏苡仁、牛膝、忍冬藤、络石藤、土茯苓、虎杖、穿山龙、川草薢、赤芍、牡丹皮等。

【方解】苍术、黄柏、薏苡仁、牛膝即"四妙丸"，以清利下焦湿热；忍冬藤、络石藤以清热解毒、祛风通络；土茯苓除湿解毒、通利关节；虎杖、穿山龙以清热利湿、散瘀止痛；草薢分清降浊、祛风除痹；赤芍、牡丹皮清热凉血化瘀。

【加减】湿热痹之重症者，酌加白虎桂枝汤以增强清热祛风通络之效；若热毒炽盛，大便干结者，可加制大黄以加强清热解毒、通腑泻热之力；病久入络者，加积雪草、三棱、莪术以破血逐瘀；气阴亏虚，乏力口干者，加太子参、麦冬、五味子以益气养阴。

三、诊治心得

1. 重视健脾益肾

尿酸性肾病患者多以湿浊瘀阻肾络和关节为基本病机，但究其致病之本，则不离乎脾肾。脾主运化水湿，肾主五液，一旦脾、肾功能受损，气化失司，则水湿内停，化浊酿痰，瘀阻肾络，则出现腰痛、水肿、尿检有蛋白和镜下红细胞，以及血尿酸和肌酐升高等一系列临床表现。而湿浊痹阻关节，日久可以酿痰，痰浊阻滞关节筋骨，可出现痛风石；另外还可以化热，而出现关节红肿疼痛，活动不利等。

除外上述湿热瘀阻的症状之外，患者往往还同时有脾肾亏虚之迹象可寻，比如常常伴有面色不华，倦怠乏力，腰酸，不耐劳作，夜尿频多，小便清长，纳差便溏等脾肾亏虚之象。

在治疗方面，周师强调，要重视健脾运脾，而不是一味补脾。因为脾虚则湿滞，而湿邪又足以困脾，故用药常选择苍术、炒白术、茯苓、薏苡仁等。而在益肾方面，根据尿酸性肾病患者在肾虚基础上常有湿浊阻滞的情况，周师主张在用桑寄生、续断等补肾之外，兼用能祛风湿之药，少用呆补滞腻之品。

2. 强调利湿泄浊

周师认为，尿酸性肾病的病机以脾肾亏虚、湿浊瘀阻肾络为核心。所以在治疗上，利湿泄浊为治疗尿酸性肾病的关键环节。临床上，周师常用薏苡仁、茯苓、猪苓、泽泻、车前子、汉防己等，以利湿为主。如湿邪化浊，可见面色垢腻、尿多浑浊等，常加用土茯苓、萆薢、晚蚕沙等以泄浊；如湿邪酿痰，痰浊阻滞者，可加用半夏、白芥子、瓜蒌、浙贝母、生牡蛎等化痰散结；若病及血分，血络瘀阻者，常加用丹参、益母草、桃仁、三棱、莪术等以行瘀通络；若湿浊阻滞中焦者，常用苍术、厚朴、石菖蒲、草果等化湿浊。临床观察发现，土茯苓、萆薢、车前子、泽泻、薏苡仁等利湿泄浊药物，常常有降低血尿酸的作用。

另外，周师还十分强调对患者饮食的控制，认为这是本病治疗的基础。除了现代医学强调的低嘌呤饮食外，周师还从中医学的角度提出对患者饮食的要求。本病的主要病理因素为湿浊，故助湿之品，均应适当控制。酒性湿热，海鲜寒湿，自是不宜，而水果、甜品、牛奶及油腻食物，皆能助湿，均宜适当控制。

3. 重视活血通络

所谓"久病多瘀""久病入络"，尿酸性肾病常以湿浊瘀阻肾络为核心病机，故治疗尿酸性肾病，活血通络为其中重要的一个治法。周师临床常用丹参、桃仁、红花、川芎、益母草、落得打、三棱、莪术、川牛膝、丝瓜络等活血行瘀通络。若兼有气虚者，属气虚血瘀证，周师常加用生黄芪，或直接以补阳还五汤加减治疗，或以防己黄芪汤加利湿活血之品，在补气的基础上，利湿泄浊，活血通络。如兼腑气不畅、大便不通者，周师常用制大黄 3 ~ 5g，通腑泄浊，同时行瘀通络。一般来说，根据患者具体病情的需要，活血通络法常与前面的健脾、益肾、利湿、泄浊诸法联合应用。

现代医学研究表明，尿酸性肾病主要损伤肾间质，表现以肾间质纤维化为主。而药理研究提示，很多活血化瘀药物，如川芎、桃仁、红花、三棱、莪术、积雪草等，有防治肾间质纤维化的作用，可能是它们能有效治疗尿酸性肾病的机制之一，临床可以酌情选用。

第十节　狼疮性肾炎

系统性红斑狼疮（SLE）是一种多因素（遗传、环境、性激素、感染、药物等）、免疫反应各环节参与的特异性自身免疫疾病，是一类多系统、多器官损伤，以血清中存在一种或多种自身抗体（尤其是抗–dsDNA 抗体）为特征的临床症候群。本病好发于青年女性，也可见于儿童、男性和老人。男女发病率之比约为1:9。

狼疮性肾炎（LN）是SLE造成的最主要的内脏损害，约60%～80%病例受累。不仅肾小球受累，肾小管-间质也可以有不同程度的损伤，肾脏的病理组织呈现"万花筒样改变"。临床可见无症状蛋白尿或（和）血尿、急性肾炎综合征、急进性肾炎综合征、肾病综合征、慢性肾炎综合征和慢性肾衰综合征等表现。

SLE的分类采用欧洲抗风湿病联盟和美国风湿病学会（EULAR-ACR）2019新的SLE分类标准。该分类标准采用了抗核抗体（ANA）加上21种症状和体征的积分系统，在ANA≥1:80的基础上，其他评分≥10分，除外其他可能的诊断后，即可诊断为SLE。需要注意新分类标准中强调的几层意思：①除外其他可能的诊断。如果考虑有其他疾病的可能，则不要先计算积分。②在≥10分的评分中，至少有1项是临床表现评分，且1个临床表现只计算1次得分。③所有症状可以在不同时期出现，每个系统的临床表现只计算最高的得分。

表1　2019EULAR-ACR新的SLE分类标准

标准	评分
抗核抗体（ANA）	必备标准
全身表现	
发热	2
血液系统	
白细胞减少	3
血小板减少	4
自身免疫性溶血	4
神经精神症状	
急性脑功能障碍（谵妄）	2
精神病样症状	3
惊厥	5

标准	评分
皮肤黏膜	
非瘢痕性脱发	2
口腔溃疡	2
亚急性皮疹或盘状狼疮	4
亚急性皮肤狼疮	6
浆膜腔积液	
胸腔积液或心包积液	5
急性心包炎	6
肌肉骨骼	
关节受累	6
肾脏受累	
蛋白尿 >0.5g/24h	4
肾活检 II 型或 IV 型 LN	8
肾活检 III 型或 V 型 LN	10
免疫指标	
抗磷脂抗体阳性	2
补体	
C3 或 C4 降低	3
C3 和 C4 降低	4
狼疮特异性抗体阳性	6

2019 年新标准：基于 SLEDAI-2000 评分标准，将疾病活动分为轻度活动（≤6）、中度活动（7～12）和重度活动（>12）。对处于疾病活动期的患者，建议至少每 1 个月评估 1 次疾病活动度；对处于疾病稳定期的患者，建议每 3～6 个月评估 1 次疾病活动度。

一、病因病机

本病属于中医学的"阴阳毒""风毒流注""温毒发斑""红蝴蝶疮""水肿""热痹""虚劳"等范畴。多由先天禀赋不足，情志内伤，病后失调，复受六淫侵袭，特别是风、火、燥邪的外袭，导致热毒煎熬血液，伤阴耗液，阴阳失于平衡，气血运行不畅，气滞血瘀，阻于经络和脏腑而致病。

先天不足，如遗传因素及免疫功能缺陷，是导致本病发生的内在原因。湿热、火毒注于下焦，肝阴被灼，肾阴亏损，病情反复发作。本虚标实是本病的基本病机。根据本病的演变规律，可以简单概括为活动期、缓解期和恢复期三期。临床上据此分期论治，在宏观把握疾病进程的整体规律的基础上，分轻重、有主次地进行阶段治疗。

二、辨证论治

1. 活动期

【症状】多见壮热烦渴，面部红斑，颜面或下肢浮肿，口舌生疮，关节肌肉酸痛，尿中泡沫增多，舌质红绛，苔黄燥，脉洪数或弦数。实验室检查见大量蛋白尿、血尿，血肌酐异常升高。

此期多由热毒炽盛、气营两燔、肾失气化所致，甚者可邪入心包、肝风内动，出现抽搐、昏迷等症状。

【治则】清热解毒，凉血消斑。

【方药】犀角地黄汤加减。常用药：水牛角、生地黄、赤芍、牡丹皮、炒白术、怀山药、薏苡仁、大青叶、白茅根等。

【方解】水牛角、生地黄、赤芍、牡丹皮清热解毒、凉血消斑，白术、山药、薏苡仁运脾祛湿，大青叶、白茅根清热解毒、凉血止血。

【加减】若挟湿热困脾者，可加苍术、陈皮、法半夏、川黄连；瘀血甚者，可加丹参、莪术；蛋白尿多者，可加黄芪、金樱子、覆盆子；血尿多者，可加茜草、蒲黄和大蓟、小蓟。

此期病情，来势汹汹，治疗以西药激素及免疫抑制剂为主，配合中药治疗。

2. 缓解期

【症状】斑疹、关节肿痛、口腔溃疡逐步好转，下肢水肿逐步减轻，可伴低热面红，五心烦热，虚烦难寐，大便干结，咽干，舌红，苔白或黄，脉细数。实验室检查：血肌酐、蛋白尿和（或）血尿逐渐减少。

此期大多处于激素减量过程中，容易出现疾病反跳或复发。中医辨证以正气亏虚、正虚邪恋为主。

【治则】滋阴补肾，养阴益气。

【方药】参芪二至丸。常用药：黄芪、党参、茯苓、金樱子、覆盆子、芡实、何首乌、生地黄、川石斛、桃仁、佛手、六月雪、积雪草。

【方解】生黄芪、党参、茯苓补益脾肾之气，金樱子、芡实、覆盆子、何首乌、生地黄、川石斛滋阴固肾，桃仁、佛手片、积雪草活血行气，化瘀消癥，六月雪清解余热。

【加减】此期若兼挟脾气亏虚者，可加白术、炒薏苡仁；兼挟肝脾不调者，可加柴胡、白芍、香附、川楝子、郁金、枳壳；挟水湿内停者，加玉米须、猪苓、白术等；挟浊毒上泛者，可加竹茹、藿香、佩兰、黄连等。

3. 恢复期

【症状】口腔溃疡、皮肤斑疹及关节肿痛逐渐消失，面色萎黄，乏力肢倦，腰膝酸软，大便干，舌质淡或干红，舌苔少，脉多沉细或数。实验室检查：尿蛋白持续阴性，血肌酐逐渐恢复正常。

此期激素常小剂量维持甚至停用，应以中医治疗为主。中医辨证多为气阴两虚，也可出现阴阳两虚。

【治则】益气养阴，活血通络，以益气（阳）养阴为主。

【方药】生脉饮加减。常用药：生黄芪、太子参、麦冬、当归、石斛、炒白术、丹参、鸡血藤、鬼箭羽。

【方解】生黄芪、太子参、炒白术、麦冬、当归、石斛益气养阴，丹参、鸡血藤养血活血，鬼箭羽祛风除湿。

【加减】兼见畏寒肢冷，夜尿频多者，加菟丝子、沙苑子、补骨脂；

出现两颧红赤、形体消瘦、潮热盗汗、五心烦热、口燥咽干者，加生地黄、生石膏、知母、玄参、淡竹叶；面部、四肢浮肿，乏力，面色欠华，畏寒肢冷者，加茯苓、附子、猪苓、泽泻。

注意：此期尤当警惕"炉烟虽熄，灰中有火"，必要时可加用清热解毒之剂或小剂量激素及免疫抑制剂。

三、诊治心得

1. 肾虚为发病之基础，治当固肾并贯穿始终

无论在狼疮性肾炎的活动期、缓解期和恢复期，肾虚证始终存在。患者由于先天不足，素体肾虚，才在各种诱因作用下发病。故狼疮性肾炎的发病首先当有肾虚，换言之，肾虚为狼疮性肾炎的发病基础。

在急性活动期，患者的证候虽然以实为主，但不可忽视肾虚。《素问·评热病论》曰："邪之所凑，其气必虚。"正是由于肾虚，才导致热毒外袭，出现急性活动期证候。同时，热毒炽盛，消灼气阴，肾元亏耗；更兼大量激素及免疫抑制剂的使用，戕伐肾气。因此，本期辨证虽以实为主，但实中夹虚，不可被热毒实象迷惑，而忽视肾虚。

此后，经治疗或自然缓解，狼疮性肾炎逐渐步入缓解期及恢复期。在缓解期，因前期热毒耗伤阴液，故可出现肾阴虚之证，但阴虚常及气，故缓解期常见肾气阴两虚。此期可仍有余邪未尽，但已经实少虚多，以虚为主。进入恢复期，随着激素的撤减，以及正气亏虚进一步加重，肾气阴两虚之证逐渐加重，甚者可出现阴阳两虚，此期以正虚为主。

因此，在狼疮性肾炎的活动期、缓解期及恢复期，肾虚证始终存在，是狼疮性肾炎发病之基础。随着病情的演变，正邪消长，而表现出阴虚、气虚、阴阳两虚之证。因此，对于狼疮性肾炎的治疗，应始终不忘固肾。急性活动期以邪实为主，也可适当加用黄芪、白术、山药等补肾固精之品。在缓解期及恢复期，更当以补肾为主要治则，益气养阴，乃至温阳。

2. 治肾不忘和血

周师认为，狼疮性肾炎尤当重视和血。在急性活动期，因热毒炽盛，燔灼阴血而致瘀；或由火热灼伤脉络，迫血妄行，血溢脉外，留而不去而成瘀。在缓解期及恢复期，由阴虚而致血中津少，且阴虚生内热，耗伤津液，血滞难行；也可由久病，损及阳气，阳气推动无力，血行不畅而致瘀。故狼疮性肾炎患者可见皮肤瘀斑、关节酸痛、胸闷胀满、舌黯、脉涩等血瘀见证。

此"瘀"当"和"之，既要活血、破血、化瘀，又当循其本而治之——从"瘀"的成因来讲，与热毒之邪、阴虚内热、气（阳）虚导致推动乏力密切相关。单纯的活血化瘀可治其标，但并不能真正做到祛瘀之本。故使用中药治疗时，既要活血化瘀，又当"治其本"。可根据瘀血的轻重程度，选用川芎、赤芍、丹参、桃仁、莪术等药，又当随证选用清热解毒、养阴退热、益气温阳之品，补虚泻实，调其阴阳。只要"瘀"之成因消除，则瘀血不再，新血乃生，血脉和畅，诸证始愈。故治肾不仅要活血，更当和血。

3. 关注多重病理产物，兼调肝脾

水湿、湿热、湿浊、溺毒等邪气，是在本病发生发展过程中常见的内生病理产物，乃水液代谢失调所致，与肾、脾、肝关系密切。

肾为水脏，具有主司和调节全身水液代谢的功能。脾主运化，土能制水。肝主疏泄，调畅三焦。以上三者功能失调则酿生水湿。热毒挟湿，脾胃受困，可出现口苦、纳差、苔腻、便溏等湿热之证。日久正不胜邪，湿浊、溺毒先后滋生。浊毒内生，毒素蓄积，实验室检查可见肾功能恶化。浊毒上泛，又可损及肝脾，出现恶心、呕吐、纳呆、大便溏泻、脉弦等症。以上多种病理产物又可与瘀血相互搏结，使疾病胶结难解，缠绵难愈。而消除以上多重病理产物的中心环节是治肾，同时调理肝脾。可根据临床证型，佐以清热祛湿或调理肝脾之品。

4. 中西结合，相得益彰

糖皮质激素和细胞毒性药物的应用，是现代医学治疗本病的主要手段，具有见效快、疗效确切等优点，但同时药物的副作用较大。故在临床上，应当中西药联合使用，优势互补，协同奏效，但需要准确把握中药的切入点。

第十一节　ANCA 相关性小血管炎

抗中性粒细胞胞质抗体（ANCA）相关血管炎（AAV）是由 ANCA 介导的以小血管壁炎症和纤维素坏死为主要表现的一类系统性疾病，临床包括微型多血管炎（MPA）、肉芽肿性多血管炎（GPA）和嗜酸性肉芽肿性多血管炎（EGPA）。AAV 可导致多脏器受损及功能障碍，最常累及肾脏和肺。AAV 导致的肾脏损害称之为 ANCA 相关肾炎（AAGN）。

AAV 肾脏受累非常常见，活动期多表现为镜下或肉眼血尿、蛋白尿、肾功能下降，半数以上表现为急进性肾小球肾炎。典型病理表现是寡免疫坏死性新月体肾炎，少数可见肾小动脉呈纤维素样坏死。

肾外表现常有发热、疲乏、皮疹、关节痛、体重下降、肌痛等非特异性症状。较为常见的肾外受累器官为肺、皮肤、关节等。MPA 患者更容易出现肺间质纤维化，肺部病变常有咳嗽、痰中带血甚至咯血，严重者出现呼吸衰竭，危及生命。GPA 患者更容易出现耳、鼻、咽喉、眼部受累。哮喘和嗜酸粒细胞增多是 EGPA 的临床特征。

在实验室检查中，ANCA 是原发性小血管炎诊断、监测疾病活动和预测疾病复发的重要指标，特异性和敏感性均较好。ANCA 是一组以中性粒细胞和单核细胞的胞质成分为靶抗原的抗体总称。胞浆型 ANCA（cANCA）的主要靶抗原是蛋白酶 3（PR3），环核型 ANCA（pANCA）的主要靶抗原是髓过氧化物酶（MPO）。AAV 患者在活动期常有血沉快，CRP 阳性，血常规检查常有白细胞和血小板增高，正细胞正色素性贫血。补体 C3 多为正常或轻度下降。

目前公认用来判断 AAV 全身病情活动的临床指标是伯明翰血管炎活动度评分（BVAS）。BVAS 分值越高，表明疾病越处于活动状态，同时提示预后越差。

AAV 的治疗分为诱导治疗、维持缓解治疗及针对复发的治疗。治疗目标分别是：在诱导治疗阶段，控制疾病活动，争取达到完全缓解。

在维持治疗阶段，防止疾病复发，并尽可能减少治疗相关不良反应，长期保护受累脏器功能。

诱导缓解期，系统性 AAV（危及肾脏或其他脏器，血肌酐 < 500μmol/L），给予激素冲击 +MMF/CYC/ 利妥昔单抗（RTX），或合用血浆置换。重症 AAV（肾脏或其他重要脏器衰竭，血肌酐 > 500μmol/L），给予激素冲击 +MMF/CYC/RTX+ 血浆置换。顽固性 AAV（对现有治疗无反应的进展性疾病），RTX 与 CYC 切换，或静脉用丙种球蛋白。维持缓解期，给予小剂量激素联合静脉 CYC 或硫唑嘌呤（AZA）/MMF/ 来氟米特（LEF）维持治疗。

针对复发的治疗，目前尚缺乏循证医学证据。在病情出现小波动时，可以适当增加激素和免疫抑制剂的剂量。当病情出现大反复时，如肺咯血，则需要重新开始诱导缓解治疗。感染是 AAV 患者重要的合并症和致死因素，也是疾病复发的诱因之一。对接受大剂量激素或者联合免疫抑制剂治疗的患者，应预防卡氏肺孢子虫肺炎（PCP）感染，可使用复方磺胺甲基异恶唑（SMZ–CO）。

传统中医学无"小血管炎"病名，但根据临床证候，可将其归于中医"血痹"一类疾病；当病变累及肾脏时，可归于中医的"尿血""水肿""关格""癃闭""虚劳"。

一、病因病机

（一）常见病因

1. 内因

（1）禀赋不足：先天禀赋不足，气血亏虚，卫外不固，外邪侵袭，脉络受损。

（2）劳逸不当：劳逸过度，将息失调，精气亏损，卫外不固，外邪乘虚而入。

（3）久病体虚：老年体虚，肝肾不足，或久病气血不足，腠理空虚，易感外邪。

2.外因

（1）外感毒热之邪：邪袭血脉，瘀血内停，气机郁滞，不通则痛，内扰肾络，精微物质外泄。

（2）外感风湿之邪：风湿之邪壅于血络，痹阻气机，内扰肾络，精微不固。

（二）基本病机

本病的病位在血络，基本病理是络脉阻滞，病机特点是本虚邪实。邪气袭络，使热毒、湿热、血瘀、痰湿等诸邪壅滞于血络之中，阻碍气血运行、津液输布。肾络受阻，肾虚不固，则精微下泄。诸邪迫血妄行，血溢脉外，则出现血尿。热毒伤肾，肾失开阖，出现水肿。血痹日久，导致全身气血津液运行失常，脏腑功能失调，正气亏虚，可见多脏腑的异常症状。于肾而言，则阴阳失调，浊毒内停，可出现小便不通、呕恶之关格危象。

二、辨证论治

1.热毒炽盛

【症状】高热，烦躁口渴，关节疼痛，皮肤可出现瘀点瘀斑，甚则神昏谵语，抽搐。肢体浮肿，或见吐血，衄血，尿血，蛋白尿，口干便秘。舌红，苔黄腻，脉洪数或滑数。

【治则】清热解毒，凉血止血。

【方药】犀角地黄汤加减。常用药物：水牛角、生地黄、牡丹皮、赤芍、知母、黄芩、栀子、金银花、连翘、白花蛇舌草。

【方解】水牛角、生地黄、赤芍、牡丹皮清热解毒、凉血散瘀；黄芩、栀子清热凉血；金银花、连翘疏风清热解毒；白花蛇舌草清利下焦湿热。

【加减】气血亏虚者，加用黄芪、当归、白术、山药、山茱萸等以补气生血摄血；兼咳嗽咯血者，加用旋覆花、代赭石等以降逆平冲止血；尿血者，加藕节炭、地榆炭、大小蓟凉血止血。

2. 风湿内扰

【症状】主症：尿多泡沫（尿蛋白定量 ≥ 1.0g/24h，或兼有多形性红细胞尿），或尿蛋白定量在 0.5 ~ 1.0g/24h，但肾病理出现肾小球内弥漫性细胞增生（内皮细胞，系膜细胞）、细胞性新月体、节段性毛细血管祥坏死、白金耳、肾间质单核细胞浸润等。次症：可见水肿，腰困、重、痛，关节/肌肉肿痛、酸楚，皮肤斑疹，恶风发热。舌脉：脉细滑或弦，舌苔薄腻。

【治则】祛风化湿。

【方药】防己黄芪汤加减。常用药物：黄芪、穿山龙、汉防己、炒白术、防风、炒白芍、茯苓、薏苡仁、鬼箭羽、青风藤。

【方解】黄芪、白术、防风固表祛风，防己、穿山龙、鬼箭羽、青风藤祛风化湿，炒白芍养血敛阴，茯苓、薏苡仁健脾化湿。

【加减】水肿明显者，加泽泻、车前草、猪苓利水消肿；瘀血明显者，加落得打、莪术活血消癥。

3. 阴虚内热

【症状】低热咽干，颜面潮红，关节隐痛，腰酸乏力，手足心热，颧红盗汗，浮肿渐退，血尿久久不消。舌红，少苔，脉细数。

【治则】滋阴降火。

【方药】知柏地黄汤合二至丸加减。常用药物：知母、黄柏、生地黄、山药、山茱萸、牡丹皮、茯苓、泽泻、女贞子、墨旱莲、青蒿、玄参、丹参、地骨皮。

【方解】知母、黄柏滋阴降火；生地黄、山药、山茱萸，补肝脾肾三脏；牡丹皮、茯苓、泽泻，泻肝脾肾三脏；二至丸补肝肾阴血；青蒿、玄参滋阴，清虚热；丹参活血止痛，清心凉血；地骨皮退热凉血除蒸。

【加减】伴头晕、头痛者，加天麻、石决明平抑肝阳；尿血较重者，加仙鹤草、茜草止血；口干、五心烦热者，加玄参、金银花、蒲公英；心悸、气短者，加五味子。

4. 气血不足

【症状】倦怠乏力，腰膝酸软，心悸心慌，蛋白尿，血尿，舌质淡，苔薄白，脉细弱。

【治则】健脾益气。

【方药】黄芪四君子汤合水陆二仙丹加减。常用药物：黄芪、太子参、茯苓、白术、山药、当归、仙鹤草、大枣、茜草、侧柏叶、金樱子、芡实。

【方解】黄芪、太子参、白术、山药、茯苓健脾益气利湿；当归、大枣养血补血；仙鹤草、侧柏叶收敛止血。

【加减】纳呆食少者，加炒谷芽、炒麦芽健脾开胃消积；大便溏薄者，加木香、诃子、焦神曲，健脾燥湿止泻。

5. 脾肾阳虚

【症状】神疲乏力，纳呆腹胀，腰膝酸软，畏寒肢冷，下肢水肿，蛋白尿及血尿久久不消，肾功能衰退。舌质淡，苔白，脉沉。

【治则】温补脾肾，调气活血。

【方药】参苓白术散加淫羊藿、杜仲加减。常用药物：党参、黄芪、白术、茯苓、山药、薏苡仁、泽泻、生地黄、熟地黄、淫羊藿、杜仲、丹参。

【方解】党参、黄芪、白术、茯苓、山药、薏苡仁益气健脾化湿；淫羊藿、杜仲补益肾阳；生、熟地黄滋阴养血；泽泻利水渗湿，泄热；丹参活血止痛，清心凉血。

【加减】肾络瘀痹者，加三七粉、地龙、积雪草等；腰膝酸软者，加川续断、狗脊，以强腰膝。

6. 络脉瘀阻

【症状】手指紫黯，遇冷尤甚，面色灰滞，腰酸腰痛，疼痛点固定，持续镜下血尿。舌黯苔白，脉细涩。

【治则】养血活血通络。

【方药】桃红四物汤加减。常用药物：生地黄、当归、川芎、赤芍、白芍、牡丹皮、桃仁、红花、牛膝。

【方解】生地黄、当归、白芍滋阴养血，桃仁、红花、川芎、赤芍活血通络，牡丹皮凉血清热、活血散瘀，牛膝逐瘀通经，引血下行。

【加减】气虚者，加黄芪、党参；阴虚者，加知母、青蒿、二至丸；络脉之瘀较为顽固者，选用三棱、莪术等破血之力较强的药物，或地龙、僵蚕等虫类药。

三、诊治心得

1. 积极控制感染

周师认为，长期使用激素及免疫抑制剂，AAV 患者易罹患各种感染。对于有感染者，应根据感染部位及症状，及时给予中医药治疗。如对于上焦风热，周师喜用防风、荆芥、金银花、连翘疏风清热；出现下焦湿热，则应用黄柏、苦参、知母、茵陈等清热化湿。咳嗽初起，予桔梗、白前、前胡，降气化痰，疏散风热。外感日久，久咳不愈者，予款冬花、紫菀、百部、炙枇杷叶润肺止咳。久病体虚者，予黄芪、太子参益气养阴，山茱萸、淫羊藿、熟地黄补益肝肾。

2. 重视治疗激素相关证候

周师认为，AAV 使用激素大剂量时，可出现阴虚火旺证候，如面色潮红、心悸心烦、失眠等。周师用女贞子、墨旱莲、黄柏、知母以滋阴降火。

激素长期口服后，在逐渐撤减过程中，因体内正常的皮质醇激素分泌功能尚未恢复，导致患者出现肾阳亏虚证候，如神疲乏力、畏寒肢冷。此时周师选用淫羊藿、巴戟天、熟地黄、黄精、山茱萸等中药治疗。

3. 重视对风湿的治疗

周师指出，"风湿"是导致 AAV 最常见、最重要的病因和证候。它不仅是 AAV 的始作俑者，还导致病情的活动和加速进展，因此是疾病过程中的独立危险因素，影响着疾病的发生、发展、预后和疗效。同时，风湿与虚、瘀、热等存在着密切的关联，是病情变化的关键环节。

风湿相合，内扰于肾，可见不同程度的蛋白尿；继则损伤肾之阴精，而致阴阳失调，气血逆乱；阴病及阳，即肾阴不足，可引起肾阳不足；病久则可见气阴两虚、阴阳俱虚的证候。

在疾病过程中，医生如果善于辨别风湿内扰之证，及时加用汉防己、穿山龙、豨莶草、徐长卿等祛风化湿中药，或加用雷公藤多苷片等祛风化湿中成药，多能够控制甚至逆转疾病进展。

4. 重视对瘀血的治疗

瘀血证贯穿本病的始终，包括因热致瘀、因虚致瘀、气滞血瘀等。可通过四诊（面色灰黯、肌肤甲错、局部刺痛、舌黯脉涩等）、实验室检查（血液高凝状态、纤维蛋白原增高等）、肾病理检查（肾小球硬化、球囊粘连、纤维新月体、肾小管萎缩、肾间质纤维化等）明确血瘀证的诊断，并根据瘀血程度，给予活血、祛瘀、消癥等治疗。

第十二节　过敏性紫癜性肾炎

过敏性紫癜性肾炎一般简称为紫癜性肾炎，是临床常见的继发性肾病。其病变属于系统性小血管炎，主要累及皮肤、关节、胃肠道和肾脏。其病理特点是含有 IgA 的免疫复合物沉积于受累脏器的小血管壁引起的炎症反应。

本病好发于儿童，也可见于成人，男性略多。多发于冬春季，约1/4 患者有过敏史，涉及某些食物（如蛋、奶、鱼、虾、蟹、羊肉等），以及药物（如某些抗生素、接种的疫苗等）。约 1/3 患者有前驱感染史。

本病临床常表现为出血性皮疹、关节痛、腹痛、便血、血尿、蛋白尿、腰痛、水肿、肾功能损伤等。皮疹一般多发于四肢，但也可发生于臀部和躯干，多为略高于皮肤的出血性斑点。胃肠道表现为腹部绞痛，恶心、呕吐、黑便或鲜血便等。关节受累多发于踝关节和膝关节，而肘关节和腕关节少见。肾脏病变常发生于其他脏器受累后数天或数周，多为镜下血尿和蛋白尿，肉眼血尿少见，近一半患者表现为肾病综合征。

根据不同的临床表现，可分别归属于中医的"发斑""斑毒""肌衄""葡萄疫""痹病""腹痛""水肿""尿血""腰痛""虚劳"等疾病范畴。

一、病因病机

（一）常见病因

1. 感受外邪

现代医学发现，过敏性紫癜性肾炎患者中，1/3的患者有细菌、病毒等前驱感染史。传统中医学亦认为，感受外邪为本病的常见病因，如《外科正宗》指出："葡萄疫，其患多见于小儿，感受四时不正之气，郁于皮肤不散，结成大小青紫斑点，色若葡萄，发在遍身头面。"《证治准绳·疡医》："夫紫癜风者，由皮肤生紫点，搔之皮起，而不痒痛者是也。此皆风湿邪气客于腠理，气血相搏，致荣卫否涩，风冷在肌肉间，故令色紫也。"《诸病源候论·小儿杂病诸候》："斑毒之病，是热气入胃，而胃主肌肉，是热挟毒蕴积于胃，毒气熏发于肌肉，状如蚊蚤所啮，赤斑起，周匝遍体。"《温病条辨》："温邪郁于肌表血分，故必发斑疹也。"《医宗金鉴·外科心法要诀·葡萄疫》："此证多因婴儿感受疫疠之气，郁于皮肤，凝结而成。大、小青紫斑点，色状若葡萄，发于遍身，惟腿胫居多。"

综上，风寒湿热等外邪，或疫疠之气等，均可成为过敏性紫癜的病因。

2. 正气亏虚

先天禀赋不足，肺脾肾亏虚，这是紫癜性肾炎发病的内因。

肾虚为根本，肾虚则外邪易于侵袭内陷，正如《诸病源候论》所指出的"风邪入于少阴则尿血"。脾肺亏虚，气血不足，营卫不固，易感外邪。许多过敏性紫癜性肾炎的患儿，往往同时合并过敏性鼻炎和哮喘，究其根本，均为肺脾亏虚。

3.其他因素

如某些人在进食蛋、奶、鱼、虾、蟹等食物或使用某些药物（如抗生素和疫苗）后，出现过敏性紫癜性肾炎。

（二）基本病机

过敏性紫癜性肾炎患者的发病特点为：多发于冬春季，约 1/4 患者有过敏史，1/3 患者有前驱感染史；病变主要累及皮肤、关节、胃肠道和肾脏，属于系统性小血管炎等。根据这些特点，周师认为，本病发病主要涉及正气亏虚和邪气袭扰两个方面，其病位涉及肺、脾、肾等脏，主要在营血分。

具体而言，多数患者往往有肺脾肾亏虚，正气不足，因而风寒湿热等邪气袭扰，由表及里，乘虚内陷及肾，故外见皮肤、关节病变，内涉胃肠道及肾脏病变。病变以皮肤紫癜、尿血、黑便等较为常见，提示病变以血分为主，病理检查显示本病为系统性小血管炎，可以作为佐证。

周师认为，本病病机之要点，往往涉及虚实两端：患者初病，往往以风湿郁热、扰动血络、迫血妄行为主；后期病延日久，肺脾肾之虚益甚，气不摄血，血溢脉外。临床辨证时当注意分清标本虚实，斟酌先后缓急。

二、辨证论治

1.风湿热毒，扰动血络

【症状】急性起病，初起可伴有恶寒发热，继而皮肤出现红色斑点，颜色鲜红，下肢和臀部多发，常对称分布。或伴关节酸痛，腹痛，便血，尿血，双下肢浮肿。尿检可有血尿、蛋白尿。舌偏红，苔薄黄或腻，脉浮数。

【治则】祛风湿，清热毒，宁血络。

【方药】麻黄连翘赤小豆汤合小蓟饮子加减。常用药物：炙麻黄、连翘、赤小豆、金银花、蒲公英、汉防己、大蓟、小蓟、白茅根、赤芍、生地黄、牡丹皮等。

【方解】炙麻黄、汉防己、赤小豆等祛风除湿，金银花、连翘、蒲公英等清热解毒，大小蓟、白茅根、生地黄、牡丹皮、赤芍等凉血行瘀、宁络止血。

【加减】若风寒湿已化热，或以风热为主者，可去麻黄，加用桑叶、菊花、蝉蜕等，以疏散风热为主；热毒明显者，再加玄参、紫花地丁、板蓝根等；气分热重者，加用石膏、知母；风湿内盛，关节疼痛明显，尿中蛋白较多者，如肾病理检查见有较急重的风湿免疫性炎性反应，如较多细胞性新月体形成，可加用徐长卿、穿山龙等祛风湿，甚者再加雷公藤多苷片，加强祛风湿力量，必要时可以配合糖皮质激素和免疫抑制剂，加强对活动性病变的控制，挽救肾功能损伤；下焦湿热明显者，可加用白花蛇舌草、滑石、石韦等；反复血尿不消者，可加用三七粉、藕节等行瘀宁络止血。

2.热毒炽盛，损伤血络

【症状】皮肤紫癜、紫斑密布，甚则融合成片，颜色鲜红，可伴发热，口干，口渴，心烦，或伴便血，尿血，小便黄赤，大便秘结。尿检可有血尿、蛋白尿。舌红或绛，苔薄黄，脉数。

【治则】清热解毒，凉血消斑。

【方药】犀角地黄汤、五味消毒饮合小蓟饮子加减。常用药物：水牛角、赤芍、生地黄、牡丹皮、金银花、连翘、蒲公英、紫花地丁、大蓟、小蓟、白茅根、生蒲黄等。

【方解】金银花、连翘、蒲公英、紫花地丁等清热解毒，水牛角、生地黄、牡丹皮、赤芍等清热凉血消斑，大小蓟、白茅根、生蒲黄等凉血行瘀、宁络止血。

【加减】若热毒炽盛，心烦口渴，红斑不退者，再加石膏、知母、栀子、黄连、大青叶、板蓝根等，加强清热解毒、凉血化斑的功效；鼻衄、尿血等明显者，加用栀子、侧柏叶、三七粉等泻火凉血、行瘀止血；便血者，加用生地榆、槐花等凉血化瘀止血。

3.气阴两虚，虚火伤络

【症状】倦怠乏力，头晕心慌，腰膝酸软，口干咽燥，五心烦热，紫癜渐退，大便偏干，小便偏黄，舌偏红，苔黄或苔少而干，脉细数。

【治则】益气养阴，降火宁络。

【方药】生脉饮合知柏地黄汤加减。常用药物：太子参、麦冬、五味子、生地黄、山茱萸、山药、女贞子、墨旱莲、牡丹皮、知母、黄柏等。

【方解】方中太子参、麦冬、五味子益气养阴，生地黄、山茱萸、山药、女贞子、墨旱莲等滋阴补肾，知母、黄柏、牡丹皮清虚热，宁血络。

【加减】若阴虚明显，口燥咽干、便秘者，加大量南沙参、玄参、天花粉，以滋阴清热润燥；阴虚内热，烦躁不寐，或伴盗汗者，可加百合、龙骨、牡蛎、酸枣仁等，养阴清热、敛汗安神；若虚火灼络，尿血者，加大小蓟、白茅根、马鞭草等凉血止血。

4.脾肾亏虚，气不摄血

【症状】皮肤紫癜、肾病反复发作，迁延难愈，劳累时加重。精神不振，面色欠华，气短乏力，腰膝酸软，不耐劳作，大便时溏，夜尿频多。舌淡苔白，脉沉无力。

【治则】补益脾肾，益气固摄。

【方药】归脾汤合水陆二仙丹加减。常用药物：生黄芪、党参、炒白术、茯苓、当归、生地黄、炒白芍、山茱萸、山药、金樱子、芡实、桑寄生、杜仲等。

【方解】生黄芪、党参、炒白术、茯苓、山药等益气健脾，桑寄生、杜仲、生地黄、金樱子、芡实、山药、山茱萸等补肾固肾，生地黄、当归、炒白芍养血和血。

【加减】若气血亏虚，固摄无力，乏力明显，反复紫癜发作者，可加仙鹤草、大枣，加强补气养血固摄之力；肾虚腰痛，夜尿频多者，可再加续断、菟丝子、覆盆子等，加强补肾固肾之力；胃纳不佳者，可加用佛手、焦神曲、炒麦芽等消食和胃；兼有风湿内扰，反复尿蛋白者，在大量应用黄芪基础上，加用汉防己、徐长卿、穿山龙等祛风湿之品；反复血尿不止者，加侧柏叶、三七粉、藕节，以行瘀宁络止血。

三、诊治心得

1. 重视扶正，脾肾为本

过敏性紫癜性肾炎患者的证候，因患者的体质不同或处在疾病的不同阶段，确实有偏实和偏虚的不同。如在疾病初期，往往表现为紫癜密布，此起彼伏，甚则融合成片，颜色鲜红，伴发热，口干口渴，心烦，或伴便血，尿血，小便黄赤，大便秘结等，呈现一派热毒炽盛、迫血妄行之象，证候固然偏实。而到了疾病后期，紫癜、肾病反复发作，迁延难愈，劳累时常常加重，伴面色不华，神疲乏力，头晕心慌，口干咽燥，五心烦热，腰膝酸软，不耐劳作，大便时溏，夜尿频多，舌淡脉弱等，乃肺脾肾亏虚之象尽显。

周师认为，综合分析紫癜性肾炎患者的体质及发病情况，就可发现不少患者素体亏虚，容易反复感冒；某些患者还有过敏性鼻炎、哮喘等病史；还有许多患者对多种食物和药物过敏。以上种种情况，均提示这些患者先天禀赋不足，肺脾肾亏虚。一旦感受外邪，则易乘虚内陷致病，而出现皮肤紫癜、关节痛、腹痛、便血、蛋白尿、血尿等表现。故周师认为，紫癜性肾炎的发病，外邪袭扰固然为发病的重要诱因，而正气的亏虚，尤其是脾肾的亏虚，则为发病的基础和前提。所以在治疗上，周师强调，急则治标，缓则治本。在疾病的发作及活动阶段，中医治疗以清热解毒、凉血化斑为主；到了后期，则常以健脾益肾收功。

2. 重视风湿扰肾

一般认为，紫癜性肾炎常见的病邪有风热、热毒、血热、瘀血等。但周师认为，风湿亦为本病常见的致病因素。正如《证治准绳·疡医》所述："夫紫癜风者，……此皆风湿邪气客于腠理，气血相搏，致荣卫否涩，风冷在肌肉间，故令色紫也。"而"伤于湿者，下先受之"，故皮疹常发于下肢。湿必以风为先导，故皮疹时发时消，反复发作。

周师进一步认为，本病患者的泡沫尿，尿检出现的大量蛋白尿、血

周锦肾病临证经验实录

尿，血肌酐的突然升高，以及肾病理检查提示的免疫炎性反应的活动性病变，如系膜增生，较多细胞性新月体形成，纤维素样坏死等，均为风湿扰肾的微观证据，为临床使用抗风湿中药进行治疗以及使用激素和免疫抑制剂等药物控制本病的急性活动病变提供了依据。根据风湿扰肾的轻重程度，周师常常选用汉防己、穿山龙、白芍总苷、雷公藤多苷片等治疗，必要时加用糖皮质激素和免疫抑制剂。

3. 重视凉血行瘀、宁络止血

周师认为，紫癜性肾炎出现的皮肤紫癜及尿血、便血等出血性临床表现，以及病理检查为系统性小血管炎，均提示本病主要累及血分。

至于导致出血之病机关键，周师赞同张景岳的观点，主要责之于"火盛"和"气伤"两个方面。"火盛"包括实火与虚火两个方面。实火者，火热毒邪炽盛，迫血妄行，可见皮肤密布鲜红色紫癜、紫斑，可伴尿血、便血、衄血等，血色鲜红，势急量多，同时伴有一系列热毒炽盛的表现，如发热，口干，口渴，心烦，尿赤，便秘，舌红绛，苔黄，脉数等。周师常以犀角地黄汤合五味消毒饮或黄连解毒汤等治疗。虚火多为阴虚火旺，亦可灼伤血络，出现紫癜、牙龈出血、尿血等，往往血色偏淡，常因烦劳而诱发，同时伴见一系列阴虚火旺的表现，如咽干口燥，五心烦热，潮热盗汗，舌红苔少，脉细数等。周师常以知柏地黄汤加味治疗。"气伤"者，气虚不能摄血，常常出现紫癜反复发作，久病不愈，劳累后加重，伴神疲乏力，面色不华，头晕目眩，食欲不振，腰膝酸软，舌淡脉弱等一系列肺脾肾气虚的表现。治疗上，周师主张以归脾汤加味。

对于紫癜性肾炎患者，周师认为，止血固然是首务，而行瘀亦为要点。诚如唐容川在《血证论》中指出的："离经之血在身，不能加于好血，而反阻新血之化机，故血证总以去瘀为要。"所谓瘀血不去，新血不生，故行瘀为重要一环。根据患者病情之不同，或以凉血行瘀，或以补气行瘀，或以滋阴行瘀。

第十三节　乙肝相关性肾炎

乙肝相关肾炎是指乙肝病毒感染人体后，通过免疫反应形成免疫复合物，导致肾小球损伤的疾病，可以表现为不同程度水肿和疲乏无力，尿检可见镜下血尿、蛋白尿，甚者出现肾病综合征（大量蛋白尿＞3.5g/d，低蛋白血症＜30g/d，水肿，高脂血症）。乙肝相关肾炎的诊断标准：①血清乙型肝炎抗原阳性；②患有肾小球肾炎并可除外狼疮性肾炎等继发性肾小球肾炎；③肾脏病理中需要找到乙型肝炎的抗体。其中第3条最为基本，缺此不可。

乙肝病毒相关性肾炎属中医"水肿""胁痛"等疾病范畴。周师认为，本病多由于先天不足，饮食不洁，起居不慎，感受湿热、疫毒之邪，肝失疏泄，脾失健运，波及肾脏。肾失泄浊之职，精微外泄，故出现蛋白尿、血尿。

一、病因病机

1. 正气亏虚为本

周师认为，本病的发生、发展及变化与致病邪气的性质、人体正气的强弱有密切的关系，而正虚是发病之本。由于饮食不洁，起居不慎，情志不调，耗伤正气，导致正气亏虚，此为发病的内因。"邪之所凑，其气必虚"，只有在肝脾功能失调、正气虚弱之时，致病邪气才能乘虚而入。

2. 湿热夹毒为直接病因

湿热夹毒侵袭人体是本病的直接病因。肝藏血而以疏泄为用，肝气条达，气机通畅，五脏乃和，六腑则安。若外感湿热夹毒，致肝气郁结，疏泄无权，则脏腑经络失调，气机不畅，气滞则血瘀。肝病及肾，子病犯母，肾之气血运行不畅，封藏失职，精微外泄，则出现蛋白尿、血尿。肝失条达，肾失封藏，则气滞血瘀，这是本病的基本病理变化。

3. 病位在肝、肾，常波及脾

肾为先天之本，肝肾乙癸同源，肝肾同居下焦。肝藏血，肾藏精，肝血可转化为肾精，肾精也可转化为肝血。肝肾之血精，又同源于肾水，肾水足则精血才能充实。病理情况下，肝肾相互影响。情志失调，郁怒伤肝，致肝气郁滞，日久化火伤阴。或外感湿热、毒疫之邪，损伤肝胆。浊毒之邪，质浊性热，瘀滞日久，耗气伤阴。以上均可导致肝肾阴亏，肾失封藏，精微外泄，而出现蛋白尿、血尿。

脾胃为后天之本，气血生化之源，可运化水谷精微，而肝之疏泄有助于脾胃的运化功能。《金匮要略》云："见肝之病，知肝传脾，当先实脾。"可见肝脾两脏在生理、病理上均有密切的联系，若肝木失于条达，木郁土壅，则致肝脾俱伤。

周师认为，湿热夹毒侵袭人体，加之正气亏虚，湿热蕴结于肝胆。肝失条达，疏泄失职，气机升降失常，则气血瘀滞。波及于肾时，多为久病，湿热邪毒已不再旺盛，而正气大亏。故本病初期以肝病及脾、肾络痹阻为主要表现；进一步发展则湿热耗伤真阴，出现肝肾阴亏之象；日久则正气耗伤，痰瘀内阻，出现明显的气阴两虚、夹痰夹瘀之象。

二、辨证论治

1. 肝脾失调，肾络痹阻

【症状】多见尿血或泡沫尿，偶见水肿，或见腹胀便溏，面色晦黯，龈衄等。舌质黯红，苔腻或黄，脉沉弦涩。

【治则】调理肝脾，祛痰通络，逐瘀利水。

【方药】逍遥散加香砂六君子汤加减。常用药物：柴胡、当归、白芍、木香、砂仁、陈皮、法半夏、白术、防风、生黄芪、益母草、茯苓等。

【方解】柴胡、当归、白芍、木香疏肝理气；砂仁、陈皮、法半夏、白术、防风、生黄芪健脾化湿；益母草、茯苓化瘀利水。

【加减】腰痛者，加桑寄生、川续断、杜仲；水湿潴留，发为水肿者，加浮萍、猪苓、车前子、椒目、冬瓜皮；湿郁化热，出现心烦尿赤、大便黏滞者，加积雪草、鬼箭羽、黄连、虎杖、白花蛇舌草等清利湿热。

2. 肝肾阴虚，络虚瘀阻

【症状】头晕目眩，肝区隐痛，尿浊或尿血，或见浮肿。伴健忘失眠多梦，咽干口燥，腰膝酸软；或五心烦热，颧红盗汗，男子遗精，女子月经量少或闭经，舌红少苔，脉细数。

【治则】平补肝肾，和络逐瘀，滋阴利水。

【方药】杞菊地黄汤或一贯煎合猪苓汤加减。常用药物：枸杞子、菊花、生地黄、山茱萸、山药、牡丹皮、茯苓、泽泻、白芍、北沙参、麦冬、川楝子、当归、益母草、白茅根等。

【方解】枸杞子、菊花、生地黄、山茱萸、山药、牡丹皮、茯苓、泽泻滋补肝肾之阴；当归、益母草活血化瘀；川楝子疏肝；白芍、北沙参、麦冬、白茅根育阴利水。

【加减】口干咽燥、舌红少津者，加石膏、知母、石斛；潮热汗出者，加地骨皮、山茱萸；睡眠欠佳者，加首乌藤、煅龙骨、煅牡蛎、酸枣仁等。

3. 气阴两虚，痰瘀停络

【症状】尿浊，腰痛，或浮肿，面色无华，少气乏力，或易感冒，午后低热，或手足心热，口干咽燥或咽部黯红、咽痛。舌质黯红或偏淡紫，苔薄白，脉细涩或弱。

【治则】益气养阴，通络逐瘀。

【方药】生脉散合六味地黄汤加减。常用药物：西洋参、麦冬、五味子、丹参、生地黄、山茱萸、山药、泽泻、茯苓、牡丹皮、黄芪、黄柏、益母草等。

【方解】西洋参、黄芪、麦冬、五味子益气养阴；生地黄、山茱萸、山药、泽泻、茯苓、牡丹皮补益肾阴；牡丹皮、黄柏凉血，清湿热余毒；益母草、丹参活血通络。

【加减】浮肿、舌质紫黯者，考虑血瘀水停，加赤芍、牛膝以活血利水；倦怠乏力、少气懒言为甚者，加大生黄芪剂量，并加党参、炒白术；血尿甚，五心烦热者，予侧柏叶、生地榆、白茅根、大蓟、小蓟、仙鹤草。

三、诊治心得

1. 重视后天，健脾和胃

脾胃为后天之本，气血生化之源，若脾胃虚弱，外邪侵袭，则可致脾失健运，胃失和降，气血生化无源，导致正气亏虚，不能抵御外邪。肾病治疗过程中，多种药物也可损伤脾胃。因此，在本病治疗过程中，要顾护脾胃，提高机体免疫力，从而延缓疾病发展。

脾胃同居中焦，脾主升清，宜升则健；胃主通降，通降则和。中焦为气机升降之枢纽，升降失职则现"滞"，纳化失常则不运，因此治疗时重点强调一个"动"字。在用药上，周师认为，药性轻灵、平和、运动，才能达到调整脾运胃降、调整气机的作用。因此，健脾和胃贵在"和"，用药多用轻清之品。故周师理气用理气而不伤阴之香橼、佛手等，化湿浊用藿香、砂仁、陈皮等辛温而不燥烈之品，消食积用莱菔子、鸡内金等亦食亦药之品，滋阴用补而不腻的百合、石斛等，调补脾胃用平淡之太子参、山药、白扁豆。

2. 用药当分清主次，临证加减，全面兼顾

周师认为，本病治疗当从整体着眼，分清轻重主次，做到标本同治，注重根据局部证候以选药。胃脘堵闷者，加枳实、厚朴、香橼；恶心干呕者，加陈皮、半夏、竹茹、紫苏梗；嗳气频繁者，加旋覆花、代赭石；腹部胀满者，加大腹皮、枳壳、广木香；纳呆者，加焦山楂、焦神曲、炒谷麦芽、炒鸡内金、炒莱菔子；夜寐欠安者，加莲子心、首乌藤、生龙齿、百合、远志；大便秘结者，加元明粉、芦荟、大黄、瓜蒌、火麻仁；口干口苦者，加茵陈、黄芩、黄连、生地黄、麦冬、天花粉；右胁疼痛，牵及后背部者，加柴胡、香附、葛根；伴呕血、黑便者，加白及、三七粉、仙鹤草、地榆炭；有黄疸者，加茵陈、大黄；有转氨酶升高者，常选用龙胆草、五味子、垂盆草等。

第十四节 高血压肾损害

现代医学将原发性高血压造成的肾脏结构和功能改变称为高血压肾损害。陈香美院士指出：患原发性高血压5～10年后，若尿中出现微量或轻、中度蛋白，应首先考虑早期高血压肾损害。

由于本病呈渐进发展，早期证候十分隐匿，极易被忽视，因此积极预防、早发现、早干预，可有效控制高血压早期肾损害，对延缓肾功能进行性损害有重要的意义。

高血压的治疗不仅是将血压控制至靶目标水平，对靶器官的保护也十分重要。周师指出，中医从整体观念出发，采用辨证论治为主，能够多途径、多靶点调控脏腑阴阳平衡，不仅可以改善临床症状，而且在延缓高血压靶器官损害等方面具有一定的优势。

美国研究人员在2000年统计终末期肾病的病因时发现，高血压肾损害占15.3%；至2011年，则占24%，成为第二大病因；至2018年，则占38%。国内有研究显示，高血压患者的肾脏并发症发生率为42%，仅次于心脏并发症；在我国，高血压肾损害是除糖尿病肾脏病和肾小球肾炎之外，最常见的导致终末期肾病的病因（约占17%）。

高血压肾损害的发病机制复杂，目前认为，其发生和发展与遗传易感性、代谢异常、血流动力学改变、肾素 – 血管紧张素系统过度激活、氧化应激与炎症反应等多种因素相互作用有关。

随着科学研究的不断深入，肠道菌群介导的免疫炎症反应越来越多地被认为与多种疾病相关，其中关于肠道菌群与高血压、慢性肾脏病的发生和发展的相关研究，近年来取得了较大的进展。研究发现，肠道菌群介导的免疫反应与高血压、慢性肾脏病三者之间，除细菌壁及脂多糖外，主要通过短链脂肪酸、血管紧张素Ⅱ、氧化三甲胺等相互联系；而高血压和慢性肾脏病的发生、发展，又破坏了原有的肠道菌群组成，进而促进了高血压和慢性肾脏病的发展。

近年来，国内外多位学者提出了"肾－肠轴"学说和"慢性肾脏病－结肠轴"概念，其核心思想均是强调肠道微生态在慢性肾脏病进展中的重要作用。而从中医学角度来看，"脾胃"实现其生理功能的主要部位和场所就是肠道。就中医脏腑理论而言，脾、胃、大肠、小肠共同构成了一个广义的脾胃消化系统，在人体水谷运化、气血生成过程中发挥了重要作用，属于同一功能体系。其中，脾在整个消化系统中起着统领作用，消化系统功能的发挥有赖于脾的功能。因此周师认为，肠道菌群所居部位虽在胃肠，然而其功能实属脾胃。另外，周师指出，本病因脾胃虚弱、运化失司、生化乏源而表现出的各种临床症状，使用中药从脾胃角度调理诸脏腑，可达到防治高血压肾损害的目的，其机制与对肠道微生态及肠道菌群代谢的调节有异曲同工之妙。

一、病因病机

中医古籍中并未见"高血压肾损害"的明确记载，但根据其临床症状和体征，周师指出，可将本病归属于中医的"眩晕""头痛""肾劳""肾风"范畴。中医学认为，本病病机复杂，在病变过程中多虚实并见，各种病因彼此影响，病机相互兼夹并相互转化。

周师认为，高血压肾损害早期的启动因素及其发展转归的根本因素为肾精亏虚。肾主藏精，若精血亏虚，肾阴不足，则水不涵木，肝风（阳）亢动，下扰肾关，导致肾脏受风邪侵袭。她认为，与急、慢性肾炎常因外风导致病情加重不同，本病多为内风侵袭，导致肾脏功能受损。《素问·风论》《太平圣惠方·治肾脏中风诸方》称之为"肾中风"或"肾风"，并将"肾风"的症状描述为浮肿、腰痛、面色熏黑等，与高血压肾损害的主要证候相吻合，体现了疾病慢性进展的过程。这些临床表现与风邪扰肾，导致肾元亏虚进一步加重有关。

另外，风性开泄，善行而数变；肾主水，司开阖。如风邪内袭，扰动肾关，其性开泄，则造成肾开阖失司，封藏失职，导致精微下泄而出现夜尿频多；风性属阳，还可耗伤肾中精气，加重肾精亏虚；风邪出入隐现、变化无常，有"善行而数变"之性，可导致多脏器病变；"风为百病之长"，易兼邪为患，如高血压肾损害患者，常常风、痰、湿、瘀相兼，诸邪兼夹，病势缠绵，邪更难速去。

同时周师强调，本病的中医病机以肝肾阴虚为本，兼有痰浊、瘀血为标。而肝肾阴虚，虚火灼阴，又能加重阴虚。阴血亏虚则脉道干涩，血行不畅，肾络瘀阻，肾失封藏，遂致精微外泄，而渐见尿微量白蛋白排泄增多。肝肾阴虚，虚火灼伤津液，则致炼液为痰，阻滞脉络，而呈痰瘀互结；或因精血亏虚，导致无以化生肾气，气虚则脾失健运，而致痰瘀互结；或素体脾肾两虚，加之平素嗜食肥甘厚味，而渐至痰瘀互结。此时，痰、湿（浊）、瘀不仅为本病之病理产物，亦为致病之因素。

另外，周师提出，脾失健运为高血压早期肾损害发生和发展的重要因素。盖脾为中州，主运化，升清阳，若脾失健运，清阳不升，浊邪内生。又因脾为水谷之海，后天之本，脾之运化虽然需要肾阳的温煦蒸化，然而肾精又必须依赖脾所运化的水谷精微的不断补充，方能充盛。若先天无以滋养后天，后天无力充养先天，更易形成脾肾虚损的恶性循环，周而复始，导致浊邪愈发难除。

二、辨证论治

1. 肝肾阴虚，风阳上扰

本证多见于高血压肾损害早期，因肾精不足，肝肾阴虚，导致肝阳上亢、阳亢化风的"实风"证者。

【症状】头晕、头痛，目涩、耳鸣，口咽干燥，夜间为甚。失眠多梦，心烦易怒，腰膝酸软，舌质干红，苔薄，或舌红少苔，脉弦细或弦滑。

【治则】滋阴补肾，平肝潜阳息风

【方药】六味地黄汤或杞菊地黄汤合天麻钩藤饮加减。常用药物：生地黄或（和）熟地黄、怀山药、山茱萸、牡丹皮、野菊花、车前子、茯苓、明天麻、枸杞子、钩藤、石决明、怀牛膝、桑寄生、炒川续断、北沙参、麦冬、生白芍、佛手片、绿梅花。

【方解】生地黄、熟地黄、山茱萸、枸杞子、北沙参、麦冬益肾填精，壮水以涵木；明天麻、钩藤、石决明平肝潜阳息风，合牡丹皮、野菊花、车前子清泻肝火；炒川续断、桑寄生、怀牛膝补益肝肾，引药（血）下行；生白芍、佛手片、绿梅花养血疏肝，以达体用合治之效；茯苓、怀山药健脾益气，以补"吐下之余，定无完气"之虚。

【加减】若兼气虚者，可酌加生黄芪、太子参；肾精亏虚甚者，可酌加炙龟甲、制何首乌，阴虚火旺甚者，可加知母、黄柏；肝火旺盛者，加野菊花；阳亢动风甚者，可加龙骨、生牡蛎；痰瘀阻络为甚者，可酌加炒僵蚕、丝瓜络、丹参、赤芍；肾络瘀阻甚者，加赤芍、川芎、积雪草、地龙；若血水同病，致下肢浮肿者，可加益母草、泽兰、泽泻；若心火亢盛，致失眠多梦、口苦甚者，可加黄连、炒酸枣仁。

2.气阴两虚，肾络瘀阻

本证多见于高血压肾损害中期，阴虚日久，渐成气（脾、肾、肺）阴（肾、肝、肺）两虚之证，兼肾络瘀阻者。

【症状】头晕、头痛，神疲乏力，手足心热，咽燥口干，少气懒言，腰酸身重，大便稀溏或干结，夜尿频多，自汗或（伴）盗汗，易感冒，舌质淡红，或黯或胖，或有瘀斑或瘀点，或边有齿痕，少苔或苔根腻，舌下脉络迂曲，脉细数，或缓，或细而无力。

【治则】益气养阴，活血化瘀通络。

【方药】参芪地黄汤合补阳还五汤加减。常用药物：生黄芪、党参、太子参、生地黄、熟地黄、金樱子、覆盆子、芡实、当归、炒白芍、赤芍、川芎、积雪草、佛手片、炒杜仲、炒川续断、温山药、枸杞子、知母。

【方解】生黄芪、党参、太子参、温山药益气健脾；芡实、金樱子、覆盆子益肾固精；生地黄、熟地黄、枸杞子、知母滋肾养阴；炒杜仲、炒川续断平补肝肾；当归、炒白芍养血补血，合川芎、赤芍、积雪草以增其活血化瘀通络之力；佛手片与诸药共进，以防大队补益药导致气滞而增瘀血阻络，合当归、炒白芍则兼顾肝之体用。

【加减】肾阴虚甚者，加墨旱莲、女贞子、浙石斛；肺阴虚甚者，加南、北沙参，麦冬；肾精不足甚者，加山茱萸、制何首乌；肺脾气虚甚者，可合用玉屏风散；脾虚湿滞甚者，可加苍术、茯苓；肾络瘀阻甚者，可加鬼箭羽、地龙。

3. 脾肾气（阳）虚，痰湿瘀结

本证多见于高血压肾损害之中后期，亢盛之阳气渐平，出现气血阴阳亏虚，由"实风"渐转为"虚风"证候，且兼痰湿瘀结者。

【症状】形体偏胖或腹型肥胖，腹胀，纳呆，身重困倦，面色晦黯无华或苍白，口干不欲饮，腰膝酸冷，大便溏泄，面浮肢肿，或仅见下肢浮肿，时有恶心欲吐，唇舌紫黯或有瘀斑，舌质淡，体胖，边有齿痕，苔白腻，脉沉迟或涩。

【治则】益气温补，化痰利湿，佐以祛瘀。

【方药】六君子汤合附子理中丸加减。常用药物：生白术、炒白术、茯苓、党参、姜半夏、陈皮、炮姜、当归、川芎、益母草、泽兰、泽泻、红花、淫羊藿、巴戟天。

【方解】党参、生白术、炒白术、茯苓合姜半夏、陈皮益气健脾利湿、燥湿化痰，以和胃降逆；炮姜、淫羊藿、巴戟天温补脾肾；当归、川芎、红花合泽兰、益母草、泽泻治疗"血水同病"，以达活血化瘀、利湿消肿之效。

【加减】若脾肾气虚，兼水湿甚者，合用防己黄芪汤；若湿瘀互结甚者，加猪苓、桂枝；若肾气不固，致夜尿频多、尿后余沥者，加用五子衍宗丸合水陆二仙丹。

三、诊治心得

1. 补肾填精，平衡阴阳

高血压肾损害好发于中老年人，正如《素问·阴阳应象大论》所云，"年四十而阴气自半，起居衰也"。周师认为，所谓"阴气"，应指肾中精气。现代中医学认为，肾精亏虚不仅可导致患者生活起居的衰变，且能带来肾脏结构和功能的退化。现代医学认为，人体自40岁以后，肾脏体积大约每10年自然缩小并减重10%，至90岁时约减少

40%，表现为肾皮质变薄，功能健全的肾单位数目减少。在光镜下观察，肾活检组织可出现肾小球硬化、肾小管萎缩、肾间质纤维化、肾小动脉玻璃样变等。有学者指出，上述与衰老相关的肾脏结构和功能的变化，是高血压肾损害具有的基本病理特征。故周师指出，肾精亏虚不仅介入衰老这一生命的变化规律之中，也是高血压肾损害的基本病机。

她强调，在高血压肾损害的病理进程中，不仅有中老年人肾中精气亏虚这一生理因素，还可有先天禀赋亏乏所致的肾精不足、思虑过度所致的精血暗耗、情志不遂所致的化火伤阴、劳欲过度所致的肾精损伤，以及热病日久所致的耗伤阴液等病理因素。上述多种原因导致肾之精亏阴伤。随着年龄的增加，肾精日渐虚亏，以致肾体萎缩，从而出现阴不制阳、肝阳上亢、化风上扰之阴虚阳亢证。正如叶天士所云，"因精血衰耗，水不涵木，木不滋荣，故肝阳偏亢"。肝阳化风，又可下汲肾水，内扰肾络，导致络体失养、络伤风动的病理变化。另外周师指出，近年来，临床上也常见因精伤而无以化气，气虚无以运脾统血，导致血失气帅，血行不畅而致瘀的情况。脾失健运，水湿不化则生痰，从而出现痰浊、瘀血阻滞于肾络的病理变化。综上所述，周师认为，肾精亏虚当为高血压肾损害的基本病机。

周师强调，补肾益精是治疗肾精亏虚的重要治法。正如《难经》所言，"损其肾者，益其精"。同时她常告诫学生，临证尚需区分肾精亏虚所致的阴虚阳亢证，以及精不化气而逐渐形成的气血阴阳不足证，应随证治之，总以平衡阴阳为要旨。

2. 痰瘀同治，行气为先

如前所述，周师认为，痰瘀阻络为本病之标证，即痰浊、瘀血阻滞肾络，导致肾络受损，络道狭窄甚至闭塞。她指出，高血压肾损害之痰浊的形成，多由中年以后，肾精亏虚，无以化生肾气，以致气虚无以运脾，脾失健运，水湿内生，继而形成痰浊；或因脾肾本虚，又因过食肥甘厚味，嗜饮酒浆，呆胃滞脾，导致饮食酒酿不能化生精微，而变生痰浊；抑或肾精亏虚，不能涵养肝木，以致肝体失养，肝用失常，不能调畅气机，疏理脾土，通达三焦，从而导致脾运失常，三焦水道失于通调，引起水湿停聚，酿生痰浊。痰浊上蒙清窍，下窜肾络，浸淫络体，阻滞络道，导致络体失柔，络血不畅，则痰瘀交阻，而变生诸证。

周师在治疗上，主张痰瘀同治，行气为先。气行而一身之津液皆随气而行，自无停积成痰之患；又因"血不自行，随气而行，气滞于中，血因停积，凝而不散"，故气行则瘀血自散。临床上，她常予姜半夏、胆南星、化橘红、炒枳壳、茯苓、竹茹、佛手片、炒僵蚕、丝瓜络、白蒺藜等药以豁痰通络，并加丹参、川芎、红花以活血化瘀。

此外，周师强调，痰瘀互结，常阻滞于络体之中，或阻滞于络道之内。由于络体细小，络道狭窄迂曲，病深入络，易入而难出，非一般草木金石类药物可疗，故常借虫类药物行走攻窜，深入络道内，而发挥其逐痰破瘀之功，常采用僵蚕、地龙、水蛭等药物。

3. 肝风痰瘀，肾络风动

周师认为，肾络风动乃高血压肾损害的常见病机之一。临床仅需有长期高血压病史，并存在尿中泡沫增多，伴头晕目眩、头胀头痛、视物模糊等肝风上冲脑络症状，即可明确诊断，一般不需要依赖肾组织病理。

肾络风动常因肾虚精亏、水不涵木、肝阳偏亢，继而化风内旋，日久窜入肾络所致；或由痰浊阻滞肾络，化热生风，风性主动，疏泄太过，肾失封藏所致。综上所述，高血压肾损害之肾络风动，多由肝风内动或痰瘀生风而形成。周师指出，临床上以两者并兼为多见。

另外，周师在临床发现，在高血压发病的漫长病程中，患者虽有多次肝风上扰脑络之症状，但若无肝阳暴张、风动急劲之恶性高血压发生，则多无肾络风动证。一旦明显出现肾络风动证，则表明痰瘀阻于肾络之病理表现多已形成。故周师临证主张，在清肝泻火、镇肝息风基础上，兼用化痰祛瘀通络法。

4. 从脾论治，健运中焦

周师在治疗慢性肾脏病时，常强调：治肾之病，当先实脾。正如东垣所云，"脾胃之气既伤，而元气亦不能充，而治病之所由生"。周师指出，脾胃是经气升降的枢纽，脾气升发，则元气充沛，气机方可活跃。她认为，脾的上述功能，与人体肠道菌群的代谢、营养和免疫等机制相关。脾胃功能健旺，肠道菌群方能保持机体内环境的稳定；脾运得当，化生水谷精微，则肠道菌群能发挥正常的营养代谢功能。如果脾失健运，肠道微生态的相对平衡即被打破，则湿瘀浊毒蕴积，导致肠道菌群代谢紊乱。目前研究发现，肠道菌群的协调稳定，可使肥胖、糖尿病、高血压病、慢性肾脏病等多种疾病得以改善。同时周师指出，临床上，消化道症状即为高血压肾损害的一部分，且与高血压肾损害的预后有关。

高血压肾损害患者，尤其是中、晚期患者，多出现肠道菌群失调，即"脾虚证"的表现突出，劳累则加重，或劳则复发。脾胃虚弱进一步发展、加重，甚至表现为中气虚弱。故周师认为，临床上可从调整肠道菌群角度，培补脾气以健运脾胃，从而获得治疗本病之效果。

5. 溯本求源，详审辨证

周师时常告诫吾辈，"临证之际，务必溯本求源，详审病证，药随证变，方从法出，才可能收到满意的疗效"。她反复强调，《黄帝内经》虽云"诸风掉眩，皆属于肝"，然临床并非仅限于此。故中医治疗高血压肾损害，不能拘泥于"肝阳上亢"之说，应综合脉症，切合病机，辨证论治。比如，在高血压肾损害早期，肝风、肝阳上亢表现最重，此时气虚证尚不是主要证候。随着疾病进展，肝阳上亢证候逐渐减轻，而气虚证候则不断加重，并出现血虚证和阳虚证。至高血压肾损害晚期，脾肾亏虚证候明显增多，且逐渐加重。她提示我们对于本病所致的肝风证，除了肝阳上亢、阳亢化风的"实风"外，亦不可忽视气血亏虚、土虚木摇所致的"虚风"内动。

第十五节　尿路感染

尿路感染是病原体侵袭尿路黏膜或者组织而引起的一系列泌尿系

统炎症性疾病的总称。临床多表现为小便频数短涩、滴沥刺痛、欲出未尽，小腹拘急或痛引腰腹等症状。根据感染部位的不同，分成上尿路感染和下尿路感染。所谓上尿路感染，主要指肾盂肾炎，按病程长短，又可以分为急性肾盂肾炎和慢性肾盂肾炎；下尿路感染是指尿道炎以及膀胱炎。

尿路感染是临床上的常见病和多发病，发病年龄包括从婴幼儿到老年的各年龄阶段，女性的发病率明显高于男性。引起尿路感染的病原体种类繁多，包括细菌、真菌、病毒、衣原体、支原体、寄生虫等。

在感染性疾病中，尿路感染的发病率居于第二位，仅次于呼吸系统的感染。流行病学资料显示，本病在我国的发生率为 0.91%，男女老少均可发病，女性和男性的发病率之比为 10 : 1，约 50% 的妇女会发生尿路感染，尤常见于性生活活跃期的青年女性。

本病归属于中医学"淋证"中的"热淋""劳淋""血淋"等范畴，总以肾虚、膀胱湿热为病机纲要，证属本虚标实，病位在肾与膀胱，与肝、脾密切相关。

一、病因病机

周师认为，尿路感染属于湿热之邪客于下焦，导致膀胱气化不利，小便灼热刺痛，进而形成热淋；若湿热之邪灼伤血络，迫血妄行，血随尿出，以致小便涩痛有血，乃成血淋；若久淋不愈，湿热留恋膀胱，由腑及脏，继则累及脾肾，脾肾受损，正虚邪恋，遂成劳淋；若肾阴不足，虚火扰动阴血，亦为血淋。其病理因素主要为湿热之邪。

二、辨证施治

周师治疗本病，主张临床应辨别病情之缓急、正虚与邪实之孰多孰少。急性期治疗以清利为主，缓解期以补益为主。以"实则清利、虚则补益"为基本原则。

实证中，以膀胱湿热为主者，治以清热利湿；以热灼血络为主者，治以清热泻火、凉血止血。虚证中，以脾虚为主者，治以健脾益气；以肾虚为主者，治以补虚益肾。

（一）急性期

急性期尿路感染包括急性尿路感染和慢性尿路感染的急性发作期，临床上以尿频、尿急、尿痛、尿液混浊、腰痛或发热恶寒、偶见血尿为特征，多见舌质红，苔黄腻，脉数。周师将其大致分为2型。

1.膀胱湿热证

【症状】小便频数，灼热刺痛，淋沥不畅，溺色黄赤，少腹拘急，或有寒热，腰痛，口苦，便结，舌红，苔黄腻，脉滑数。

多见于疾病的初期，病邪在腑，尚未及脏。

【治则】清热利湿，利尿通淋。

【方药】自拟清利通淋方。常用药物：白花蛇舌草、蒲公英、黄柏、土茯苓、车前子、瞿麦、萹蓄、滑石、生地黄、怀牛膝、甘草等。

【方解】方中白花蛇舌草、蒲公英、黄柏清热解毒，黄柏、土茯苓、滑石、萹蓄、瞿麦、车前子清热利湿通淋，生地黄滋阴，牛膝引药下行，甘草调和诸药，兼能清热、缓急止痛。

【加减】若属血淋者，宜加小蓟、白茅根以凉血止血；属石淋者，可加金钱草、海金沙、石韦等以化石通淋；属膏淋者，宜加萆薢、石菖蒲以分清化浊。若心火较盛者，可加黄连以清心泻火；心热移于小肠，小便不通者，可加淡竹叶、赤茯苓以增强清热利水之力；阴虚较甚者，加麦冬以增强清心养阴之力。

2.肝胆湿热证

【症状】寒热往来，口苦咽干，心烦欲呕，小便热涩，溺色黄赤，少腹胀满，舌红，苔黄，脉弦数。

本证主因肝气失于疏泄，少阳枢机不利，膀胱气化不利。

【治则】清泄肝胆，清热通淋。

【方药】龙肝泻肝汤加减。常用药物：龙胆草、栀子、黄芩、通草、泽泻、车前子、柴胡、甘草、当归、生地黄。

【方解】龙胆草大苦大寒，既能清利肝胆实火，又能清利肝经湿热，为君药。黄芩、栀子苦寒泻火，燥湿清热，共为臣药。泽泻、通草、车前子渗湿泄热，导热下行；当归、生地黄养血滋阴，共为佐药。柴胡舒畅肝经之气，引诸药归肝经；甘草调和诸药，共为佐使药。

【加减】肝胆实火热盛者，加黄连泻火；若湿盛热轻者，去黄芩、生地黄，加滑石、薏苡仁以增强利湿之力；大便干结者，加大黄；小便灼热、疼痛较剧者，加竹叶、蒲公英、石韦。

（二）缓解期

在缓解期，各种急性症状已缓解，病程＞6个月，小便涩痛不显著，时作时止，腰痛，疲乏无力，常因劳累或感冒引起急性发作。周师一般分为以下2型。

1. 阴虚湿热证

【症状】潮热盗汗，尿频、尿痛反复发作，小便短赤而涩，腰膝酸软或酸痛，头晕耳鸣，甚则头痛，咽干口燥，舌质偏红，苔黄腻或少苔，脉细数或弦细。

【治则】滋阴补肾合清利湿热法。

【方药】知柏地黄汤加减。常用药物：知母、黄柏、熟地黄、山茱萸、山药、牡丹皮、茯苓、泽泻。

【方解】方中地黄滋阴补肾、益精填髓，山茱萸滋肾益肝，山药滋肾补脾；知母清虚热、滋肾阴，黄柏清肾中伏火、坚肾阴；茯苓渗脾湿，泽泻泄肾降浊，牡丹皮清热凉血，三药合用，使补中有泻，补而不腻。

【加减】湿重者，加滑石、白茅根；腰痛明显者，加川续断、狗脊、杜仲；阴虚阳亢而眩晕者，加天麻、钩藤。

2. 脾肾两虚证

【症状】小便赤涩不甚，但淋漓不尽，时发时止，或小便清长，夜尿多，遇劳尤甚。腰膝酸软，神疲乏力，面浮肢肿，纳呆腹胀，大便稀软，舌质淡，苔薄白，脉沉弱。

【治则】益肾健脾，清利湿浊。

【方药】无比山药丸加减。常用药物：熟地黄、山茱萸、山药、菟丝子、杜仲、巴戟天、五味子、牛膝、茯苓、泽泻、赤石脂。

【方解】方中菟丝子、杜仲、巴戟天补肾助阳以固精，熟地黄、山茱萸滋阴补肾，山药补脾胃、益肺肾，泽泻、茯苓、牛膝利湿。

【加减】面色苍白、畏寒肢冷者，加熟附子；厌食、苔腻者，加陈皮、白术；下焦湿热重者，加滑石、石韦、瞿麦等。

三、诊治心得

1. 中西结合，各尽其长

周师认为，抗生素等药物能有效控制尿路感染的急性发作，缓解病情，但有时不良反应较多，部分患者容易复发，而少数患者反复运用抗生素，易产生耐药性。此时中医在辨证的基础上治疗本病，扶正祛邪，标本兼顾。如中西医互相结合，可以取得良好的效果。

2. 辨病与辨证相结合

尿路感染属中医"淋证"范畴，湿热之邪蕴结下焦是其主要发病机制。因此，治淋大法在于通淋，使湿热之邪从二便分利而出，故清热解毒、利湿通淋之药贯穿治疗之始终。

此外，尿路感染系细菌、病毒等所致，故不论何型，一般均可配合清热、解毒、利湿之品，往往可提高疗效。如白花蛇舌草、蒲公英、黄柏、土茯苓等药，对大肠杆菌、变形杆菌等菌株有抗菌作用；马齿苋、败酱草、半枝莲、土茯苓、黄柏、大黄等药，对控制大肠杆菌感染有效。临床中周师常常参考现代药理学研究成果，在辨证基础上使用中药。

3. 去邪务尽、防止复发

慢性尿路感染患者在临床中往往存在易复发且病情较难控制的情况，主要由于有些患者对本病认识不足，在治疗过程中，只要症状稍有缓解，即自行停止用药，或因无明显的全身感染及尿路刺激症状而忽视治疗。上述情况均导致治疗用药达不到足够的剂量和疗程，毒邪未能尽去，细菌在适宜环境下又大量繁殖而造成再感染。所以，周师在治疗中始终强调，除邪务尽，药物的剂量要足，疗程要够。当患者的临床症状消失时，应该结合现代理化检验手段，以细菌的阴转作为疗效的标准。如不具备检验条件，则应守方服用一段时间，以防止余邪未清、死灰复燃。

4. 重视生活调理

尿路感染的复发多与过度劳累、感寒、过度憋尿、情志失调等有关。因此，周师在对患者进行药物治疗的同时，一般都会要告诫患者避免过度劳累，注意居处环境要寒温适宜，要养成良好的生活习惯，如多饮水、勤排尿，尤其性生活后要排尿等，并要适当加强体育锻炼，调畅情志，以稳定机体内环境，增强机体抵抗力，使"正气存内，邪不可干"，减少尿路感染复发的机会。

第六章　医案实录

第一节　急进性肾炎

【一般情况】史某，男，59岁。

【初诊日期】2010年3月10日。发病节气：惊蛰后4天。

【主诉】眼睑浮肿、乏力半个月。

【病史及症状】患者半个月前（2010年2月24日）因感觉眼睑浮肿、乏力，到当地医院就诊，发现尿检异常，血压增高，查血肌酐257.3μmol/L，血尿素氮12.03mmol/L，血红蛋白93g/L；尿蛋白（+++），尿红细胞（+++）；24小时尿蛋白定量3.5g，予以降压、降脂西药及黄葵胶囊等治疗半个月，症状无明显好转。患者至我院住院治疗，肾穿刺病理检查提示"新月体性肾炎（Ⅱ期）"，遂予甲泼尼龙针0.5g静脉滴注，qd，5天，联合环磷酰胺针1.0g静脉滴注，以及丙种球蛋白针治疗，后改为泼尼松龙片60mg加环磷酰胺针0.4g，qd，使用半个月。目前患者自觉潮热，乏力，口干口苦，夜间偶有盗汗，寐差，梦多易醒，小便偏黄，大便干结，双下肢浮肿，舌质黯红，苔少，脉细数。

【查体】血压160/95mmHg，神清，精神亢奋，两颧潮红，咽部略红，心肺听诊无异常，腹软无压痛，双肾区无叩击痛。颜面及双下肢浮肿。

【辅助检查】血生化检查：白蛋白22.0g/L，甘油三酯2.14mmol/L，血肌酐258μmol/L，血尿素氮13.8mmol/L，血尿酸483μmol/L。血常规：白细胞$5.4×10^9$/L，中性粒细胞58.9%，红细胞$3.0×10^9$/L，血红蛋白91g/L，血小板$150×10^9$/L。尿常规：尿蛋白（++++），镜检红细胞（++++），24小时尿蛋白定量6.93g。肾穿刺病理检查结果：25个肾小球，其中5个小球球性硬化，1个小球节段性硬化伴粘连，1个小球大型细胞性新月体形成，5个小球大型细胞纤维性新月体形成，4个小球大型纤维细胞性新月体形成伴2个小球节段性硬化，3个小球节段性细胞纤维性新月体形成，1个小球包氏囊增厚、分层伴基底膜皱缩、增厚，其余肾小球病变为弥漫性基底膜增厚伴节段性系膜细胞、系膜基质轻中度增生，节段性内皮细胞增生及炎细胞浸润，Masson染色上皮下颗粒状，系膜区少量块状嗜复红蛋白沉积。PAM染色基底膜空泡变性，钉突形成及双轨状。肾间质片状纤维化（>50%），弥漫性淋巴细胞、单核细胞、浆细胞、少量中性粒细胞浸润（>50%），肾小管片状萎缩（>50%）伴代偿性肥大，肾小管上皮细胞浊肿、颗粒变性（+），可见小管炎，部分肾小管上皮细胞坏死、脱落、再生，蛋白管型（+），红细胞管型（+），个别入球小动脉灶性透明变性。荧光（IF）可见：IgA（+），IgG（+++），IgG1（+）～（++），IgG3（++），IgG4（-），IgM（±），C3（++），C4（±），C1q（+），F（+）。病变符合新月体型肾炎（Ⅱ型）。

【诊断】中医诊断：水肿病（风湿瘀阻，阴虚火旺）。

西医诊断：急进性肾炎，急性肾衰竭。

【辨证分析与立法】患者年近花甲，先天之本日益亏虚，后天之本化生乏源。因脾肾亏虚，风湿乘虚内陷，瘀阻肾络。肾失气化，水湿浊毒内停，故见浮肿、血肌酐升高；风湿内扰，肾失开阖，精微下泄，故尿检有大量蛋白和红细胞。患者因免疫炎性反应导致肾功能急骤下降，故先予大剂量激素和免疫抑制剂控制病情，挽救肾功能。从中医的视角看，激素和免疫抑制剂的功效，类似中医的祛风湿药。患者风湿内扰甚急，故使用激素和免疫抑制剂。但激素为阳热之品，使用大剂量激素则助热伤阴，患者出现潮热盗汗、口干口苦、尿黄便结、舌红苔少、脉细数等阴虚火旺之征象。故周师为患者拟定治疗方案，在继续使用激素和免疫抑制剂以祛风除湿，控制肾病进展，并配合降压、护胃、补钙等西医治疗的同时，以中药养阴清热之剂进行辅助治疗。

【处方】养阴清热方。

生地黄 30g，北沙参 15g，干芦根 30g，黄芩 15g，蒲公英 30g，白花蛇舌草 20g，知母 20g，赤芍 12g，炒白芍 12g，制大黄 12g。

14 剂，日 1 剂，文火煎至 300mL，分 2 次温服。

方中生地黄、北沙参、知母、干芦根养阴生津；黄芩、蒲公英、白花蛇舌草清热解毒；赤芍、白芍和制大黄养血和血，行瘀通络，且制大黄能泻热通腑，使部分浊毒从大便而去。

【医嘱】注意休息，勿疲劳，防感冒。清淡饮食。避免使用肾毒性药物。

【二诊】2010 年 4 月 30 日。

患者服用上方后，潮热、盗汗及乏力等症状明显改善，故继续予上方和激素一起服用。1 个月后复诊，发现患者肝功能异常，ALT 升至 80IU/L 左右，出现上腹痞胀，口苦而腻，食少恶心，肢体倦怠。辨证为药毒伤肝，湿热郁滞，肝气失疏，改以清热化湿解毒、疏肝理气健脾治疗。

平地木 30g，荷包草 30g，垂盆草 15g，虎杖 15g，柴胡 9g，黄芩 10g，炒白芍 12g，竹茹 10g，制香附 10g，六梅花 9g，炒白术 12g，茯苓 12g。

14 剂，日 1 剂，文火煎至 300mL，分 2 次温服。

方中平地木、荷包草、垂盆草三者相伍为用，取其清热利湿、护肝解毒之力；柴胡、黄芩相伍，取“小柴胡汤”之义，和解少阳，祛邪外出，并有疏肝解郁、清化湿热之用；竹茹和胃降逆、清热止呕；炒白芍养阴柔肝；制香附、六梅花以疏肝理气；虎杖以清热利湿化瘀；白术、茯苓健脾利湿，以遵仲师“见肝之病，知肝传脾，当先实脾”之意。

【三诊】2010 年 5 月 15 日。

患者复查肝功能正常，尿检提示：尿蛋白（++），镜检红细胞（++）。稍感乏力，寐欠佳，二便调。舌黯红，苔少，脉细弦。处方改以益气养阴、活血化瘀治法为主。

黄芪 30g，太子参 20g，生地黄 30g，山茱萸 15g，墨旱莲 10g，女贞子 10g，首乌藤 15g，积雪草 15g，川芎 15g，莪术 12g，芡实 12g，金樱子 10g，陈皮 9g。

28 剂，每日 1 剂，文火煎至 300mL，分 2 次温服。

方中黄芪、太子参益气健脾，补益中气；墨旱莲、女贞子取"二至丸"之义，养阴增液；生地黄、山茱萸补肾填精，资其坎水；积雪草、川芎、莪术活血化瘀，消其癥积；芡实、金樱子相伍，取其收敛固涩之用，改善症状。诸药相伍，共奏益气养阴、活血化瘀之功。

西药治疗同前。

【四诊】2010 年 6 月 15 日。

患者复查，尿蛋白（-），尿液镜检红细胞（+）；血肌酐 160μmol/L。自觉口干喜饮，腰膝酸软。舌黯红，苔薄，脉弦细。周师改以滋阴宁络为主。

山茱萸 15g，生地黄 30g，墨旱莲 30g，女贞子 12g，大蓟 20g，小蓟 20g，茜草 12g，牡丹皮 12g，侧柏叶 20g，茯苓 12g，地榆 12g，杜仲 15g，怀牛膝 15g，白术 12g，炒白芍 12g，佛手 12g。

14 剂，日 1 剂，文火煎至 300mL，分 2 次温服。

方中以山茱萸、生地黄、墨旱莲、女贞子补益肝肾；侧柏叶、大蓟、小蓟、地榆清热凉血宁络；茜草、牡丹皮凉血化瘀。诸药相伍，共奏滋阴宁络之效。

同时，将泼尼松龙片缓慢减量，环磷酰胺继续半月冲击一次，至足量后停用。

此后，患者每 2～3 个月就诊一次，长期以此方加减服用，病情稳定至今。目前治疗方案为中药汤剂＋泼尼松龙片（10mg，qod）＋雷公藤多苷片（10mg，qd）。自诉平时劳累后稍感乏力，其他症状基本消失。

2021 年 11 月 2 日,复查尿蛋白（-）,红细胞（±）,血肌酐 120μmol/L。

【按语】本患者被诊断为急进性肾炎（RPGN）。急进性肾炎是指在肾炎综合征（血尿、蛋白尿、水肿和高血压）的基础上,短期内出现少尿、无尿、肾功能损害急骤进展的一组临床综合征,病理诊断为新月体肾炎（Ⅱ型）,以肾小囊内细胞增生、纤维蛋白沉积为特点。本病预后凶险,如未及时治疗,患者常易进展为终末期肾衰竭。在西医治疗中,关键治疗是糖皮质激素和免疫抑制剂的使用,常需大剂量激素冲击治疗,必要时需行血浆置换治疗。在免疫抑制治疗过程中,常会带来很大的副作用。

急进性肾炎在中医学中可归于"水肿""癃闭""关格"等病。虽然起病急骤,发病迅速,但归纳起来,不外乎脾肾亏虚和感受外邪两大因素。脾肾亏虚为本,外邪侵袭为标,虚实夹杂,互为因果。其感受的主要外邪为"风"与"湿"。风热毒邪或湿热毒邪乘虚而入,首先犯肺,继而直中脾肾,导致肺、脾、肾三脏气化失司,邪毒内蕴,肾络瘀阻,三焦壅滞。而在本病的治疗过程中,西药多采用激素或细胞毒类药物进行治疗。这些药物长期大量应用,可导致阴液耗伤,正气更亏,以致湿热与药毒交织,而出现阴虚、热毒、湿浊互为纠缠之势。因此治疗比较复杂,要多方兼顾。

该患者正气本虚,又接受大剂量激素及免疫抑制剂治疗。激素为阳热之品,耗伤津液,合用免疫抑制剂,更损伤正气。若不进行有效的干预,会使邪留日久而不去,正气减消而不复,大大增加感染的风险。周师把握病机,合参中西,认为此时当以扶正养阴清热为主。处方中一特色为赤芍、白芍相须为用。《神农本草经》中并未将赤芍与白芍做明确区分,直到金代成无己才提出白芍和赤芍功效的差异,白芍敛阴益营,主补无泻;赤芍散邪行血,破积泄降。故近代经方大家在经方中使用芍药时,善于将赤芍、白芍等量并用。周师传承了这一用药特点,通过合理的辨证,使诸药相伍,既顾及病情的发展,又减少了激素及免疫抑制剂带来的副作用。

二诊时,患者出现腹胀痞满,口苦而腻,食少恶心,且伴有肝功能异常。结合舌脉，周师言此为药毒伤肝、湿热郁滞、肝气失疏之象，遂改用清利保肝方加减，清热化湿，疏肝理气。

三诊时，患者湿热已除，故治以益气养阴、活血化瘀为主。在疾病后期，患者泡沫尿好转，但血尿却极为顽固。《诸病源候论》有"风邪入少阴则尿血"之论。风邪作为疾病使动因素，内伏于肾，伤及肾络，络破则血溢，络损则血渗。但又须谨记"离经之血即是瘀"之理，故四诊时周师予滋肾宁络方加减，以达行血而不伤血、止血而不留瘀之效。

该患者病史较复杂，其中一大难点就是在治疗过程中用了大剂量激素，对疾病的转归和患者体质产生了一定的影响。因此，在用药过程中，既要注意患者病情的变化，又要兼顾激素带来的副作用，进行综合考虑。这充分体现了周师临床上中西医互参的思维。

综观整个治疗过程，周师注重整体辨证，不拘泥于单一症状，强调病势之缓急，正邪之强弱，有机地将中西医相结合，展现了中医辨证论治的独特魅力。（病理检查结果见附图1。）

第二节　慢性肾小球肾炎

病案1　慢性肾炎、胡桃夹综合征

【一般情况】张某，女，52岁。

【初诊日期】2018年11月1日。节气：立冬前六天。

【主诉】乏力、腰酸2年。

【病史及症状】患者2年前自感乏力、腰酸，在体检时发现尿检异常，蛋白（＋）～（＋＋），镜下红细胞（－）；24小时尿蛋白定量最多可达2g。曾服用"雷公藤"治疗，尿蛋白可下降至（＋），停药后复查，尿蛋白（＋＋）。患者充分休息后，复测尿蛋白可转阴。肾脏超声检查提示：双肾肾门平L4，双肾下垂。左肾静脉压迫征可符。BMI指数18.7。平素感腰酸乏力，胃纳欠佳。既往有慢性胃炎病史1年余，病理提示萎缩性胃炎伴糜烂。

今日来周师门诊。患者形体瘦弱，面色无华。自述腰酸乏力，平素胃纳欠佳，食后易脘腹胀满、嗳气，大便偏烂。舌体瘦，舌质淡，苔薄白，脉细软无力。

【查体】血压105/68mmHg。慢性病容，心肺听诊无异常，腹软无压痛，双肾区无叩击痛。颜面及双下肢无浮肿。

【辅助检查】今日门诊尿检：蛋白（＋＋），镜下红细胞（－）。

【诊断】中医诊断：虚劳，慢肾风（脾肾亏虚，夹有风湿）

　　　　　西医诊断：1.慢性肾炎；2.胡桃夹综合征；3.双侧肾下垂。

【辨证分析与立法】患者先天禀赋不足，体弱多病，脾胃亏虚，气血生化之源匮乏，则纳差食少，形瘦乏力；中焦气机斡旋受阻，而腹胀腹满；脾虚湿盛，则大便溏泄；脾气不能升清，托举乏力，则内脏下垂。脾肾亏虚，固摄乏力，又兼风湿乘虚内扰，则肾之开阖失司，精微物质从尿中外漏，故见蛋白尿和血尿。舌体瘦，舌质淡，苔薄白，脉细软无力，均为脾肾亏虚之象。病属本虚标实，脾肾亏虚为本，风湿内扰为标。治则：益肾健脾，升阳举陷，祛风化湿。

【处方】补中益气汤合防己黄芪汤加减。

生黄芪20g，柴胡10g，升麻12g，茯苓12g，桑寄生12g，杜仲12g，汉防己20g，穿山龙30g，徐长卿12g，杭白芍12g，川芎30g，广木香12g，焦神曲12g，炒麦芽12g，焦山楂12g，阳春砂3g，佛手15g，落得打15g。

14剂，日1剂，早晚煎服。

处方中黄芪、升麻、柴胡益气健脾，升提中气；广木香、焦神曲、焦山楂、炒麦芽、阳春砂、佛手等行气消胀，消食健胃；桑寄生、杜仲补肾；杭白芍、川芎、落得打养血和血消癥；汉防己、穿山龙、徐长卿祛风湿。其中，黄芪配升麻、柴胡以补中益气，兼以升清；而黄芪配汉防己、穿山龙、徐长卿等，则益气健脾，扶正托邪，托透风湿外出。全方以健脾补肾为主，兼以祛风除湿。

【医嘱】注意休息，勿疲劳，防感冒。避免使用肾毒性药物。

【二诊】患者腰部酸胀重着感较前好转，少气倦怠感减轻，胃纳好转，进食后脘腹胀满感减轻。大便较前成形，每日一次。但近期因工作不顺心，心情抑郁，失眠多梦，不喜交谈。舌质淡，苔薄白，脉细略弦。尿检：蛋白（＋），镜下红细胞（－）。于前方中加合欢花、郁金，安神行气解郁。续服14剂。医嘱同前。

【三诊】患者睡眠好转，性格较前开朗。腰部酸胀感已不明显，乏力、纳差好转。舌质淡，苔薄白，脉细。尿检：蛋白（－），镜下红细胞（－）。于二诊方中去合欢花、郁金、汉防己、穿山龙，余同前。

嘱患者平时注意劳逸结合，减少长时间站立，饮食得当，心情愉悦，生活规律。

嗣后多次随访，尿蛋白波动在（－）～（＋），无明显腰酸乏力、纳呆便溏等不适。

【按语】患者为中年女性，形体消瘦，西医检查提示肾脏下垂、左肾静脉压迫征。尿蛋白时多时少，与劳累及久站有一定相关性。周师认为，从中医学角度来看，患者少气懒言，体倦乏力，面色无华，腹胀纳呆，大便稀溏，双肾下垂，精微从尿中外泄，舌淡苔薄白，脉细软无力，均为脾胃亏虚、中气下陷的表现。脾主运化，化生气血，为后天之本。先天之本有赖于后天充养，脾气亏虚则肾气难充。腰为肾之府，脾气亏虚，肾气不足，气虚下陷，无力维系肾脏保持正常的解剖位置，故见肾下垂，伴有腰酸胀痛或有下坠感等不适。脾胃亏虚，中焦斡旋失司，不能升清降浊，则见恶心、纳呆、腹胀、便溏等症，正如《黄帝内经》所言"清气在下，则生飧泄；浊气在上，则生䐜胀"。故周师仿东垣之补中益气汤法，以黄芪、升麻、柴胡补气健脾升清，神曲、麦芽、山楂、阳春砂、木香、佛手理气消食和胃，恢复中焦升清降浊之功能。另外以桑寄生、杜仲补肾，白芍、川芎补血活血，共助扶正。

患者性格内向孤僻，易生闷气，周师认为，患者夹杂肝气郁结。气郁不畅，肝气横犯脾胃，则脾胃升降之气难以恢复。故在治疗过程中，在柴胡、木香等药疏肝理气的基础上，再加合欢花、郁金解郁安神理气，纠正患者之失眠、多虑症状。

除药物治疗外，周师还注重对患者的饮食起居指导，叮嘱患者注意休息，避免久站，对身体康复可起到事半功倍之效。

周师在方中加用穿山龙、汉防己、徐长卿、落得打，又为何意？周师告知吾辈，临床所见因单纯肾下垂、左肾静脉压迫而致直立性蛋白尿的患者，24小时尿蛋白定量一般在2克以下。而该患者的24小时尿蛋白在严重时超过2克，既往使用免疫抑制剂如雷公藤多苷片时，尿蛋白可减少，提示该患者除因单纯解剖因素致病外，尚合并免疫相关之慢性肾小球肾炎。患者脾肾不足，正气亏虚，风湿之邪易内合于肾。若兼夹风湿，则如雪上加霜，加重肾失封藏之证。至此，吾辈顿悟方中加用祛风化湿药味之妙义。

病案2　慢性肾炎（轻度系膜增生伴球性硬化）

【一般情况】陈某，女，35岁。

【初诊日期】2018年8月30日。发病节气：处暑后7天。

【主诉】反复尿检异常11个月。

【病史及症状】患者因"反复尿检异常11个月"于2018年8月7日在我科住院，住院期间查：尿蛋白（++），红细胞（-），24小时尿蛋白定量0.50g，血肌酐57μmol/L。行肾脏病理检查，可见14个小球，其中2个小球球性硬化，1个小球球囊粘连，其余小球病变为弥漫性系膜细胞轻度增生伴节段性内皮细胞成对，系膜基质轻度增多。肾间质灶性纤维化（<25%），小灶性淋巴细胞、单核细胞、浆细胞浸润（<25%），肾小管灶性萎缩（<25%），部分小叶间动脉内膜纤维性增厚，部分小动脉壁增厚伴灶性透明变性。病变符合轻度系膜增生伴球性硬化。患者有高血压病史2年，曾服用拉贝洛尔，后改用缬沙坦片80mg/d，血压控制可。有脂肪肝史。病情诊断清楚后出院，到门诊请周师诊治。

患者诉近来略感乏力，精神不振，胃纳欠佳，劳累后腰酸，有时候感背酸及腿沉，颜面及双下肢无明显浮肿。夜寐欠安，晨起略口苦，无明显口干。大便略溏，尿中有泡沫，夜尿0～1次，尿色偏黄，无明显浑浊。

【查体】血压 125/70mmHg，舌淡红，苔薄白微腻，脉沉细而弱。双下肢无凹陷性水肿。

【辅助检查】尿蛋白（++），红细胞（-），24 小时尿蛋白定量 0.50g，血肌酐 57μmol/L。肾病理提示，病变符合轻度系膜增生伴球性硬化。

【诊断】中医诊断：慢肾风（脾肾亏虚，风湿内扰证）。

西医诊断：慢性肾炎综合征，系膜增生性肾炎。

【辨证分析与立法】患者乏力腰酸、神疲纳差，此为脾肾亏虚之征象。正虚邪袭，外风与内湿相合，乘虚内陷，风湿袭扰于肾，肾失封藏，故见尿中有泡沫、蛋白等。其肾病理所提示的弥漫性系膜细胞轻度增生伴节段性内皮细胞成对，小灶性淋巴细胞、单核细胞、浆细胞浸润等，亦是风湿内扰于肾之微观表现。腰腿酸沉，大便溏，苔腻，为脾肾亏虚夹湿之征象。口苦，尿黄，提示内有郁热。而球囊粘连、肾间质灶性纤维化、部分小叶间动脉内膜纤维性增厚、部分小动脉壁增厚伴灶性透明变性等，则提示久病入络，肾内微型癥积形成。病性属虚实夹杂，脾肾亏虚为本，风湿内扰及郁热为标。治拟标本兼治，健脾补肾，兼以祛风湿，清郁热。另外，继续缬沙坦片 80mg/d，控制血压。

【处方】健脾补肾祛风湿方加减。

生黄芪 30g，炒党参 12g，桑寄生 30g，杜仲 12g，金樱子 12g，芡实 12g，山药 15g，炒苍术 12g，炒白术 12g，汉防己 20g，佛手 12g，积雪草 15g，赤芍 15g，炒白芍 15g，黄芩 15g，连翘 15g。

14 剂，日 1 剂，文火煎至 300mL，分早晚两次温服。

处方以生黄芪、炒党参、白术、山药、佛手等益气健脾，化湿和胃；桑寄生、杜仲、金樱子、芡实等补肾固肾；汉防己、苍术等祛风湿；赤白芍、积雪草养血活血消癥；黄芩、连翘清郁热。全方重在益气健脾补肾，兼以祛风湿、清郁热以治疗其标。

【医嘱】注意休息，勿疲劳，防感冒。

【二诊】2018 年 9 月 17 日。

患者诉精神转佳，腰酸乏力明显好转，背酸及腿沉已不明显，口苦略减，夜寐欠安，寐浅易醒。大便成形，尿中泡沫减少。舌脉如前。复查尿蛋白（±），红细胞（-），尿比重 1.020。守前方加炒酸枣仁 20g，首乌藤 30g，加强安神之力。共 14 剂。嘱患者注意休息，勿疲劳，防感冒。

【三诊】2018 年 10 月 4 日。

患者诉近来精神佳，夜寐欠佳，无明显乏力不适。略有口干咽干，大便偏干，晨尿略黄，尿中泡沫少。尿常规：蛋白（++），红细胞 0～1 个/HP，尿比重 > 1.030（化验时尿量极少）。舌淡，苔薄白，脉细。中药处方以滋阴清热为主，佐以养心安神，方如下：

生地黄 30g，北沙参 15g，黄芩 15g，炒赤芍 15g，炒白芍 15g，炒酸枣仁 20g，首乌藤 30g，汉防己 20g，佛手 12g，积雪草 15g，蒲公英 30g，白花蛇舌草 30g。

14 剂，日 1 剂，水煎服。嘱患者注意休息，勿疲劳，防感冒。

【四诊】2018 年 10 月 21 日。

患者诉近来精神佳，无明显乏力不适。服药后睡眠一度好转，近来因家中事务烦心，夜寐又欠安，口干咽干，大便偏干，晨尿略黄，尿中泡沫少。尿常规：蛋白（±），红细胞 0～1 个/HP，尿比重 1.015。舌淡，苔薄白，脉细。中药处方以滋阴清热为主，前方加女贞子 10g，墨旱莲 30g，龙齿 30g，远志 12g，加强养心安神之力，共 28 剂。

【五诊】2018 年 11 月 19 日。

患者诉近来精神佳，略感腰酸乏力。睡眠好转，仍略口干咽干，大便略溏，晨尿略黄，尿中泡沫少。尿常规：蛋白（-），红细胞 0～1 个/HP，尿比重 1.015。舌淡，苔薄白，脉细。中药处方以滋阴清热安神为主，去蒲公英和白花蛇舌草，加薏苡仁 30g，柏子仁 15g，加强安神之力，兼以祛湿。共 28 剂。

【六诊】2018 年 12 月 17 日。

患者一般情况可，劳累后偶感乏力。睡眠尚可，如有心事则寐浅梦多。口干咽干显著好转，大便调，晨尿不黄，尿中泡沫消失。尿常规：蛋白（-），红细胞 1 个/HP，尿比重 1.015。舌淡，苔薄白，脉细。中药处方以滋阴清热安神为主，加生黄芪 30g 以补气。共 28 剂。

此后每月一次随访，病情稳定，尿蛋白一直阴性。

【按语】本患者的临床诊断为慢性肾炎，病理诊断为系膜增生性肾炎，临床表现为精神不振，腰酸乏力，劳累后加重，夜寐不安，纳差便溏，尿中有泡沫，舌淡苔腻，脉沉细弱等，此属中医"肾风"范畴，以脾肾不足、气阴亏虚为本；腿酸沉，便溏，苔腻，尿中有泡沫等，提示尚有风湿内扰；而晨起口苦，尿黄，则为郁热之象。

周师临床抓住脾肾亏虚这一病机根本，首诊治疗以益肾健脾为主，方中生黄芪、炒党参、炒白术、山药、佛手等益气健脾，桑寄生、杜仲、金樱子、芡实补肾固精。另外，用汉防己、苍术等祛除风湿，而以黄芩、连翘清郁热，白芍兼顾阴血之虚。全方可谓面面俱到，而主次分明。经二诊，患者精神转佳，腰酸乏力明显好转，脾肾气虚之象已明显改善，而阴血亏虚之象显露，表现为口干咽干，大便偏干，寐浅梦多，晨尿偏黄，脉细等，故从第三诊开始调方，以大剂生地黄滋阴为主，佐以北沙参、白芍、炒酸枣仁、首乌藤等滋阴养血安神，黄芩、蒲公英及白花蛇舌草清热解毒，汉防己除风湿。经过三诊到六诊的治疗，患者阴血亏虚之证明显好转，口干咽干及睡眠不佳症状均明显改善，但阴虚非一时可复，故守前法，继续巩固治疗。患者尿蛋白持续阴性，病情稳步好转。

众所周知，传统中医学以辨证论治为主要诊治方法。自张仲景提出"观其脉证，知犯何逆，随证治之"并在《伤寒论》中初步建立起中医辨证论治的体系之后，千余年来，后世医家均从之，并进一步予以充实和完善。辨证论治一直是中医诊治疾病的基本思维模式，亦成为中医临床的基本特色之一。

周师认为，随着现代科技手段在医学领域的应用，微观辨证大大丰富了中医的辨证内容。在肾病的诊疗中，微观辨证具有特殊的重要性。由于人的肾脏具有强大的代偿功能，很多慢性肾病患者在早期仅仅表现为轻微的尿检异常，即尿中出现少许蛋白或红细胞，或仅表现为轻微的腰酸乏力，常常不会引起重视。如果不进行深入细致的专项尿液检查，是很难发现肾脏病变的。而一个临床医师面对一个无特殊主诉、仅仅表现为尿检异常的患者，运用传统的宏观辨证往往会显得捉襟见肘，陷入"无证可辨"的困境。而微观检查常常能为我们提供更多有价值的辨证依据。

从这个角度上讲，我们依据肾活检技术，取得肾脏病理检查的结果，建立该病理表现和中医证型之间的密切关系，从而为我们的整体辨证提供微观的、肾脏局部的辨证依据（但要注意克服该微观表现本身仅代表局部的缺陷），也是对中医传统辨证方法的发展，具有重大意义。

周师认为，肾脏病理上出现细胞外基质积聚、肾小球与包氏囊粘连、小球局灶节段性硬化、毛细血管塌陷、肾间质纤维化等，提示患者存在"肾络瘀瘀"或"肾内微型癥积"，这就有使用活血化瘀药的指征。在肾脏病理检查中出现细胞增生和间质炎细胞浸润的加重，或细胞性小新月体形成、足突广泛融合等，常常是风湿内扰的证据。依据上述指征用药，往往能明显提高临床的疗效。

如本患者，固然是以脾肾亏虚为本，但其肾病理检查所提示的弥漫性系膜细胞轻度增生伴节段性内皮细胞成对，小灶性淋巴细胞、单核细胞、浆细胞浸润等，亦是风湿内扰于肾之微观表现，为临床使用汉防己等祛风湿药物治疗提供了微观依据；而球囊粘连、肾间质灶性纤维化、部分小叶间动脉内膜纤维性增厚、部分小动脉壁增厚伴灶性透明变性等，则提示肾内微型癥积形成，虽然患者无明显血瘀证的宏观表现，亦予赤芍和积雪草以活血消癥。这种辨证论治方法最终取得了良好的疗效。

病案 3 慢性肾小球肾炎

【一般情况】詹某，女，48 岁。

【初诊日期】2008 年 10 月 23 日。发病节气：霜降。

【主诉】反复镜下血尿半年。

【病史及症状】患者于半年前体检时发现尿液检查异常，尿蛋白阴性，红细胞（＋）～（＋＋＋），红细胞形态为多形性。当时无浮肿，无腰酸乏力等不适，曾到我院诊治，经多种中西药治疗后，病情改善不明显。经多次尿检，红细胞仍在（＋＋）左右，遂到周师门诊就诊。

患者自诉口干口苦，烦躁，略乏力，胃脘灼热，饮食不慎则腹胀不适，小便短赤，大便略干。询知患者平时嗜食辛辣油腻之品。

【查体】测血压125/65mmHg。查咽部略红，扁桃体无明显肿大。心肺听诊无异常，腹软无压痛，双下肢无凹陷性水肿。舌质红，苔黄，脉滑偏数。

【辅助检查】今日复查：尿蛋白（-），尿红细胞（++），尿比重1.020。双肾B超检查无异常，左肾静脉压迫征（-）。

【诊断】中医诊断：尿血（火热内蕴，迫血妄行）。

西医诊断：慢性肾小球肾炎。

【辨证分析与立法】患者为中年女性，平素饮食不节，嗜食辛辣，临床症见口干口苦，烦躁，胃脘灼热不适，小便短赤，大便略干，舌红苔黄，脉滑数，一派火热内蕴、弥漫三焦之象。热炎上焦，则口干口苦，烦躁；热灼中焦，则胃脘灼热不适；热迫下焦，则便干尿赤；热伤血络，迫血妄行，则见血尿；乏力口干，提示有气阴不足。病性以实为主，兼有正虚。宜清热泻火解毒、凉血宁络止血为主，兼顾益气养阴扶正。

【处方】三黄泻心汤加味。

川黄柏9g，川黄连6g，黄芩15g，丹参10g，牡丹皮10g，地榆15g，赤芍12g，白芍12g，茜草30g，墨旱莲15g，大蓟15g，小蓟15g，汉防己12g，广木香12g，白术12g，茯苓10g，佛手10g，太子参30g。

14剂，日1剂，文火煎至300mL，分早晚两次温服。

处方以黄连、黄芩、黄柏清热泻火解毒，直折火邪之势；丹参、牡丹皮、地榆、赤芍、白芍、茜草、墨旱莲、大蓟、小蓟等凉血宁络，行瘀止血；广木香、白术、茯苓、佛手健脾和胃，且防诸苦寒药之伤胃；汉防己兼以祛风湿热。火热之邪，日久必耗伤气阴，所谓"壮火食气"，故用太子参、墨旱莲以益气养阴扶正。

【医嘱】按时休息，清淡饮食，忌辛辣煎炸食品。

【二诊】2008年11月6日。

患者诉胃脘灼热及小便短赤均显著好转，仍有口干口苦。舌红，苔黄，脉滑。尿检：蛋白（-），红细胞（+）。前方有效，仍守前法，继予清热解毒、凉血宁络之剂，方药如下：

川黄连 6g，黄芩 15g，丹参 10g，牡丹皮 10g，地榆 15g，墨旱莲 15g，赤芍 12g，炒白芍 12g，茜草 30g，大蓟 15g，小蓟 15g，汉防己 12g，广木香 12g，茯苓 10g，佛手 10g，太子参 30g。

14剂，日1剂，水煎服。医嘱同前。

【三诊】2008年11月20日。

胃脘灼热及口苦诸症均缓解，略感口干、乏力。舌淡红，苔少，脉细弦。尿检：蛋白及红细胞均阴性。火热毒邪已退，气阴之虚未复。予益气养阴宁络之剂善后，方如下：

太子参 15g，生地黄 15g，女贞子 12g，墨旱莲 30g，赤芍 15g，生地榆 15g，茜草 30g，丹参 12g，牡丹皮 12g，大蓟 15g，小蓟 15g，茯苓 10g，佛手 10g，广木香 12g。

14剂，日1剂，水煎服。医嘱同前。

此后患者定期在门诊随访，间歇服用益气养阴宁络中药巩固疗效，病情稳定。2009年7月30日复查尿液常规示：蛋白及红细胞均阴性。患者已恢复正常，嘱其仍需慎起居，防感冒，节饮食，忌辛辣肥甘厚味。

【按语】周师认为，血尿一症，在临床上其病机比较复杂，需细心辨证。首先，要注意辨别其虚实。实证一般多属风热上扰或下焦湿热；在虚证方面，以气阴两虚证较多见。

本患者平时嗜食辛辣，临床症见口干口苦，心烦，胃脘灼热，尿短赤，舌质红，苔黄，脉滑偏数等，属火热内蕴、迫血妄行所致血尿。正如《诸病源候论》之论述："心主于血，与小肠合。若心家有热，结于小肠，故小便血也。"这一证型在临床上相对少见。

前二诊，周师以三黄泻心汤加凉血宁络之剂取效，方中以川黄柏、川黄连、黄芩为主，清热泻火，直折火势；牡丹皮、地榆、茜草、大小蓟、墨旱莲等清热凉血止血。待火热之证基本缓解之后，三诊改以益气养阴、凉血宁络之剂巩固，方中太子参、生地黄、女贞子、墨旱莲益气养阴，赤芍、地榆、茜草、牡丹皮、大小蓟凉血止血，茯苓、佛手、广木香健脾和胃，预防上述诸药之壅滞碍胃。方随证变，层次井然，疗效显著。

病案4 慢性肾小球肾炎

【一般情况】吕某，女，33岁。

【初诊日期】2010年3月23日。发病节气：春分后2天。

【主诉】尿检异常2个月余。

【病史及症状】患者于2个月前体检，发现尿蛋白（+），红细胞（+++），无明显面浮肢肿，无尿中泡沫增多，无腰酸乏力。在我市某医院住院诊治，多次尿检均为尿蛋白（-）～（+），红细胞（+++）～（++++），75%为异形红细胞。24小时尿蛋白定量为0.21g，血肌酐57μmol/L。医生建议行肾脏活检，明确病理诊断，患者拒绝。临床诊断为慢性肾小球肾炎，口服复方芦丁片、金水宝胶囊治疗，疗效不明显，遂到周师处就诊。

患者自诉平时略感疲劳，口干咽燥，劳累后腰酸，熬夜和劳累后易于"上火"，咽痛，夜间口干明显，有时需少量饮水。晨起有口干口苦。胃纳一般，进食生冷饮食时大便略溏，晨尿色偏黄。

【查体】测血压110/60mmHg。查咽部略红，扁桃体无明显肿大。舌偏红，苔薄腻，脉细弦。

【辅助检查】今日复查尿蛋白（-），红细胞（++++），尿比重1.020。

【诊断】中医诊断：尿血（气阴两虚，热伤血络）。

西医诊断：慢性肾小球肾炎。

【辨证分析与立法】患者疲劳、腰酸，口干咽燥、夜间明显，脉细，此为肺肾不足，气阴两虚之征象。而口苦、咽痛、咽部偏红，舌红尿黄，为内有郁热之象。热邪上壅则咽红、咽痛，热伤血络则尿血。胃纳一般，进食生冷时便溏，舌苔偏腻，提示患者脾虚夹湿。病性属虚实夹杂，肺脾肾亏虚为本，郁热和湿邪为标。立法拟标本兼治：益气养阴，滋补肺肾，佐以清解郁热，健脾除湿。

【处方】益气养阴清热宁络方加减。

太子参30g，麦冬15g，天冬15g，玄参10g，南沙参15g，北沙参15g，女贞子10g，墨旱莲30g，黄芩15g，蒲公英30g，白花蛇舌草30g，半边莲15g，生茜草20g，大蓟15g，小蓟15g，茯苓10g，炒白术10g，炒扁豆花12g。

14剂，日1剂，文火煎至300mL，分早晚两次温服。

处方以太子参补气，麦冬、天冬、南沙参、北沙参、女贞子、墨旱莲滋补肺肾之阴，玄参、黄芩、蒲公英、白花蛇舌草、半边莲清热解毒利咽，大小蓟和生茜草清热凉血、宁络止血，茯苓、炒白术、炒扁豆花健脾除湿。

【医嘱】按时休息，清淡饮食，忌辛辣煎炸食品。

【二诊】2010年4月10日。

患者近来疲劳、腰酸减轻，咽干明显好转，夜间已不需饮水，无咽痛，胃纳欠佳，大便仍有时不成形，舌脉如前。近来两次尿蛋白均（－），红细胞为（＋）。处方仍以益气养阴、清热宁络为主，略作调整如下：

太子参30g，麦冬15g，天冬15g，玄参10g，南沙参15g，北沙参15g，女贞子10g，墨旱莲30g，枸杞子10g，黄芩15g，蒲公英30g，半边莲15g，白花蛇舌草30g，大蓟15g，小蓟15g，茯苓10g，炒白术10g，炒扁豆花12g，薏苡仁30g，焦神曲10g。

28剂，日1剂，水煎服。医嘱同前。

此后一直以前方加减，治疗三个月。于2010年7月复查尿蛋白仍（－），红细胞（±）。此后在门诊继续随访、治疗，病情一直稳定。

【按语】周师认为，慢性肾炎之血尿患者，其辨证以气阴亏虚、虚火内扰者为多见。其中阴虚以肝肾阴虚为多，肺肾阴虚亦不少见。咽喉与肺的关系人尽皆知，而它与肾的联系容易被忽视。其实肾通过经络与咽喉密切相关，如《灵枢·经脉》指出："肾足少阴之脉，其直者，从肾上贯肝、膈，入肺中，循喉咙，挟舌本。"在临床上，许多慢性肾炎患者常常因为上呼吸道感染导致病情复发和加重。咽喉部病灶（尤其是扁桃体炎）的存在，又往往导致肾病缠绵不愈。

本患者临床突出表现为口干咽燥，查其咽部略红，舌质偏红，而尿检有大量红细胞。周师辨证其为肺肾阴虚、虚火灼伤血络而致血尿。治疗上以滋阴清热、凉血宁络止血为主。方中女贞子、墨旱莲、枸杞子、玄参、麦冬、天冬、南沙参、北沙参等滋补肺肾，养阴清热；白花蛇舌草、蒲公英、黄芩、半边莲清热解毒，大小蓟、生茜草等清热凉血止血。另外，阴虚日久，必然导致气虚，故方中加用太子参益气养阴。薏苡仁、茯苓、炒白术、炒扁豆花、焦神曲等健脾化湿、和胃护中，以防上述滋腻凉药碍胃伤胃。周师辨证准确，组方严密，临床疗效满意。

病案 5 慢性肾炎综合征（轻度系膜增生性肾炎）

【一般情况】唐某，女，66 岁。

【初诊日期】2016 年 12 月 5 日。发病节气：大雪前 2 天。

【主诉】发现尿检异常 7 个月，伴乏力 1 个月。

【病史及症状】患者于 2016 年 5 月体检，尿常规提示：蛋白（+）~（++），红细胞（++）~（+++）。血肌酐 48μmol/L，曾在外院行"肾活检"，提示：轻度系膜细胞增生型肾小球肾炎（具体不详）。治疗期间拒绝使用"糖皮质激素＋免疫抑制剂"。为进一步诊治，于 2016年 11 月 8 日至 11 月 18 日在本院住院。入院时，血压 145/74mmHg，住院期间尿微量蛋白系列提示：混合性蛋白尿，以中、小分子蛋白为主；尿常规提示：蛋白（++），红细胞 10 个 /HP；24 小时尿蛋白定量 1.48g；血白蛋白 37.3g/L，甘油三酯 2.12mmol/L，总胆固醇 7.32mmol/L，血肌酐 48μmol/L。住院期间予"氯沙坦钾片"100mg/d、中药为主治疗。出院诊断为：慢性肾炎综合征（轻度系膜增生型）。1 个月前，无明显诱因出现乏力明显，为进一步诊治，于今日赴周师处就诊。

就诊时患者诉神疲乏力，伴食欲不振，口淡无味，睡眠欠安，时有两侧胁肋胀满不舒，喜叹息，手足发凉，平素怕冷。大便稀溏，两日一行。尿中有泡沫，夜尿 0 ~ 1 次，尿色偏黄，无明显浑浊。舌质红，苔薄白、根腻，脉弦。

【查体】血压 135/85mmHg，咽部无充血，两侧扁桃体无明显肿大，心肺听诊无异常，全腹无压痛、反跳痛，颜面部和双下肢无浮肿。

【辅助检查】2016 年 12 月 5 日复查尿液常规，提示：蛋白（++），红细胞（++）；24 小时尿蛋白定量 0.76g；血白蛋白 44g/L，血肌酐 50μmol/L。

【诊断】中医诊断：尿浊病（肝郁脾虚夹湿证）。

西医诊断：慢性肾炎综合征，轻度系膜增生性肾炎。

【辨证分析与立法】患者系老年女性，胁肋胀满不舒、喜叹息，且脉弦，提示乃肝郁证；而手足发凉、平素怕冷，结合脉象，并非阳虚证，实乃气滞阳郁证；神疲乏力、食欲不振、口淡无味、睡眠欠安、大便稀溏且质黏、泡沫尿，舌质红，苔薄白、根腻，提示属于脾虚湿热证，湿重于热。综上所述，周师指出：本患者以肝郁脾虚为本，湿滞为标，治宜标本兼顾。

【处方】仿"四君子汤"合"当归芍药散"之义加减。

杭白芍 12g，炒白术 12g，茯苓 15g，荷包草 30g，制香附 12g，佛手片 12g，矮地茶 30g，绿梅花 9g，广藿香 9g，佩兰 9g，川厚朴花 12g，大枣 10g，炒谷芽、炒麦芽各 12g，焦神曲 12g，太子参 15g，焦山楂 12g，茜草 12g，合欢花 9g。

14 剂，日 1 剂，文火煎至 300mL，分早晚两次温服。另继续口服"氯沙坦钾片"100mg/d。

处方以太子参、炒白术、茯苓健脾利湿；杭白芍、大枣合制香附、佛手片、绿梅花、合欢花以养血疏肝；荷包草、矮地茶合广藿香、佩兰、川厚朴花清利湿热、芳香化湿；炒二芽、山楂、神曲以消食和胃；茜草化瘀止血。

【医嘱】注意休息，勿疲劳，预防各种感染，杜绝肾毒性药物的使用。

【二诊】2018 年 10 月 13 日。

上方服后，患者自诉食欲较前明显增加，中脘胀满不舒、便溏已减，尿中泡沫减少，且多次复查尿蛋白、尿红细胞逐渐转阴，24 小时尿蛋白定量 0.19g，血肌酐 45 ～ 60μmol/L。2018 年 9 月，患者因"上感"导致前症明显加重，伴头晕、腰酸、乏力明显，大便稀溏，日行一至两次，口干咽燥而喜冷饮，时有咳嗽，少痰，咽痒。舌质黯红，苔薄，右脉缓而无力，左关脉虚弦。复查胸部正侧位片提示：支气管炎。复查 24 小时尿蛋白定量 5.56g，血白蛋白 23g/L，尿蛋白（+++），尿红细胞（++）。当地医院予"抗菌、消炎"（具体不详）为主治疗后，患者自诉诸症均未减轻，且拒绝服用糖皮质激素和免疫抑制剂，故而再次求诊于吾师。

根据患者目前的临床表现，结合理化检查结果，周师认为，此时西医诊断应改为：①支气管炎；②肾病综合征，轻度系膜增生性肾炎。中医诊断改为：①咳嗽（正虚邪恋证）；②肾风病［气阴（血）两虚，风湿扰络证］。治拟益气养阴（血）、清肺化痰为主，佐以祛风湿。

【处方】玉屏风散、沙参麦冬汤、玄麦甘桔汤、止嗽散、防己黄芪汤合方加减。

生黄芪 30g，防风 6g，炒白术 15g，南、北沙参各 15g，麦冬 20g，玄参 12g，汉防己 20g，穿山龙 3.0g，桔梗 10g，蝉蜕 6g，炙款冬花 12g，炙紫菀 12g，炙枇杷叶 12g，豨莶草 15g，炒白芍 12g，佛手片 12g。

14 剂，日 1 剂，水煎服。

续服氯沙坦钾片 100mg/d。同时嘱患者注意休息，避免劳累，预防感冒

【三诊】2018 年 11 月 10 日。

患者家属代述：前方服后，咽痒较前好转，咳嗽、咳痰渐减，然神疲乏力、腰酸、便溏、口干而喜冷饮仍未减。在当地医院复查尿蛋白（++），尿红细胞（++）；24 小时尿蛋白定量 1.8g；血白蛋白 27.5g/L。周师于二诊方中减去桔梗、炒白术，将生黄芪改为 40g，加茯苓 15g，续服 14 剂。西药同前。

服药后，患者电话告知周师，咽痒作咳已除，余症均减，昨日复查尿蛋白、尿红细胞均（+），24 小时尿蛋白定量 0.79g，血白蛋白 29.1g/L。

周师嘱其将三诊方续服 14 剂后复诊。

【四诊】2018 年 12 月 8 日。

患者自诉咽痒作咳、咳痰均已除，且便溏、口干喜冷饮渐减，然神疲乏力、腰酸仍存在。舌质黯红，苔薄，右脉细缓而较前有力，左关脉小弦。复查尿蛋白（＋），尿红细胞（－），24 小时尿蛋白定量 0.60g，血白蛋白 30g/L。根据中医"四诊合参"，结合理化检查，提示患者目前病情稳定，故周师用"二诊方"随证加减，同时服用益气健脾养血、补肾益精，佐以疏肝、祛风湿之冬季膏方，方药如下：

生黄芪 300g，防风 100g，汉防己 200g，炒白术 120g，党参 150g，炒白芍 120g，南、北沙参各 150g，麦冬 200g，生、熟地黄各 250g，怀山药 200g，山茱萸 200g，知母 100g，黄柏 100g，制香附 120g，佛手片 120g，绿梅花 100g，生、炒薏苡仁各 300g，炒杜仲 150g，炒川续断 150g，连翘 100g，蒲公英 150g，阳春砂 60g，枸杞子 150g，穿山龙 300g，徐长卿 100g，豨莶草 120g，川厚朴花 120g，茯苓 200g。辅料：东阿阿胶 250g，2% 百草孢 20 包，大枣 250g，龟甲胶 200g，黑芝麻 500g，核桃仁 500g，冰糖 500g，1 剂。

膏方服用 1 年后，患者自诉未发生呼吸道感染，检查尿蛋白（＋），尿红细胞（－）～（＋），24 小时尿蛋白定量多次复查均小于 0.5g，肾小球滤过率 100mL/min。此后，患者在续服氯沙坦钾片的基础上，长期口服中药，并在每年冬至节气，根据"有是证，用是方"之旨，续服膏方 1 剂。至 2021 年 11 月 26 日复诊时，患者无明显不适主诉，各项实验室指标均稳定。

【按语】中医学认为肝肾同源，水涵肝木，肝主疏泄，肾主闭藏，共同维持"泻"与"藏"的正常进行。故周师指出，慢性肾脏病所导致的蛋白尿、血尿、水肿，其形成均与藏、泻失调有关。她常强调，肝主调畅一身之气机，气机的调畅与否，与各种肾脏病的发生、发展密切相关。气行则水行，气滞则水停，"血不利则为水"。同时周师认为，水与血的关系，实则反映了肝与水液代谢的关系：若肝气条达而无气滞，则不易产生瘀血和水肿；而若肝失疏泄而气机不畅，气滞血瘀，则可形成水肿。

对于本患者，周师在初诊时，根据"平脉辨证法"，紧抓"胁肋胀满、喜叹息、手足发凉、平素怕冷、纳差、口淡无味、便溏质黏，苔根腻"等主症，结合主脉（弦脉），辨证为肝郁脾虚兼湿滞型。此辨证结论当确定无疑。

笔者侍诊期间，曾遇周师治疗一例经"滋肾清利、活血止血、益气温阳"等"常法"治疗两个月仍疗效不显的患者，临床表现为慢性肾小球肾炎，后经肾组织病理活检而确诊为 IgA 肾病。前医见其有手足发凉、平素怕冷之症，即误辨为阳虚证。周师在四诊合参后认为，上述症状实际与"肝郁"导致"气滞则阳气郁结于内"相关，随即在上述"常法"基础上加用疏肝理气药，服药后诸症均大减，蛋白尿、血尿也较前明显减少。故周师临证时常告诫学生，肾性蛋白尿、肾性血尿、肾性水肿的治疗，需时刻注意在处方中稍佐疏肝理气之品，可提高疗效。正如丹溪所云"气机一有怫郁，则万病由生"，林珮琴也曾有"肝为五脏之贼邪"之说。

另外，周师在本患者病情稳定，但平素易外感，以肺脾气虚、肝肾阴虚、精血不足兼风湿内扰、肝气郁结为突出表现时，为其选用膏方调养。方中重用"玉屏风散"合"知柏地黄丸"等补益脾肾之气阴，阿胶、大枣、龟甲胶、2% 百草孢等补益精血，稍佐汉防己、穿山龙、徐长卿等祛风湿药，用制香附、佛手片、绿梅花等药性较平和之品疏肝理气，而未用柴胡等药，以免伤及肝阴。

综上所述，周师临床治疗慢性肾脏病，多从脾、肾论治，此为"常法"；见到变证，则采用"变法"，以确保疗效。此即充分体现了周师治疗肾病的学术思想之——知常达变的重要性。

第三节　肾病综合征

病案 1　难治性肾病综合征（激素依赖型微小病变）

【一般情况】王某，男，14 岁。

【初诊日期】2015 年 3 月 30 日。发病节气：清明前 6 天。

【主诉】反复浮肿 6 个月，再发伴少尿、呕吐 10 天。

【病史及症状】患者在 6 个月前，无明显诱因出现肢体浮肿（基础体重 45.5kg，体重增加约 10kg），于当地医院查 24 小时蛋白定量 8g，医生考虑"肾病综合征"，遂转至"金华中心医院"就诊。该院未行肾穿，加用"泼尼松龙片 50mg，qd"。1 周后，24 小时尿蛋白定量下降至约 1g。后因腹泻后出现尿量减少，转诊至"省儿童医院"。2014 年 9 月 17 日行肾穿刺，提示"微小病变性肾病"，继续予激素治疗。2014 年 12 月，激素撤减后，出现尿量明显减少，浮肿再发。医生考虑肾病综合征复发，调整治疗方案，联用他克莫司。2015 年 3 月，激素减量后，再次出现尿量减少，当时伴有呕吐，乏力，抽搐，血压升高，血肌酐 232μmol/L，白细胞 $37.8×10^9$/L，尿白细胞（++++），血 PH 7.205。医生考虑尿路感染、脓毒症、脓毒性休克伴急性肾损伤，予美罗培南联合万古霉素抗感染治疗，甲泼尼龙针 40mg，静脉滴注，qd，诱导缓解，并开始血液透析治疗。

2015 年 3 月 30 日，患者到周师处初诊。当时患者仍基本处于无尿状态，未脱离血透，全身性感染尚未控制，且伴有黑便。周师考虑患者合并消化道出血，遂收住院。

患者神清，精神软，面色萎黄，语声偏弱，气息略促。自诉腰酸乏力，口干喜饮，胃纳欠佳，小腹胀满，肢体浮肿，小便量少，大便干结。舌质淡红，舌体偏胖，舌边可见齿痕，苔黄厚腻，脉沉细。

【查体】血压 150/72mmHg，神清，双肺呼吸音偏低，可闻及少许湿性啰音，心率120次/分，律齐，腹软，无压痛反跳痛，双下肢浮肿，右颈部血透临时管在位。

【辅助检查】血白细胞$1.8×10^9/L$，中性粒细胞89%，PCT3.5ng/mL，血肌酐450μmol/L，血白蛋白31.5g/L，血IgG 381mg/dL，补体C3 81mg/dL，尿蛋白水平因无尿无法评估。粪便隐血试验阳性。腹部B超提示：大量腹腔积液。肺部CT提示：两肺渗出性病变、少量胸腔积液、心包积液。

【诊断】中医诊断：水肿（脾肾气阴两虚夹风湿热）

西医诊断：1.肾病综合征（激素依赖型），肾小球轻微病变，急性肾损伤，肾性高血压；2.脓毒血症，肺部感染；3.消化道出血。

【西医治疗】继续使用甲泼尼龙针40mg，qd，诱导缓解；使用头孢哌酮舒巴坦抗感染；泮托拉唑抑酸、护胃、止血；继续血液透析以及其他对症支持治疗。

【辨证分析与立法】周师观其脉证，认为该患者虽病情复杂，兼夹证繁多，但仍不离本虚标实之理。本虚即脾肾两虚，标实即风湿热三邪夹杂。《黄帝内经》云："肾者主水，受五脏六腑之精而藏之。""饮入于胃，游溢精气，上输于脾，脾气散精，上归于肺，通调水道，下输膀胱，水精四布，五经并行。"患者年少，肾气未充，脾气未实，加之风邪外侵，肾失主水，脾失健运，水谷精微运化失司，膀胱气化不利，水湿内停，风水相搏，水液外溢肌表，下蓄膀胱，故以浮肿、少尿起病。刻下症见腰酸乏力，小腹胀满，小便不通，肢体浮肿，舌体胖大兼有齿痕等，亦为脾肾两虚之征象。但现阶段影响疾病转归的乃湿、热二邪，一则久病，风湿相合，黏腻不去，郁而化热，热盛伤阴；二则激素乃阳热之品，久服易伤阴耗气，故可见口渴、舌黄腻等症。对此患者，我们应当肯定西药的疗效，故仍以甲泼尼龙针诱导缓解；同时用中药"急则治标"，予达原饮加减，以化湿透热，调畅枢机。

【处方】达原饮加减。

槟榔9g，厚朴12g，草果9g，知母15g，杭白芍12g，黄芩15g。

14剂，日1剂，浓煎300mL，分两次服用。

达原饮在《温疫论》中用于治疗瘟疫或疟疾邪伏膜原之证,其中槟榔能消能磨,除伏邪,为疏利之药,又除岭南瘴气;厚朴破戾气所结;草果辛烈气雄,除伏邪盘踞,三味协力,直达巢穴,使邪气溃败,速离膜原;白芍、知母清热滋阴,并可防诸辛燥药之耗散阴津;黄芩苦寒,清热燥湿,并配以甘草生用为使药,既能清热解毒,又可调和诸药。观其遣方用药,可知此疫毒之邪实以湿、热二邪为主,其病机之本质乃湿热中阻、枢纽失职,故周师遵古而不泥古,大胆遣方。但根据现代医学研究,原方中之甘草有致水钠潴留之弊,而该患者水湿壅滞,高度浮肿,故暂去之。

【二诊】2015 年 4 月 16 日。

患者 24 小时尿量逐渐恢复至 1000mL 以上,查 24 小时尿蛋白定量 12.46g,血白蛋白 25.8g/L,血肌酐 131μmol/L。已停止血透,乏力、腰酸减轻,浮肿消退,但胃纳仍欠佳,口苦而腻,口渴欲饮,舌红,苔薄黄腻,脉弦滑。周师言,患者此时感染已控制,急性肾损伤逐渐恢复,肾病综合征已有缓解趋势,遂下医嘱停用抗生素,继续使用甲泼尼龙针诱导缓解。根据四诊,可见患者湿热之象较前减轻,但因湿热内蕴日久,已有伤阴之势,故治以养阴清热为主,且不宜过早补肾健脾,防止邪热留恋,方药如下:

北沙参 12g,麦冬 12g,玄参 12g,石斛 12g,知母 12g,黄连 5g,蒲公英 30g,干芦根 30g,茯苓 15g。

14 剂,日 1 剂,浓煎 300mL,分 2 次服。

方中以沙参、麦冬、玄参、石斛养阴生津,知母、黄连、蒲公英、芦根清热祛邪,加茯苓健脾利湿。

【三诊】2015 年 4 月 30 日。

患者浮肿消退,尿量增多,血压正常,血肌酐 50μmol/L,血白蛋白 34.5g/L,24 小时尿蛋白定量 7.55g,血透临时管已拔除。患者感乏力腰酸,口苦口干,舌红,苔薄黄,脉弦细。评估病情后,周师指出,患者基础免疫功能差,无法耐受激素联合他克莫司方案,但患者为激素依赖型肾病综合征,目前激素治疗仍然有效,肾病综合征已有缓解趋势,予停用甲泼尼龙针，改甲泼尼龙片联合环磷酰胺（CTX）方案治疗。中药方面，根据四诊合参，目前湿热基本缓解，风湿残留，当以"缓则治本"为原则，治以益气养阴为主，兼以祛风化湿，方药如下：

生黄芪15g，太子参15g，麦冬10g，天冬12g，汉防己10g，鬼箭羽10g，桑寄生15g，杜仲10g，芡实12g，炒白术12g，杭白芍10g，佛手10g，焦神曲12g。

14剂，日1剂，水煎服。

方中以黄芪、太子参、麦冬、天冬益气养阴，汉防己、鬼箭羽祛风除湿，桑寄生、杜仲、芡实、炒白术补肾健脾，白芍敛阴养血，佛手、焦神曲理气和胃。

【四诊】2015年12月22日。

患者尿蛋白阴性，血白蛋白正常，浮肿尽去，但仍感倦怠乏力，口渴喜饮，纳食不香，舌淡红，苔薄白，脉弦细。患者的肾病综合征完全缓解，此次CTX冲击疗程结束，激素继续规律减量。中药方面，周师认为患者标证已除，风湿渐去，根据目前脉证，呈气阴两虚之象，故治以益气养阴为主。但风湿之为病，迁延难愈，加之患者久病，乃死水凝滞，有损肾络，有微癥积形成，故仍不可忽视活血药物的使用，于前方去杜仲、桑寄生，加虎杖、落得打、莪术等品，具体方药如下：

生黄芪15g，太子参15g，麦冬10g，天冬12g，汉防己10g，鬼箭羽10g，杭白芍10g，落得打30g，虎杖12g，莪术15g，佛手10g。

14剂，日1剂，水煎服。

【五诊】2018年3月20日。

患者尿蛋白阴性，精神可，但仍感腰膝酸软，畏寒肢冷，食欲不振，大便稀溏，舌淡红，有齿痕，苔薄白，脉细。西药方面，停用激素（已小剂量维持约1年）。中药方面，周师言，患者自青少年起病，先天不足，肾气本亏，精气不足，加之久病，肾阳虚损，脾阳不振，脾肾两虚，当温肾健脾，以达"水土互助、沃野千里"之效，方药如下：

生黄芪20g，炒党参20g，巴戟天15g，桑寄生15g，淫羊藿15g，怀山药30g，茯苓15g，炒白术15g。

14剂，日1剂，水煎服。

方中以黄芪、党参、山药、茯苓、白术益气健脾，巴戟天、桑寄生、淫羊藿温肾助阳。

目前该患者仍于周师处定期随访，激素停用已2年，在此期间发生数次呼吸道感染，周师予中药随证加减，均未引起肾病综合征复发。

【按语】激素依赖型肾病综合征是所有肾脏病医家面临的共同难题。如果单用激素或纯中药治疗，容易使得疾病反复发作或持续不缓解；而积极的免疫抑制治疗，会导致各种感染的风险，使得医患双方进退两难，难以抉择。中医药的介入所带来的优势，不仅仅是对疾病本身起到很好的治疗作用，而且还能有效地抵消激素及免疫抑制剂所带来的毒副作用，填补西药治疗的空白区。故中西医结合治疗难治性肾病综合征的疗效，往往优于单纯的中药或西药治疗。

是否使用激素，是否联合使用其他免疫抑制剂，选择何种免疫抑制剂？从周师的经验而言，首先需要做到充分评估患者病情，肯定西药的作用，坚信中医的疗效，做到中西医结合。对于本患者，使用激素和免疫抑制剂确实是必不可少的，包括起病初期的激素联合他克莫司方案，都是国际公认的一线治疗方案。但是后续的重症感染却为医家敲响了警钟。根据目前的国内外研究，CTX对于肾病综合征的疗效是肯定的，而且有着减少复发率的特点。故周师充分评估了患者病情，在患者感染及消化道出血均控制后，果断选择了激素联合CTX方案，并进行积极的中药干预。

回顾本患者的中药治疗过程，周师强调一定要把握"急则治标，缓则治本"的原则。此类虚实夹杂的病例，正虚邪实的本质贯穿疾病始终。周师遣方用药，从早期的透邪达表，到中期的扶正祛邪，以及最后的固本培元，其中针对正邪虚实转化过程的治疗方案需细细品味。而对于水肿病的治疗，周师言，水肿不离脾肾，"肾主水液，主封藏，乃生气之根，先天之本；脾主运化，司中气，乃生气之源，后天之本"。《丹溪心法》云："水则肾主之，土谷则脾主之，惟肾虚不能行水，惟脾虚不能制水，胃与脾合气，胃为水谷之海，又因虚而不能传化焉。故肾水泛溢，反得以浸渍脾土，于是三焦停滞，经络壅塞，水渗于皮肤，注于肌肉，而发肿矣。"故在临证时，补气益肾固然必不可少，但当谨记"四季脾旺不受邪"。特别是在疾病后期，亦不可忽视脾的重要性，需时刻关注患者的胃纳情况，留意是否出现腹胀、便溏等症状，随证加减，最终使得脾气得充，肾气得固。

此外，中医经典著作是祖国医学之精华，当代青年中医切不可忽视学习经典，但亦不可死记硬背，生搬硬套。一则当认真领会原著中医家辨证遣方的精神实质；二则在临证时当四诊合参，发现疾病的本质，仔细辨证，灵活用药，做到活学活用。

病案 2　肾病综合征合并急性肾小管间质损伤、继发性糖尿病

【一般情况】王某，男，47 岁。

【初诊时间】2012 年 2 月 14 日。发病节气：雨水前 5 天。

【主诉】浮肿 20 余年，血糖升高 4 年，咳嗽 3 天。

【病史及症状】患者 20 余年前无明显诱因出现颜面浮肿，至当地医院查尿常规，显示尿蛋白（+++），红细胞不详，予泼尼松片 30mg/d 及利尿剂等治疗，效欠佳。随访 3 个月余，仍有尿蛋白（++）～（+++）。后自行持续服用泼尼松片 30mg/d 治疗。自诉约 5 年后，曾查尿液分析，显示好转。4 年前，患者因乏力、头晕至浙江某院住院，查血糖 600mg/dL 以上，尿蛋白（-）～（+）。在外院行肾穿刺检查，肾病理提示：糖尿病肾病。医生逐步撤减激素（3 个月后停用），予胰岛素降糖及护肾等对症治疗为主。后血糖渐降至正常，并停用所有降糖药。1 年余前，患者尿蛋白渐增多，至（++）～（+++），红细胞（-），浮肿再发，血压偏高，为 160/90mmHg，在当地医院予雷公藤多甙片（4～6 片 / 日）及氯沙坦钾片治疗，尿液分析无明显好转。近日复查尿液常规，仍有蛋白（+++），红细胞（-）。血生化检查：白蛋白 17.2g/L，血肌酐 67μmol/L。为进一步诊治，收住院。入院后第 2 周，患者并发肺部感染，继而出现尿量减少，100mL/d，血肌酐渐升高至 543μmol/L。

刻下：患者发热，咳嗽，痰多色黄，气喘，尿少肢肿。舌质红，苔黄，脉洪。

【查体】身高 172cm，体重 55kg，体重指数 18.6kg/m²，T 38℃，P 90 次 / 分，R 22 次 / 分，BP 90/60mmHg。神清，精神软，呼吸略促，双肺可闻及细小湿性啰音。HR 90 次 / 分，律齐。腹软，无压痛，肝脾肋下未及，移浊（-）。双肾区叩痛（-），双下肢浮肿，神经系统检查（-）。

【辅助检查】入院时血生化检查：谷丙转氨酶 56IU/L，谷草转氨酶 39IU/L，总蛋白 38.0g/L，白蛋白 17.2g/L，胆固醇 13.15mmol/L，空腹血糖 4.3mmol/L，尿酸 403μmol/L，尿素氮 10.1mmol/L，肌酐 68μmol/L，钙 1.78mmol/L，磷 1.78mmol/L，钾 3.7mmol/L，高敏 C 反应蛋白 1.45mg/L；餐后二小时血糖 7.2mmol/L；尿常规：蛋白质（++），镜检白细胞 0～1 个 /HP，镜检红细胞 1～3 个 /HP；24 小时尿蛋白定量 5.34g；内生肌酐清除率 149.5mL/min，肾小球滤过率 127.8mL/min；抗核抗体、RF、P-ANCA、C-ANCA 及肝炎指标等无异常。泌尿系 B 超：双肾实质回声稍偏粗，右肾囊肿。左肾 10.9cm×5.9cm×5.0cm，实质厚度 1.4cm；右肾 10.2cm×5.6cm×4.9cm，实质厚度 1.4cm。复阅外院肾病理：①肾小球轻中度系膜增生伴球性及节段性硬化；②肾小囊玻璃滴形成，符合继发性糖尿病肾损伤改变。

入院第二周复查，血尿酸 400μmol/L，白蛋白 17.2g/L，肌酐 542μmol/L，超敏 C 反应蛋白 69mg/L。血白细胞 16.9×10⁹/L，血红蛋白 88g/L，血小板 356×10⁹/L。尿常规：蛋白（+++），尿比重 1.025，红细胞（-），白细胞（-）。

【诊断】中医诊断：慢肾风，消渴肾病，肺炎喘嗽（气阴亏虚、热毒壅盛）。

西医诊断：1. 肾病综合征，急性肾损（①肾小球轻中度系膜增生伴球性及节段性硬化，②急性肾小管间质损伤，③继发性糖尿病肾损伤）；2. 肺部感染。

【辨证及立法】患者住院期间出现肺部感染，临床表现为发热，气促，咳嗽痰多，咳吐脓痰，舌红，苔黄，脉洪。治以宣肺清热、化痰平喘。

【处方】麻杏石甘汤合千金苇茎汤加减。

麻黄 12g，杏仁 12g，石膏 30g，干芦根 30g，冬瓜子 15g，桃仁 15g，薏苡仁 30g，黄芩 12g，浙贝母 12g，桑白皮 12g，瓜蒌皮 12g，甜葶苈子 12g，炒紫苏子 10g，陈皮 9g，茯苓 15g。

14 剂，每日 1 剂，早晚煎服。

【医嘱】注意休息，勿疲劳。进食优质低蛋白饮食。避免使用肾毒性药物。

【二诊】2012 年 2 月 28 日。

患者已出院，复查尿液常规，以蛋白尿为主，血常规中血小板计数增高。治疗以健脾益肾化瘀为主。

黄芪 20g，党参 15g，山茱萸 15g，淫羊藿 15g，茯苓 15g，汉防己 20g，鬼箭羽 15g，川芎 20g，落得打 30g，莪术 15g，佛手 12g。

14 剂，日 1 剂，早晚煎服。

嘱患者注意休息，勿疲劳，预防感冒。进食优质低蛋白饮食。避免使用肾毒性药物。

【三诊】2012 年 3 月 13 日。

患者多次在外院复查尿常规，显示蛋白尿不明显，以血尿为主，镜下红细胞（＋）左右。3 个月，再次来周师门诊就诊，治以滋阴清热宁络为主。

生地黄 30g，女贞子 15g，墨旱莲 15g，大蓟 15g，小蓟 15g，侧柏叶 15g，牡丹皮 12g，地榆 12g，赤芍 15g，马鞭草 12g，茯苓 15g，怀山药 15g，陈皮 9g。

14 剂，日 1 剂，早晚煎服。

【按语】患者为中年男性，临床主要表现为反复发作的肾病综合征。在疾病早期，长期不规范地使用半量激素治疗，尿检可好转。在此期间合并糖尿病，行肾活检提示"糖尿病肾病"，停用激素后，血糖恢复正常，但肾病综合征复发，使用雷公藤多甙片及血管紧张素受体阻滞剂（ARB）疗效欠佳。入院后，化验及辅助检查未发现感染、结缔组织疾病、糖尿病等证据。该患者起病时无糖尿病史，停用激素后糖尿病好转，应考虑为"类固醇性糖尿病"。其在肾病初期无糖尿病病史，且糖皮质激素治疗有效，但停用激素后肾病综合征复发，不符合糖尿病一般发病及治疗规律。尽管有肾病理检查依据，但单以"糖尿病肾病"诊断，不能完全解释临床现象，需考虑存在免疫性肾小球疾病可能。经借阅既往肾组织切片，肾病理修改诊断为：①肾小球轻中度系膜增生伴球性及节段性硬化；②肾小囊玻璃滴形成，符合继发性糖尿病肾损伤改变。

入院后第 2 周，患者并发肺部感染，继而出现尿量减少，血肌酐逐渐升高。既往病理检查只能反映当时患者肾脏病变情况，4 年后其肾病理进展到何种程度，急性肾功能不全的病因是什么，如何制订相应诱导缓解方案，仍有赖于重复肾活检明确。遂在护肾、抗感染、血透过渡下，于 2012 年 2 月 28 日重复做肾活检，肾病理检查结果回报：①肾小球轻中度系膜增生伴球性及节段性硬化；②急性肾小管间质损伤；③肾小囊玻璃滴形成，符合继发性糖尿病肾损伤。结合临床，最终诊断考虑：1. 肾病综合征（肾小球轻中度系膜增生伴球性及节段性硬化，急性肾小管间质损伤），急性肾功能不全；2. 类固醇性糖尿病，糖尿病肾损伤。

回顾患者的住院治疗过程，2012 年 3 月 2 日加用足量激素（甲泼尼龙针 50mg/d）治疗，继续护肾，抗感染，血透过渡。2 周后，患者血糖升高明显，空腹血糖大于 10mmol/L，餐后 2 小时血糖大于 20mmol/L，遂加用门冬胰岛素 30 针降糖。2012 年 3 月 25 日，患者血肌酐降至 159μmol/L，尿量增加至 2000mL/d 以上，遂停止血透。3 月 27 日停用甲泼尼龙针，改用美卓乐片 48mg/d 治疗。4 月 6 日加用 CTX 0.4g 静脉滴注 1 次。至 2012 年 4 月 7 日患者出院，复查血肌酐 120μmol/L，尿常规：蛋白（++），红细胞（-）。

经门诊随诊，患者在足量激素使用 10 周后，尿蛋白转阴，周师遂将美卓乐片逐渐减量，联合 CTX 脉冲治疗（总量 7.2g）。目前患者已随诊 27 个月，现单纯口服美卓乐片 4mg，qod。在此期间，患者尿蛋白持续阴性，24 小时尿蛋白定量 0.11 ～ 0.22g，血肌酐 67 ～ 89μmol/L，血糖控制良好，继续定期门诊随诊。

这则病案给我们的启示如下：

（1）对于出现大量蛋白尿且有糖尿病的患者，应如何鉴别糖尿病肾病及非糖尿病肾病：糖尿病肾病和非糖尿病性的肾小球疾病的治疗方案和预后截然不同。糖尿病＋蛋白尿≠糖尿病肾病。因此，通过临床及病理检查，将糖尿病肾病和糖尿病伴发的肾小球疾病区分开来，具有十分重要的意义。文献表明，在接受肾活检的糖尿病患者中，约有17%～55%合并原发肾小球疾病，包括膜性肾病、IgA肾病、局灶硬化性肾病和微小病变肾病等。当临床上存在以下情况：①糖尿病病程短于5年；②出现大量蛋白尿或肾功能不全时，血压正常；③急性肾功能衰竭；④血尿明显；⑤肾脏病与糖尿病其他并发症（糖尿病视网膜病变、心脏病变及周围神经病变等）不平行，应考虑存在非糖尿病肾脏损害的可能，应进一步行肾活检以明确诊断。若当临床及病理有不一致的情况出现，应及时重新阅片，甚至重复肾活检，以进一步明确病理诊断。

本患者第一次在外院行肾活检提示"糖尿病肾病"，从而逐步撤减并停用激素，但后期肾病复发。根据病史可发现，患者初发肾病综合征时，虽然不规范使用激素治疗，但曾经有效，停用激素后肾病逐步加重，并且无糖尿病视网膜病变，因此病理诊断不能完全解释临床情况，不排除非糖尿病肾病可能。在重阅既往病理切片后，证实为原发性肾小球疾病合并糖尿病肾损伤（结合临床，应考虑为类固醇性糖尿病），提示对本患者仍应给予免疫抑制治疗，才能有效控制肾病。患者随后在住院期间并发急性肾功能不全，遂及时重复肾活检，对明确肾功能不全的病因有较大帮助。

（2）局灶节段性肾小球硬化肾病综合征复发，应如何治疗：根据《KDIGO肾小球肾炎临床实践指南》，对于临床表现为复发性肾病综合征的局灶节段性肾小球硬化性肾炎，治疗方案同成人微小病变复发的治疗推荐方案，建议使用足量激素联合环磷酰胺治疗；对使用环磷酰胺仍复发的患者或者希望保留生育能力的患者，建议钙调磷酸酶抑制剂；对于不能耐受糖皮质激素、环磷酰胺和钙调磷酸酶抑制剂的患者，建议麦考酚酸吗乙酯治疗。

（3）怎样选择适当的药物及剂型，以促使肾病较快缓解并减少复发机会：为了较快缓解病情，减少疾病复发机会，除了制定优化的联合免疫抑制方案外，选择合适的糖皮质激素及剂型，进行序贯治疗也很重要。

相关资料表明，口服糖皮质激素的生物利用度为 60% ～ 100%。激素口服后，需与血浆蛋白结合，才能转运到身体各组织器官，再游离出来而发挥作用。进入血液后，激素的大部分与类固醇结合球蛋白及白蛋白结合，其中约 90% 与血浆蛋白结合，游离型糖皮质激素只占 10%，而只有少量游离状态的糖皮质激素才具有疗效。这两种蛋白浓度的变化，可影响游离状态的糖皮质激素的浓度并对疗效产生影响。

肾病综合征患者常常存在明显低蛋白血症，口服激素在吸收、转运方面发生障碍，难以达到治疗所需的有效药物浓度，疗效常欠佳。当血浆总蛋白＜ 50g/L，白蛋白＜ 25g/L 时，这种现象尤为明显。而糖皮质激素经静脉给药，直接入血，可保证有效的血浆药物浓度。虽然血浆蛋白降低，与之结合减少，但未结合呈游离状态的糖皮质激素仍可随血液进入肾脏而发挥作用，从而促使肾病较快缓解。

有研究显示，口服甲泼尼龙片与泼尼松片比较，前者能减少肾病综合征复发的概率。这可能与甲泼尼龙的以下药理学特性有关：①脂溶性增加，使其分布范围更大，且具有更好的组织穿透性；②甲泼尼龙无需肝脏代谢，可直接发挥作用，较其他中效糖皮质激素的抗炎作用强，对下丘脑 – 垂体 – 肾上腺轴（HPA 轴）抑制作用弱，不良反应小；③甲泼尼龙的血浆蛋白结合率稳定不变，游离药物与剂量呈线性关系；④甲泼尼龙的血浆清除率稳定，不会随时间的延长而增加，有效血药浓度稳定。

本患者初期使用甲泼尼龙静脉制剂诱导肾病缓解，后续序贯甲泼尼龙片口服维持治疗，病情遂持续好转，未再复发。

（4）对于危重症患者，中医中药在整个疾病治疗过程中起到什么作用：中医药虽不及激素等免疫抑制剂效果峻猛，但在患者出现急性肾功能衰竭后，可在帮助患者恢复肾功能、减少激素等免疫抑制剂的不良反应等方面，发挥其独特优势。（病理检查结果见附图 2、附图 3。）

病案 3 难治性肾病综合征的长程治疗

【一般情况】王某，男，20 岁。

【初诊日期】2011 年 3 月 14 日。发病节气：惊蛰后 7 天。

【主诉】反复浮肿 16 年，再发 7 周。

【病史及症状】患者在 16 年前（5 岁左右），无明显诱因出现全身浮肿，遂至当地儿童医院就诊，诊断为"肾病综合征"，未行肾穿刺检查，予足量激素方案治疗，尿检可转阴性，浮肿消退。但激素撤减至约半量时病情复发，激素增加至足量后又可缓解。每年复发 1～2 次，遂用中大剂量激素长期维持。后来医生予激素联合环磷酰胺（CTX）方案治疗，且先后使用两疗程足量 CTX 冲击，但激素撤减时肾病综合征仍有复发。患者同时伴有支气管哮喘、肥胖症、高脂血症、脂肪肝、肝功能异常、高血压等疾病。

此次激素撤减后，肾病综合征再次复发，于周师处首诊，收住院，行肾穿刺提示"轻度系膜增生性肾炎"，后开始激素联合中药治疗。患者呈满月脸，面色潮红，倦怠乏力，口苦而腻，咳痰黄稠，食欲欠佳，腹胀便烂，下肢浮肿，舌红，苔黄腻，脉弦滑。

【查体】血压 131/72mmHg，BMI 28.6，眼睑浮肿，双肺呼吸音清，未闻及明显干湿性啰音，心率 92 次/分，律齐，腹隆软，无压痛反跳痛，双下肢重度浮肿。

【辅助检查】血生化：血肌酐 78μmol/L，血白蛋白 20.3g/L，尿酸 593μmol/L。体液免疫：血 IgG 290mg/dL。24 小时尿蛋白定量 7.54g。B 超：左肾 10.8cm×6.5cm×5.5cm，实质厚 1.4cm；右肾 10.8cm×6.5cm×5.5cm，实质厚 1.4cm，实质回声分布均匀，皮髓质分界清楚。

【诊断】中医诊断：水肿（气阴两虚，风湿内扰，夹痰热瘀血）。

西医诊断：1. 难治性肾病综合征（轻度系膜增生性肾炎）；2. 代谢综合征。

【辨证分析与立法】周师询问病史、观其脉证后言，本患者病史之长、兼夹证之多，实属罕见，加之常年激素使用，若以传统中医水肿之辨证，绝非一方可治，当谨记"标本缓急"四字。但纵观其十余年之治疗，我们首先需肯定激素此时的主导作用；再者辨其标证，纵观临床症状、舌脉，为湿热痰瘀互结之象，故当先"急则治标"，以清热利湿、化痰行瘀为法。西药继续使用泼尼松龙片60mg，口服，qd，诱导肾病缓解。

【处方】清热利湿化痰行瘀方。

黄连12g，蒲公英30g，白花蛇舌草30g，竹茹12g，冬瓜子15g，茯苓15g，赤芍15g，落得打15g，山楂15g。

21剂，日1剂，浓煎300mL，早晚分服。

方中以黄连、蒲公英、白花蛇舌草清热解毒，竹茹、冬瓜子、茯苓利湿化痰，赤芍、山楂、落得打活血行瘀。

【医嘱】注意休息，节制饮食，避风寒，防感冒。

【二诊】2011年4月5日。

患者肾病综合征呈部分缓解（24小时尿蛋白定量减少至2g），浮肿渐消，但口苦而干，渴欲饮水，倦怠乏力，五心烦热，舌红，苔薄黄腻，脉细滑。此乃湿热渐去，但余邪尚存，而气阴两虚之象逐渐显现，故更方以益气阴、化湿浊、行瘀血为主，方药如下：

生黄芪15g，太子参30g，北沙参15g，石斛12g，黄连5g，荷包草15g，冬瓜子15g，茯苓15g，川厚朴花12g，焦神曲12g，虎杖12g，落得打30g，莪术15g。

21剂，日1剂，浓煎300mL，分早晚服用。

上方以黄芪、太子参、北沙参、石斛益气养阴，黄连、荷包草、冬瓜子、茯苓清热化痰，川厚朴花、焦神曲理气健脾，虎杖、落得打、莪术活血化瘀。

西药继续予足量激素诱导缓解，并联合来氟米特进行免疫抑制治疗。

【三诊】2011年10月20日。

患者使用足量激素约1个月后，肾病综合征再次完全缓解。2个月后，激素开始按规律撤减，近期激素减量至泼尼松龙片 30mg，qd。近尿检阴性，但出现哮喘急性发作，故再次就诊。患者呼吸急促，喉间哮鸣，咳嗽阵作，痰多色黄，胸部胀痛，大便干结，舌红，苔黄腻，脉滑数。

周师言，患者长期服用激素，而仍出现哮喘急性发作，何故？一则乃肺气虚耗、肾虚不纳，二则乃痰浊中阻，痰热互结，适逢天气转变，扰动伏痰，故而致此痰热郁肺之证。当以麻杏石甘汤合千金苇茎汤加减，清热化痰，止咳平喘，方药如下：

炙麻黄 12g，杏仁 12g，生石膏 30g，薏苡仁 30g，冬瓜子 20g，桃仁 10g，干芦根 30g，浙贝母 15g，黄芩 15g，葶苈子 15g，桑白皮 10g，陈皮 6g。

10 剂，日 1 剂，水煎分服。

上方以麻黄、杏仁宣肺解表，黄芩、石膏清气分实热，薏苡仁、冬瓜子、浙贝母、陈皮利湿化痰，葶苈子、桑白皮、桃仁泻肺平喘，芦根清热生津。

【四诊】2012 年 3 月 10 日。

患者已经将激素撤减至泼尼松龙片 20mg，qd，肾病综合征未再复发。此次因肝区疼痛复诊。查体：肝区叩击痛阳性，肝脏肋下未触及。B 超提示：脂肪肝。血生化：谷丙转氨酶 102U/L，谷草转氨酶 85U/L。患者口苦腹胀，恶心欲吐，不思饮食，大便干结，舌红，苔薄黄腻，脉弦滑。观其脉证，乃肝胆湿热、肝气郁滞之象，周师遂予清利保肝汤加减，方药如下：

柴胡 10g，炒枳壳 12g，炒白芍 12g，垂盆草 30g，平地木 30g，荷包草 30g，竹茹 12g，茯苓 15g，制香附 12g，广木香 12g，制大黄 12g，川楝子 10g，虎杖 12g，落得打 15g，莪术 15g。

14 剂，日 1 剂，水煎分服。

上方以柴胡、制香附、广木香、炒枳壳、川楝子疏肝理气，白芍养血柔肝，垂盆草、平地木、荷包草清热利湿保肝，制大黄泻火解毒，竹茹、茯苓清热化痰，虎杖、落得打、莪术活血化瘀。

【五诊】2012 年 7 月 8 日。

患者肝区疼痛好转，近期哮喘未发作。激素已经撤减至泼尼松龙片 15mg，qd，尿检仍阴性。此次复诊，患者感倦怠乏力，腰膝酸软，舌淡，苔薄白，脉沉细。病情至此，周师喜言，本患者湿热痰瘀四大标证，已去几尽，唯肾中少许风湿残留；其肺气得畅，脾气得充，但肾气仍亏，而此与激素撤减有关。故此次遣方用药，一则补肾益气以固肾气之根本，二则当加祛风化湿之品，防止肾病综合征复发，并拟将目前激素用量适当维持数月，以期最终完全撤减。方药如下：

生黄芪 30g，炒党参 15g，炒白术 15g，茯苓 15g，山茱萸 6g，桑寄生 15g，杜仲 15g，北沙参 15g，赤芍 15g，炒白芍 15g，汉防己 15g，徐长卿 15g。

14 剂，日 1 剂，水煎分服。

上方以黄芪、党参、白术、茯苓益气健脾，桑寄生、杜仲、山茱萸补益肝肾，北沙参养阴生津，赤芍、白芍养血活血，汉防己、徐长卿祛风化湿。

【六诊】2012 年 10 月 20 日。

患者近期将激素撤减至 10mg，qd，肾病综合征未复发，但仍感腰膝酸软，畏寒肢冷，舌淡，苔薄白，脉沉细。周师言，此乃肾气亏虚、肾阳虚损之象，当补益肾气，温肾助阳，方药如下：

淫羊藿 15g，巴戟天 15g，菟丝子 15g，生黄芪 30，炒党参 15g，炒白术 15g，茯苓 15g，怀山药 15g，汉防己 15g，赤芍 15g，落得打 15g。

14 剂，日 1 剂，水煎服。

上方以淫羊藿、巴戟天、菟丝子补肾助阳，黄芪、党参、白术、茯苓、山药益气健脾，汉防己祛风化湿，赤芍、落得打活血化瘀。

本患者于周师处随访 7 年余，最终完全撤停激素，间断服用补肾健脾中药调理，肾病综合征未再发。

【按语】患者从罹患儿童肾病综合征开始，病史长达 16 年，因长期服用中大剂量激素，导致激素依赖，病情频繁复发。患者在肾病的基础上，还合并支气管哮喘，且反复发作，并逐渐出现各种代谢紊乱。故治疗难点有二：其一，肾病综合征如何缓解；其二，如何做到激素完全撤减而不复发。显然，单纯的西药治疗已无法解决以上两个难点问题。

而中医论治本病，即本"本虚标实""标本兼治"八字。周师言，水肿之为病，不外乎肺、脾、肾三脏，如《景岳全书》云："凡水肿等证，乃肺脾肾三脏相干之病。盖水为至阴，故其本在肾；水化于气，故其标在肺；水惟畏土，故其制在脾。今肺虚则气不化津而化水，脾虚则土不制水而反克，肾虚则水无所主而妄行。"本患者自少年起病，乃先天不足，肾气亏虚，火不暖脾，脾阳不振，后天失养，加之久哮伤及肺气，从而导致肺、脾、肾三脏之气虚损，缠绵难愈，此乃本虚之证。再者，激素乃阳热之品，久服必伤阴化燥，燥热化火，火灼津液，化为痰湿，故见面色潮红，口苦口干，咳痰黄稠等症；水湿内停，气血阻滞，继发血瘀。综上可知，湿热痰瘀，乃本患者标实之证。故首诊之方，以黄连、蒲公英、白花蛇舌草等清湿热，冬瓜子、赤芍、落得打等化痰瘀为主，而风湿作为疾病的始动因素，此时却不是治疗方案中当务之急。

二诊时，患者湿热渐去，但痰瘀尚存，本虚之象逐渐突出，故加用黄芪、太子参、北沙参等品以补气阴，同时在续用冬瓜子、茯苓等的基础上，加用虎杖、莪术以增活血通络之效，其用意有二：一则《金匮要略·水气病脉证并治》云："血不利则为水。"水与血本乃同源之物，血行则水行；二则取"治风先治血，血行风自灭"之理。故周师果断采用活血以治水、行血以祛风之治法。

三诊、四诊则是对患者兼夹证的诊疗，但证候仍然逃不出"湿热痰瘀"四邪，治疗应考虑"标本缓急"。

五诊之后，激素已成功减至半量以下。此时就本证而言，激素导致的阴虚，已逐渐向气虚、阳虚转化。故周师逐渐增加黄芪、淫羊藿、巴戟天、菟丝子等品以补肾气，温肾阳，达到固本培元之效；同时继续予党参、白术、茯苓、怀山药等品，益气健脾，以后天养先天；再加上对哮喘的控制，使肺气渐充，建立了激素完全撤减的基础。

本病就标证而言，痰瘀互结之象尤为突出，故化痰行瘀之品贯穿疾病始终，但绝不可忽视风湿之邪。"风为阳邪，其性开泄"，"湿为阴邪，其性黏滞"，风湿相合，内扰于肾，以致肾气不得封藏，故周师予汉防己、徐长卿等以祛风化湿。通过以上扶正祛邪、正邪兼顾之治疗，药到病除，终使患者获得满意疗效。

病案 4 难治性肾病综合征

【一般情况】高某，男，21 岁。

【初诊日期】2020 年 6 月 30 日。发病节气：小暑前 6 天。

【主诉】反复浮肿伴尿检异常 10 年。

【病史及症状】患者 10 年前出现肢体浮肿，查尿蛋白（+++），当地医院临床诊断为"肾病综合征"，肾穿刺病理检查提示"轻度系膜增生性肾小球肾炎"，先后予甲泼尼龙片、他克莫司/环孢素 A 治疗，尿蛋白波动在（++）～（+++），肾功能正常。患者因肾病综合征持续不缓解，5 年前（2016 年 6 月 14 日）曾至我科住院，当时测 24 小时尿蛋白定量 2.67g，尿酸 634μmol/L，血肌酐 46μmol/L，GFR 121.6mL/min。入院后，予泼尼松龙片 30mg，qd，增用来氟米特片 20mg，qd。入院 4 天后，患者出现发热，最高体温 39℃，肺部 CT 提示"右肺中上叶及左肺下叶感染"。医生予以哌拉西林他唑巴坦、亚胺培南西司他丁钠针抗感染治疗，患者病情未见明显好转。2016 年 6 月 20 日，病情加重，遂转入 ICU 治疗，换用甲泼尼龙针 40mg，qd，联合头孢哌酮钠舒巴坦钠 1.0，q8h+ 磷酸奥司他韦胶囊 1 片，bid+ 氟康唑 0.2，qd，抗感染治疗。后复查肺部 CT 提示"两肺广泛性渗出，较前片进展"，呼吸科会诊考虑"肺部真菌病，过敏性肺泡炎"，将激素调整为 80mg，bid，联合亚胺培南西司他丁钠 1.0g，q8h+ 卡泊芬净 50mg，qd 治疗。患者症状仍未见明显好转，出现呼吸衰竭，病情危重，患者家属要求出院至当地医院治疗。患者自诉出院后，未服用激素及免疫抑制剂，服用偏方治疗，具体治疗方案不详。自诉查尿蛋白波动在（+++）～（++++），肾功能正常。1 个月前，肝功能曾出现异常，停用偏方治疗。目前患者肾病综合征未缓解，遂至我院就诊，收治入院。

刻下症：神清，精神软，倦怠乏力，口干口苦，尿多泡沫，下肢浮肿，舌红苔少，舌下脉络迂曲，脉细滑。

【查体】血压 132/81mmHg，神清，心肺检查阴性，腹软无压痛，颜面及双下肢浮肿。

【辅助检查】血常规：白细胞 8.19×10^9/L，血红蛋白 172g/L，血小板 249×10^9/L。血生化：谷丙转氨酶 26U/L，甘油三酯 1.81mmol/L，胆固醇 4.69mmol/L，白蛋白 28.8g/L，尿酸 376μmol/L，尿素氮 4.06mmol/L，肌酐 60μmol/L。尿常规：蛋白质（++），比重 1.020，镜检红细胞 2～3 个/HP。24 小时尿蛋白定量 4.14g。肾脏超声：肾实质回声改变（双肾轮廓清晰，形态正常，左肾大小约 9.9cm×5.2cm×4.5cm，实质厚 1.2cm；右肾大小约 11.4cm×4.7cm×3.8cm，实质厚 1.2cm，实质回声增粗，增强，分布不均匀，皮髓质分界欠清）。

【诊断】中医诊断：水肿（气阴两虚，风湿夹瘀）。

西医诊断：难治性肾病综合征，轻度系膜增生性肾小球肾炎。

【辨证分析与立法】本病例为难治性肾病综合征。患者年少起病，病延日久，先天禀赋不足，后天化生乏源，长期使用激素及免疫抑制剂，但效果欠佳，曾出现严重副作用，危及生命，故此次就诊，拒绝再次使用激素。患者倦怠乏力，口干口苦，尿多泡沫，下肢浮肿，舌红苔少，舌下脉络迂曲，脉细滑。此乃坎水亏虚，难潜龙火；坤土失司，难灌四旁；血络不通，难利气血；内风袭肾，难藏精微；诸邪相兼，伤及肾府。故辨为气阴两虚、风湿夹瘀之证，治疗当益气养阴，祛风除湿，活血化瘀。

【处方】益气养阴清利方加减。

黄芪 30g，太子参 30g，北沙参 15g，汉防己 20g，鬼箭羽 12g，落得打 15g，川芎 15g，莪术 15g，佛手 12g。

14 剂，日 1 剂，文火煎至 300mL，分 2 次温服。

处方以黄芪、太子参、北沙参益气养阴；加汉防己取"防己黄芪汤"之义，除太阴之风湿而不伤脾胃；落得打、川芎、莪术通血络，活血化瘀，"血不利则为水"，取血水同治之义。诸药相伍，共奏益气养阴、祛风除湿、活血化瘀之效。

【医嘱】注意休息，勿疲劳，防感冒。清淡饮食。避免使用肾毒性药物。

【二诊】2020年7月20日。

患者出现咳嗽痰多，咳痰黄稠，气急胸闷，下肢水肿，舌黯红，苔黄，脉滑数。治以清肺化痰，千金苇茎汤加味，调方如下：

薏苡仁30g，干芦根30g，桃仁12g，黄芩15g，南沙参15g，象贝母12g，葶苈子12g，黛蛤散12g（包煎），桑白皮12g，冬瓜子15g，冬瓜皮15g。

10剂，日1剂，文火煎至300mL，分2次温服。

医嘱及饮食禁忌如前。

处方以千金苇茎汤加减，清肺化痰。芦根、黄芩、桑白皮、黛蛤散清泄肺热；象贝母、冬瓜子、冬瓜皮、葶苈子、薏苡仁清化痰热；南沙参滋阴；桃仁活血祛瘀。诸药相伍，共奏清肺化痰之功。

【三诊】2020年8月2日。

患者咳嗽咳痰减少，水肿减轻，但感倦怠乏力，口干欲饮，小便泡沫仍多，舌黯红，苔薄，脉弦细。治以益气养阴，祛风化湿，活血祛瘀。

生黄芪30g，太子参15g，北沙参15g，防己15g，鬼箭羽12g，金樱子12g，芡实12g，炒白芍15g，赤芍15g，落得打15g，莪术15g，薏苡仁15g，木香12g。

14剂，日1剂，文火煎至300mL，分2次温服。

【四诊】2020年9月1日。

患者出现腹泻便溏，一日4～5次，胃纳欠佳，舌淡红，苔腻，脉弦滑。治以健脾化湿为主。

厚朴花12g，苍术12g，炒白术12g，薏苡仁30g，茯苓12g，扁豆花9g，焦神曲12g，阳春砂6g，陈皮9g，芡实12g。

7剂，日1剂，文火煎至300mL，分2次温服。

处方以平胃散加减，苍术、厚朴花燥湿健脾，炒白术、茯苓健脾化湿，薏苡仁、焦神曲化痰湿，扁豆花、阳春砂、陈皮则取其行气和胃。

服药后，诸症较前明显改善。后长期使用三诊方加减，其中黄芪用量增加至 45g 左右。

目前，随访患者 1 年有余，病情稳定，正常工作，仅劳累后稍感乏力，尿蛋白（±）。2021 年 9 月 28 日复诊，查 24 小时尿蛋白定量 0.25g。

【按语】该患者为青年男性，病程日久，迁延难愈。使用激素治疗后，曾出现严重感染并发症，因此已对激素颇有忌惮，故希望单用中药来治愈疾病，这正是此患者治疗的难点。

周师发挥中医整体观念的特色与优势，四诊合参，辨证论治。首诊时，患者乏力明显，口干口苦，尿多泡沫，下肢浮肿，舌红苔少，舌下脉络迂曲，脉细滑，提示患者既有气阴之不足，亦有风、湿、瘀之扰肾，故治疗当益气养阴，祛风除湿，活血化瘀。

二诊之时，患者新发外感，引起痰热咳嗽。"急则治其标"，故周师治以清肺化痰之剂，亦可防止肺之痰热邪气不解，影响及肾。二诊方证相合，故效如桴鼓。

三诊守益气养阴清利之大法，并以金樱子、芡实增收敛固涩之效，赤芍增活血化瘀之能，薏苡仁、木香助运化中州。

四诊时，患者出现脾虚湿盛之象，故主以健脾化湿之法，守其中州，固其坤土，燥其脾湿，予平胃散加减。待患者诸症改善，复用三诊方加减，固守益气养阴、祛风除湿、活血化瘀之大法，其中黄芪的剂量根据患者的症状适当增加，以大剂量黄芪（40～50g）为君，补气升阳，使蛋白尿得到了有效的控制，病情得以缓解。在后续治疗中，根据患者的病情改变黄芪用量，避免出现阳升太过等不良反应。

该患者病程较长，病史较复杂，周师化繁为简，根据患者不同的兼夹证，随证治之，标本同治，恪守病机，最终取得了理想的疗效。

第四节　慢性肾衰竭

病案 1　慢性肾脏病 4 期，肾性贫血

【一般情况】何某，女，79 岁。

【初诊日期】2019 年 9 月 9 日。发病节气：白露后 1 天。

【主诉】发现血肌酐升高 2 年余。

【病史及症状】患者因"发现血肌酐升高 2 年余"于 2019 年 8 月 19 ～ 23 日在我科住院。住院期间查尿蛋白（++），红细胞（-）；24 小时尿蛋白定量 0.56g，血红蛋白 90g/L，血肌酐 213μmol/L，血钾 5.6mmol/L，肾小球滤过率 17mL/min。肾脏 B 超检查：慢性肾病，双肾偏小（左肾大小约 8.6cm×5.0cm×4.2cm，实质厚 0.8cm；右肾大小 8.2cm×4.6cm×4.5cm，实质厚 0.8cm，实质回声增粗增强，分布不均匀，皮髓质分界不清楚）。住院诊断为：慢性肾脏病 4 期，肾性贫血、高钾血症。医生予复方 α- 酮酸片、呋塞米片、多糖铁复合物胶囊、百令片等对症治疗。出院后，到门诊请周师诊治。

患者有高血压病、高脂血症、房颤及痛风等病史多年，平时服用非洛地平缓释片、阿托伐他丁钙片、非布司他片等治疗。

患者精神不振，面色萎黄不华，自诉疲乏腰酸，易于感冒，胃纳欠佳，双下肢不肿。数日前感冒咳嗽，现已愈，略感咽痛不适，晨起口干口苦。大便略溏，尿色偏黄，尿中有泡沫，夜尿 4 ～ 5 次，略感排尿不适。舌淡红，苔薄白，脉沉细弱。

【查体】血压 140/85mmHg，面色萎黄不华，咽部充血明显，双侧扁桃体无肿大。心肺听诊无异常，腹软无压痛，双肾区无叩击痛。颜面及双下肢无明显凹陷性水肿。

【辅助检查】住院期间查尿蛋白（++），红细胞（-）。24 小时尿蛋白定量 0.56g，血红蛋白 90g/L，血肌酐 213μmol/L，血钾 5.6mmol/L，

肾小球滤过率 17mL/min。肾脏 B 超检查：慢性肾病，双肾偏小。

【诊断】中医诊断：虚劳（脾肾亏虚，气血不足，兼风湿、热毒证）。

西医诊断：慢性肾脏病 4 期，肾性贫血。

【辨证分析与立法】患者年老体衰，罹患多种慢性病，久病不愈，脾肾俱虚，气血不足，故见精神不振，面色无华，疲乏腰酸，夜尿频多，纳差便溏，舌淡脉弱等。气血亏虚，不能卫外，故反复感冒。正虚邪陷，风湿内扰于肾，可见尿中泡沫增多。而咽痛、口苦为热毒蕴结上焦之象。病性属虚实夹杂，脾肾亏虚为本，风湿内扰兼热毒内蕴为标。拟标本兼治，健脾补肾、补益气血为主，兼以祛风除湿、清热解毒。西药继续口服如前。

【处方】健脾益肾祛风湿汤加减。

生黄芪 30g，炒党参 12g，桑寄生 12g，杜仲 12g，金樱子 12g，芡实 12g，覆盆子 12g，炒赤芍 12g，炒白芍 12g，汉防己 20g，佛手 12g，积雪草 15g，当归 20g，牛膝 12g，知母 20g，黄柏 15g，穿山龙 30g，连翘 15g，蒲公英 30g，徐长卿 12g。

14 剂，日 1 剂，文火煎至 300mL，分早晚两次温服。

处方以生黄芪、党参益气健脾；桑寄生、杜仲、金樱子、芡实等补肾固摄；汉防己、徐长卿、穿山龙祛风湿；佛手行气和胃，赤白芍、当归、积雪草养血和血消癥；连翘、蒲公英、知母、黄柏清热解毒利湿。全方重在健脾益肾、补益气血，兼以祛风除湿、清热解毒以治疗其标。

【医嘱】注意休息，勿疲劳，防感冒。低盐低脂低嘌呤优质低蛋白饮食。避免使用肾毒性药物。

【二诊】2019 年 9 月 23 日。

患者自诉精神转好，乏力好转，口干口苦、咽痛略减，仍感腰酸，夜寐欠安，寐浅易醒。尿中泡沫减少。舌脉如前。复查尿蛋白（++），白细胞（+），红细胞（−）。血常规：血红蛋白 128g/L。血肌酐 208μmol/L，血钾 5.8mmol/L。

前方有效。患者仍腰酸，夜寐不安，寐浅易醒，是肾虚，阴血不足。守前方，酌加熟地黄 30g，滋阴养血补肾。14 剂。服法及医嘱同前。

【三诊】2019 年 11 月 4 日。

患者将前方续服一个月余，诉近来精神佳，夜寐可，腰酸乏力明显减轻。略口干咽干，无咽痛及排尿不适。晨尿略黄，尿中泡沫减少。面色转华，舌脉如前。复查尿蛋白（+），白细胞 6～8 个 /HP，红细胞（-）。血常规：血红蛋白 111g/L。血肌酐 184μmol/L，血钾 5.35mmol/L。中药仍以前方为主，加强祛风湿之力，处方如下：

生黄芪 30g，太子参 20g，桑寄生 12g，杜仲 12g，金樱子 12g，芡实 12g，山茱萸 15g，炒赤芍 12g，炒白芍 12g，汉防己 20g，佛手 12g，当归 20g，熟地黄 30g，牛膝 12g，知母 20g，黄柏 15g，穿山龙 30g，鬼箭羽 15g，蒲公英 30g，徐长卿 12g，积雪草 15g。

14 剂，服法及医嘱同前。

【四诊】2020 年 1 月 13 日。

患者将前方加减，续服 2 个月余。自诉近来精神佳，夜寐可，腰酸乏力已不明显。略口干，无明显口苦、咽痛及排尿不适。夜尿 2～3 次，尿中泡沫少许。唯近来进食过饱，脘腹时有胀满，胃纳不馨，偶感恶心欲吐。大便略干，1～2 日 1 行，欠畅。舌淡，苔白，中部、根部厚腻，脉沉细。复查尿蛋白（+）。血肌酐 176μmol/L，血钾 5.24mmol/L。中药在补益脾胃、祛风除湿的基础上，加强消食和胃止呕之力，处方如下：

生黄芪 15g，金樱子 12g，汉防己 20g，佛手 12g，桑寄生 12g，牛膝 12g，积雪草 15g，炒赤芍 12g，炒白芍 12g，知母 20g，徐长卿 12g，瓜蒌皮 15g，瓜蒌子 30g，炒谷芽 12g，炒麦芽 12g，炒鸡内金 9g，山楂炭 15g，紫苏梗 12g，黄连 3g，姜竹茹 12g。

14 剂，日 1 剂，水煎服。嘱患者注意休息，勿疲劳，防感冒。饮食清淡，忌饱食及进食油腻。

此后每月一次随访，病情稳定。2020 年 4 月 27 日复诊，尿蛋白（+），血肌酐 177μmol/L，血钾 5.00mmol/L。

【按语】本患者诊断为慢性肾脏病 4 期，肾性贫血，临床表现为精神不振，面色萎黄不华，腰酸乏力，夜尿频多，易于感冒，口干，脉沉细弱等，此属中医虚劳、肾劳范畴，脾肾均不足、气阴（血）皆亏虚；而口苦咽痛，尿中有泡沫，尿深黄，排尿不适等，提示尚兼有上焦热毒及下焦风湿热邪。总属正虚为本而邪实为标。周师以生黄芪、炒党参、桑寄生、杜仲、金樱子、芡实、覆盆子、熟地黄、山茱萸、当归、芍药等补益脾肾，益气养血（阴），这是治疗的重点所在，贯穿整个治疗的始终。脾肾为人体先后天之根本，脾肾亏虚，在里则气化无力，浊毒内生；在表则藩篱不固，频遭邪扰。故欲去其浊，不在攻邪，而在扶正。执于大黄等攻下泻浊者，宜记古人有"虚虚之戒"。患者脾肾已虚，根本动摇，卫气无源，故卫外不固，频频感冒，每因感冒而病情急转直下。故防治感冒亦为慢性肾衰患者治疗中极为重要的一环。周师始终以大剂量黄芪、党参（太子参）补脾肺以实卫气。但此患者尚有口干、口苦、咽痛，为阴虚内热之象明显，大量温补之品，难免有伤阴助热之虞。不过卫虚不固，黄芪又不可或缺，"惟其性稍热，故以知母之凉润者济之"（张锡纯语）。周师继承前人经验，始终以黄芪和知母相配，取得了满意的效果。患者经治疗半年，历寒冬而感冒未发。待气虚改善后，周师将黄芪减量，将党参改为太子参，以防助热伤阴。

另外，针对病程中出现的标证，如上焦热毒、下焦风湿热及食滞等，周师均及时予清热解毒、清利湿热、祛风除湿及和胃消导等法治疗。

该患者年高体衰，病情复杂深重，稍有不慎，即可能病情急转直下，陷入危重境地。但周师抓住脾肾亏虚这一根本不动摇，以扶正为主，标本兼顾，经过近半年治疗，患者病情明显好转，并趋向稳定。

病案 2　慢性肾脏病 3 期

【一般情况】李某，男，44 岁。

【初诊日期】2019 年 8 月 29 日。发病节气：处暑后 6 天。

【主诉】尿检异常伴血肌酐升高 1 个月余。

【病史及症状】患者于 1 个月前，在单位体检时发现尿检异常，尿蛋白（++），查血肌酐 128μmol/L，遂于 2019 年 8 月 8 ～ 15 日在我科住院。经相关检查后，诊断为慢肾风（慢性肾炎综合征，慢性肾脏病 3 期），予厄贝沙坦片、非布司他片、复方 α - 酮酸片及中药等治疗。出院后，到门诊请周师诊治。

自诉精神不振，倦怠乏力，胃纳欠佳，腰酸腿软，大便不实，夜尿1～2次，尿中有泡沫。舌淡红，苔薄白腻，脉沉弱。

【查体】血压133/78mmHg。面色欠华，心肺听诊无异常，腹软无压痛，双肾区无叩击痛。颜面及双下肢无明显凹陷性水肿。

【辅助检查】住院期间查尿蛋白（++），24小时尿蛋白定量0.77g，肾小球滤率57.9mL/min，血肌酐123μmol/L，血尿酸428μmol/L。肾脏B超检查：双肾实质回声改变。今日门诊复查血肌酐126μmol/L，血尿酸309μmol/L。

【诊断】中医诊断：慢肾风（脾肾亏虚，风湿内扰证）。

西医诊断：慢性肾炎综合征，慢性肾脏病3期。

【辨证分析与立法】患者系中年男性，先天禀赋不足，素体虚弱，又兼劳倦过度，调养失宜，导致脾肾俱虚。患者精神不振，倦怠乏力，胃纳欠佳，大便溏，为脾虚之征象。"腰为肾之府"，肾虚则腰失其养，而下肢亦属下焦，为肾所主，故腰酸腿软。"肾主五液"，"司二便"，肾虚则水液失其固摄，故夜尿频多。正虚邪陷，风湿内扰于肾，可见尿中泡沫增多。舌淡红，苔薄白腻，脉沉弱等提示脾肾亏虚，夹有湿邪。病性属虚实夹杂，脾肾亏虚为本，风湿内扰为标。拟标本兼治，健脾补肾，兼以祛风除湿。

【处方】健脾益肾祛风湿汤加减。

生黄芪30g，太子参15g，金樱子12g，芡实12g，桑寄生12g，盐杜仲12g，炒白术12g，怀山药15g，佛手12g，汉防己20g，积雪草15g，炒赤芍12g，炒白芍12g。

14剂，日1剂，文火煎至300mL，分早晚两次温服。

处方以生黄芪、太子参、炒白术、怀山药益气健脾；桑寄生、杜仲、金樱子、芡实、怀山药等补肾固摄；汉防己祛风湿；佛手行气和胃，防诸补药之滞；赤白芍、积雪草养血和血消癥。全方重在健脾益肾，以扶正为主，兼以祛风湿、和气血以治疗其标。

【医嘱】注意休息，勿疲劳，防感冒。优质低蛋白低嘌呤饮食。避免使用肾毒性药物。

【二诊】2019 年 9 月 12 日。

患者自诉乏力、腰酸明显好转，夜尿减少为 1 次，大便仍不实。舌脉同前。复查尿蛋白（±），红细胞（-），尿比重 1.020。血肌酐 109μmol/L，血尿酸 471μmol/L。

前方有效，仍守前方，黄芪加量至 40g，加强补气之力。患者大便仍不实，故去赤芍等碍脾胃药，如《伤寒论》280 条所指出的"太阴为病，脉弱，其人续自便利，设当行大黄、芍药者，宜减之。以其人胃气弱，易动故也"。本方共服 28 剂。医嘱及饮食禁忌如前。

【三诊】2019 年 10 月 10 日。

患者自诉乏力、腰酸进一步好转，饱食后有时胃脘胀满不适，胃纳一般，夜尿 1 次，大便时溏。舌脉同前。复查尿蛋白（±），红细胞 1～2 个 /HP，尿比重 1.020。血肌酐 93μmol/L，血尿酸 440μmol/L。

患者大便溏而胃脘胀满明显，此为中焦脾虚气滞。仍守前法加减，以补益脾肾为主，将原方中太子参改为炒党参 15g，加强健脾补气之力；去积雪草，加广木香 12g，甘松 9g，加强理气和胃之力。28 剂。

【四诊】2019 年 11 月 7 日。

患者自诉精神转佳，乏力、腰酸基本消失，饱食后时有胃脘胀满等不适已减少，胃纳一般，夜尿 1 次，大便基本成形。舌脉同前。复查尿蛋白（±），红细胞 1～2 个 /HP，尿比重 1.020。血肌酐 85μmol/L，血尿酸 462μmol/L。

患者大便已成形，血肌酐降至正常，提示脾肾亏虚好转。周师继守前方，加覆盆子 15g，加强补肾固摄之力。28 剂。

此后每月 1 次到门诊随访，中药以前方加减治疗，病情稳定。2020 年 12 月 3 日复诊，尿蛋白（±），血肌酐 84μmol/L。目前仍在继续治疗和随访中。

【按语】根据患者的临床表现，周师辨证为脾肾亏虚，兼风湿内扰证，治疗上以补益脾肾为主，兼以祛风除湿。最终患者不仅临床症状缓解，而且血肌酐亦恢复正常。整个治疗过程均围绕脾肾亏虚这一病机核心，坚持健脾补肾不动摇，逐渐加强力度，同时兼顾风湿和气滞，最终取得了满意的疗效。

方中黄芪、汉防己、炒白术，寓有防己黄芪汤之义，益气固表，扶正托邪，托透风湿外出。其中黄芪一味，补脾肺之气，使气机上升外达，历来为扶正托邪之要药，非党参之守而不走者可替代。

一般认为，慢性肾病患者的病机总以脾肾亏虚为本，风湿、水湿、湿热、瘀血、浊毒、溺毒等邪实为标。患者的发病，总是以正虚，尤其是脾肾的亏虚为基础和前提的，所谓"邪之所凑，其气必虚""正气存内，邪不可干"。正因为正气不足，六淫之邪才得以外袭和内陷。正如著名肾病专家邹云翔老先生所强调的"肾病发病原因主要是内因——肾气不足为主，以维护肾气、加强肾的气化功能为治疗肾病的根本原则"。

周师在临床上也重视以益肾扶正为本，如针对本患者，她始终以桑寄生、盐杜仲、金樱子、芡实、覆盆子等药补肾固摄。另外，周师也十分重视在治疗中顾护患者的胃气，如对本患者，她以党参、黄芪、怀山药、炒白术、广木香、甘松等药健脾和胃，使患者后天之本充实，先天之本得以滋养。而脾肾功能逐渐恢复，自然杜绝风湿、水湿、浊毒等标邪的滋生之源。

病案3 慢性肾脏病4期，2型糖尿病，高尿酸血症

【一般情况】俞某，男，56岁。

【初诊日期】2018年12月6日。发病节气：大雪前1天。

【主诉】发现尿检异常2年余，血肌酐升高1个月余。

【病史及症状】患者"发现尿检异常2年余，血肌酐升高1个月余"于2018年11月19～24日在我科住院。住院期间查尿蛋白（±），红细胞（－）；24小时尿蛋白定量0.80g。血常规：血红蛋白140g/L。血肌酐222μmol/L，肾小球滤过率26.7mL/min。肾脏B超检查：慢性肾病，肾脏血流灌注欠佳。住院诊断为：慢性肾脏病4期，2型糖尿病，高尿酸血症，高脂血症，脂肪肝，肝功能异常等。医生予复方α-酮酸片、阿卡波糖片、阿托伐他丁钙片、非布司他片、百令胶囊等对症治疗后出院，到门诊请周师诊治。

患者自诉疲乏腰酸，易于感冒，胃纳佳，数日前因饮食不慎而"上火"，咽痛不适，口干口苦，右胁部胀痛。尿色深黄，尿中有少许泡沫，夜尿 1～2 次。舌淡红，苔薄白腻，脉沉弦。

【查体】血压 130/80mmHg。面色欠华，咽部充血明显，心肺听诊无异常，腹软无压痛，双肾区无叩击痛。颜面及双下肢无明显凹陷性水肿。

【辅助检查】住院期间查尿蛋白（±），红细胞（-）。24 小时尿蛋白定量 0.80g，血红蛋白 140g/L，血肌酐 222μmol/L，肾小球滤过率 26.7mL/min。肾脏 B 超检查：慢性肾病，肾脏血流灌注欠佳。

【诊断】中医诊断：虚劳（脾肾亏虚，风湿热毒瘀内蕴）

西医诊断：1. 慢性肾脏病 4 期；2.2 型糖尿病；3. 高尿酸血症。

【辨证分析与立法】患者系中年男性，先天禀赋不足，又兼调养失宜，脾肾俱虚。脾气亏虚则乏力、纳差；肾气不足则腰酸、夜尿频多；古人言"卫出下焦""卫出中焦"，肾虚则卫失其根，脾虚则卫失其养，故卫气不足，卫外不固，导致频频感冒。正虚邪陷，风湿内扰于肾，可见尿中泡沫增多。而咽痛，口干口苦，右胁部胀痛，尿色深黄等，提示患者尚兼有上焦热毒及肝胆湿热之邪内蕴。舌淡红，苔薄白腻，脉沉等，提示脾肾亏虚，夹有湿邪。另外，久病多瘀，必肾络瘀痹。病性属虚实夹杂，脾肾亏虚为本，风湿热毒瘀为标。拟标本兼治，健脾补肾，兼以祛风除湿、清热解毒、活血消癥。西药治疗如前。

【处方】健脾益肾祛风湿汤加减。

生黄芪 30g，炒党参 12g，桑寄生 12g，杜仲 12g，汉防己 12g，芡实 12g，佛手 12g，炒赤芍 12g，炒白芍 12g，积雪草 15g，蒲公英 30g，黄芩 15g，南沙参 10g，北沙参 10g，垂盆草 15g，荷包草 15g，矮地茶 15g。

14 剂，日 1 剂，文火煎至 300mL，分早晚两次温服。

处方以生黄芪、炒党参益气健脾；桑寄生、杜仲、芡实等补肾固摄；汉防己祛风湿；佛手行气和胃；赤白芍、积雪草养血和血消癥。另外，蒲公英、黄芩、南北沙参滋阴清热，清解上焦热毒；垂盆草、荷包草、矮地茶等清利肝胆湿热。全方重在健脾益肾，以扶正为主；兼以祛风除湿、清热解毒、活血消癥，治疗其标。

【医嘱】注意休息，勿疲劳，防感冒。低盐低脂低嘌呤优质低蛋白饮食。避免使用肾毒性药物。

【二诊】2019年1月14日。

患者服前方治疗1个月余，诉乏力、腰酸好转，口干口苦咽痛及右胁部不适减轻，尿中泡沫少许。舌脉如前。复查尿蛋白（＋），白细胞（－），红细胞（＋）。血常规：血红蛋白144g/L。血肌酐164μmol/L，血尿酸365μmol/L。肝功能已正常。

目前治疗有效，仍守前方加减：减少生黄芪用量为20g，去炒党参，改用太子参30g，继续补气健脾，而要避免助热之弊；去蒲公英，加当归20g，莪术15g，加强养血活血消癥之功，处方如下：

生黄芪20g，太子参30g，桑寄生12g，杜仲12g，汉防己12g，芡实12g，佛手12g，炒赤芍12g，炒白芍12g，积雪草15g，莪术15g，当归20g，南沙参10g，北沙参10g，垂盆草15g，荷包草15g，矮地茶15g，黄芩15g。

28剂，日1剂。医嘱及饮食禁忌如前。

【三诊】2019年2月11日。

患者将前方续服近1个月，诉近来不慎受凉感冒，初期略感恶寒发热，现均缓解，仍咽痛，咳嗽，咳少量黄黏痰。略口干咽干，晨尿偏黄，尿中泡沫减少。舌脉如前。咽部充血明显。复查尿蛋白（＋＋），白细胞6～8个/HP，红细胞（＋＋）；血肌酐194μmol/L，血尿酸316μmol/L。中药处方仍以补益脾肾为主，酌加浙贝母、蜜紫菀、款冬花等化痰止咳之品，14剂。处方如下：

生黄芪15g，太子参20g，桑寄生12g，杜仲12g，汉防己12g，芡实12g，佛手12g，炒赤芍12g，炒白芍12g，积雪草15g，黄芩15g，矮地茶15g，南沙参10g，垂盆草15g，荷包草15g，连翘20g，浙贝母12g，蜜紫菀10g，蜜款冬花10g。

此后继续门诊治疗与随访，病情稳定。2020年4月15日复诊，尿蛋白（+），血肌酐 174μmol/L。

【按语】本患者罹患慢性肾脏病 4 期，临床表现为腰酸乏力，夜尿频多，体虚易感等，此属中医虚劳和肾劳范畴，脾肾均不足、气阴（血）皆亏虚；而胃纳佳，饮食不慎则"上火"，咽痛，口苦，右胁部胀痛，尿深黄等，提示患者尚兼有上焦热毒及肝胆湿热等。证属正虚夹邪，本虚标实。治疗需标本兼顾。

周师初诊以生黄芪、炒党参、桑寄生、杜仲、芡实等补益脾肾，以扶正为主，同时以蒲公英、黄芩、南北沙参、垂盆草、荷包草、矮地茶等清热解毒，以解上焦及肝胆湿热毒邪。二诊时，患者诸症好转，肾功能明显改善，肝功能恢复正常，故继续用前方加减，巩固疗效。三诊时，患者不慎感冒，咽痛咳嗽咳痰，肾病出现明显反复。周师遂于处方中急加连翘、浙贝母、蜜紫菀、蜜款冬花等清热化痰止咳之品，使患者在咽痛咳嗽迅速缓解的同时，肾功能亦逐步改善。

慢性肾脏病患者，常常因为合并上呼吸道感染、肠道感染及尿路感染等，导致病情加重，肾功能恶化。而及时有效地控制上述合并症，往往有助于肾功能的改善和稳定。

慢性肾病患者的病情错综复杂，往往呈现本虚标实。如能发挥中医辨证论治的优势，在纷繁复杂的病情中，找出疾病矛盾的主要方面，予以妥善处理，往往能取得较好的疗效。

病案 4　梗阻性肾病，慢性肾脏病 3～4 期，肺癌术后

【一般情况】姚某，男，75 岁。

【初诊日期】2015 年 11 月 10 日。发病节气：立冬后 2 天。

【主诉】发现血肌酐升高 3 个月，肺癌术后 1 个月余。

【病史及症状】患者于 3 个月前，因反复腰痛伴肉眼血尿，在余杭当地医院做 B 超检查，发现双肾多发结石，尿检异常，尿蛋白（+），红细胞（++），且血肌酐升高到 164μmol/L，遂到我院诊治。住院期间因"尿路结石伴梗阻"于 2015 年 9 月 15 日在泌尿外科行双侧输尿管镜下置管术，因"右上肺占位性病变，纵隔占位"于同月 22 日在外科行胸腔镜下右肺上叶楔形切除术＋术中冰冻＋右肺上叶切除＋纵隔肿瘤切除

术，术后病理提示：肺？原位腺癌。术后患者肺部病情逐渐恢复，但血肌酐逐渐升高到 216μmol/L，遂到周师门诊，以求进一步诊治。

患者面色不华，精神萎靡，倦怠乏力，气短懒言，仍时有咳嗽，可咳出少量黄浓痰。口干咽燥，饮水不多。纳差食少，餐后轻度腹胀不适，大便有时偏干。小便色深，排尿有灼热感，有时尿偏浑浊，夜尿频多，5～6次/夜。舌红，苔少，有裂纹，脉沉细略数。

患者有高血压病史 30 余年，最高血压可达 180/90mmHg，服用贝那普利片和厄贝沙坦片控制血压，平时血压一般控制在130～140/80～90mmHg 左右。有糖尿病病史 15 年，目前使用甘精胰岛素注射液联合门冬胰岛素注射液，平时血糖控制欠佳。

【查体】血压 135/88mmHg。面色欠华，心肺听诊无异常，腹软无压痛，双肾区无叩击痛。颜面及双下肢无明显浮肿。

【辅助检查】住院期间查尿蛋白（+）～（++），红细胞（+）～（++），白细胞（+）～（++）。24 小时尿蛋白定量 0.21g。血肌酐 216μmol/L，血尿酸 550μmol/L。肾脏 B 超检查：双肾多发结石。

【诊断】中医诊断：虚劳，肺癌（肺脾肾亏虚，湿热蕴毒）。

西医诊断：1. 尿路结石伴感染，梗阻性肾病，慢性肾脏病3～4 期；2. 肺癌术后。

【辨证分析与立法】患者为老年男性，罹患"眩晕""消渴"之疾已久，病涉三焦，肺脾肾均亏，气血阴阳俱虚，故倦怠乏力，气短懒言，口燥咽干，纳差食少，腰膝酸软，夜尿频多。又兼平素饮食不节，嗜食膏粱厚味，湿热内蕴，在上则阻滞气血，酿成邪毒，渐成癌肿之积；在下则湿热煎熬，结成砂石，阻滞气机，影响肾之气化，终成肾衰之变。虽经手术治疗，解除其肺之癌肿和尿道之梗阻，但患者接连经受手术创伤，正气益虚，肺肾之气化难复，而湿热毒邪残留不净，故仍有咳嗽咳痰及排尿不适、尿液浑浊等症。病性属虚实夹杂，以肺脾肾亏虚为本，湿热毒邪留恋为标。治拟标本兼治，先滋肺阴，调脾胃，清热毒，利湿浊。继续使用西药控制血压和血糖。

【处方】调肺脾清湿热方。

南沙参 15g，北沙参 15g，黄芩 15g，蒲公英 30g，白花蛇舌草 15g，焦六神曲 15g，黄柏 15g，知母 15g，泽泻 12g，车前草 15g，半边莲 15g，半枝莲 15g，炒稻芽 12g，炒麦芽 12g，炒鸡内金 10g，矮地茶 15g，荷包草 15g。

14 剂，日 1 剂，文火煎至 300mL，分早晚两次温服。

处方以南沙参、北沙参、知母补益肺之气阴；六神曲、炒稻芽、炒麦芽、炒鸡内金等和胃健脾；黄芩、蒲公英、矮地茶、荷包草、白花蛇舌草、半边莲、半枝莲等清热解毒，化痰止咳；知母、黄柏、车前草、泽泻等清利湿热。全方重在滋阴补肺、清热解毒、止咳化痰，以治肺为先；兼以调和脾胃，顾护胃气；同时清利下焦残留之湿热。

【医嘱】注意休息，勿疲劳，防感冒。饮食宜清淡。避免使用肾毒性药物。

【二诊】2015 年 11 月 24 日。

患者咳嗽咳痰明显减轻，排尿不适缓解，仍气短乏力，胃纳不佳，大便调。舌脉如前。前方已奏效，仍守前法而小其制，调方如下：

南沙参 15g，泽泻 12g，车前草 15g，炒稻芽 12g，炒麦芽 12g，炒鸡内金 10g，矮地茶 15g，荷包草 15g，山楂炭 12g，炒紫苏子 10g，薏苡仁 15g。

14 剂，日 1 剂。医嘱及饮食禁忌如前。

【三诊】2016 年 1 月 5 日。

患者以前方加减服用 40 剂，诉咳嗽咳痰、口燥咽干已缓解，无排尿不适，胃纳好转，仍诉乏力腰酸，夜尿频多，平素怯寒，易于感冒。舌质正红，苔薄白，脉沉细。2015 年 12 月 9 日复查尿蛋白（±），红细胞 7～8 个/HP，白细胞 5～6 个/HP；血肌酐 206μmol/L，血尿酸 579μmol/L。患者残留之湿热毒邪已不明显，以脾肾亏虚为主。治疗拟补脾肾、益气血，以扶正为主，兼以和血消癥。处方如下：

生黄芪 30g，党参 12g，金樱子 12g，覆盆子 12g，芡实 12g，桑寄生 12g，杜仲 12g，牛膝 12g，怀山药 15g，当归 15g，赤芍 12g，炒白芍 12g，积雪草 15g，佛手 12g。

28 剂，日 1 剂，文火煎至 300mL，分早晚两次温服。

方中生黄芪、党参、金樱子、覆盆子、芡实、桑寄生、杜仲、牛膝、怀山药等益气健脾，补肾固肾；当归、赤白芍养血和血；积雪草活血消癥；佛手行气和胃。

【四诊】2016 年 2 月 2 日。

患者自诉乏力、腰酸明显好转，胃纳略增，偶有胸闷咳嗽咳痰，大便时干，夜尿减少到 3 ～ 4 次。舌质正红，苔薄白，脉沉细。今日复查尿常规：蛋白（+），红细胞 5 ～ 6 个 /HP，白细胞（+）；血肌酐 174μmol/L，血尿酸 411μmol/L。患者脾肾亏虚之象好转，故仍守前方，去怀山药，加瓜蒌皮和瓜蒌仁以助化痰宽胸，加莪术以加强活血消癥之力，28 剂。

此后患者每月 1 次门诊随访，中药以前方加减治疗，病情稳定，肾功能逐渐好转。2020 年 12 月 9 日复查，血肌酐 133μmol/L。

【按语】本患者为老年男性，有尿路结石伴感染、梗阻性肾病、慢性肾脏病 3 ～ 4 期、肺癌、高血压病、2 型糖尿病、高尿酸血症等多种基础疾病，后又行双侧输尿管镜下置管术及肺癌切除术。久病之躯，又经反复手术创伤，其正气已大亏，病涉肺、脾、肾三脏，气阴（血）均虚，故见倦怠乏力，气短懒言，口燥咽干，纳差食少，腰膝酸软，夜尿频多等虚象。经手术及西药治疗，去除其肺之癌肿和尿道之梗阻病灶。虽已破除邪毒之巢窟，大挫其湿热毒邪之势，但初诊时，患者仍有咳嗽咳痰及排尿不适、尿液浑浊等症，提示湿热毒邪仍残留不净，正虚邪恋。

周师综合分析患者之病情，初诊时不急于治肾，而是先滋肺阴，调脾胃，清热毒，利湿浊，扶正祛邪兼顾。经过近两个月的治疗，患者残留之湿热毒邪已净，肺阴虚明显好转，胃气略振。三诊时，根据患者病情变化，周师调整治疗重心，改为补益脾肾，益气养血，和血消癥。此后患者病入坦途，腰酸、乏力、纳差等脾肾亏虚之象日益好转，肾功能逐渐恢复。

初诊时，患者脾肾亏虚之象明显，但湿热毒邪仍有残留，故黄芪、党参、杜仲等温补之品，周师均暂缓使用，虑其"炉烟虽熄，灰中有火"，有死灰复燃之虞。待三诊时，湿热毒邪已净，方才加入温补脾肾之药。

本患者年老体衰，患有糖尿病、高血压、慢性肾病、肺癌等多种基础疾病，又经两次手术，肾功能逐渐恶化，血肌酐明显上升。从中医角度来看，患者肺脾肾俱损，气血阴阳均亏，先天之肾气既衰，后天之脾胃亦不振，尚有上焦之邪毒和下焦之湿热残留，病情复杂，治疗棘手。经周师治疗后，病情逐渐好转，五年来肾功能逐渐恢复，肺癌病情亦稳定。

综观周师的整个治疗过程，注重整体，总揽全局，斟酌标本邪正之态势，强调治分先后之程序，展现了中医辨证论治的高超水平和独特魅力。

第五节　IgA 肾病

病案 1　IgA 肾病（系膜增生伴新月体形成占 36% 及节段性纤维素样坏死）

【一般情况】韩某，男，40 岁。

【初诊日期】2019 年 3 月 26 日。发病节气：春分后 5 天。

【主诉】尿检异常 3 个月余。

【病史及症状】患者因"体检发现尿检异常 3 个月余"于 2019 年 3 月 6 ～ 14 日在我科住院。住院期间查尿蛋白（++），尿红细胞 5 ～ 6 个 /HP；24 小时尿蛋白定量 1.72g，肾小球滤率 86.4mL/min，血肌酐 100μmol/L，血尿酸 547μmol/L。肾脏 B 超检查：双肾输尿管无异常。肾病理检查提示：IgA 肾病（系膜增生伴节段性硬化及新月体形成占 36% 及节段性纤维素样坏死）。住院诊断为：IgA 肾病，痛风，痛风性关节炎急性发作。医生予泼尼松龙片 60mg/d 及吗替麦考酚酯分散片 0.5g，bid,

以控制肾病活动；予厄贝沙坦片、非布司他片、碳酸氢钠片、百令胶囊等控制尿蛋白、血尿酸及护肾。患者经以上治疗后出院，到门诊请周师诊治。

患者诉略感疲乏、腰酸，胃纳一般，双下肢不肿。进食水果后大便易溏。尿中有少许泡沫，夜尿 0～1 次。舌淡红，苔薄白腻，脉弱。

【查体】血压：124/74mmHg。面色欠华，心肺听诊无异常，腹软无压痛，双肾区无叩击痛。颜面及双下肢无明显凹陷性浮肿。

【辅助检查】住院期间查尿蛋白（++），红细胞 5～6 个 /HP。24 小时尿蛋白定量 1.72g。肾小球滤率 86.4mL/min，血肌酐 100μmol/L，血尿酸 547μmol/L。肾脏 B 超检查：双肾、输尿管无异常。肾病理检查提示：IgA 肾病（系膜增生伴节段性硬化及新月体形成占 36% 及节段性纤维素样坏死）。

【诊断】中医诊断：肾风（脾肾亏虚，风湿内扰证）。

西医诊断：IgA 肾病，痛风。

【辨证分析与立法】患者疲乏腰酸，胃纳一般，大便易溏，夜尿，舌淡红，苔薄白腻，脉弱，乃脾肾亏虚兼有湿邪之征象。脾肾亏虚，正气不足，风湿内扰于肾，肾失封藏，尿中有较多蛋白和泡沫。肾病理提示新月体形成及节段性纤维素样坏死等活动性病变，亦为风湿内扰于肾之征象。而病理之节段性硬化等则提示肾络瘀阻及肾内微癥积等形成。病性属虚实夹杂，以脾肾亏虚为本，风湿内扰兼瘀血为标。处方拟标本兼治，以健脾补肾为主，兼以祛风除湿消癥。西药治疗如前。

【处方】健脾益肾祛风湿汤加减。

生黄芪 30g，炒党参 12g，桑寄生 12g，杜仲 12g，怀山药 15g，芡实 12g，炒赤芍 12g，炒白芍 12g，炒苍术 12g，炒白术 12g，汉防己 20g，佛手 12g，积雪草 15g。

14 剂，日 1 剂，文火煎至 300mL，分早晚两次温服。

处方以生黄芪、炒党参、炒白术、怀山药益气健脾；桑寄生、杜仲、芡实等补肾固摄；汉防己、苍术祛风湿；佛手行气和胃，防诸补药之滞；赤白芍养血和血消癥。全方重在健脾益肾，以扶正为主；兼以祛风湿、和气血，以治疗其标。

【医嘱】注意休息，勿疲劳，防感冒。低盐低嘌呤饮食。避免使用肾毒性药物。

【二诊】2019 年 4 月 9 日。

患者诉乏力、腰酸好转，尿中泡沫减少，余症及舌脉同前。复查尿蛋白（±），红细胞（++），尿比重 1.015。血肌酐 80μmol/L，血尿酸 358μmol/L。守前方，酌加大蓟、小蓟各 15g 以宁络止血，共 28 剂。医嘱及饮食禁忌如前。

【三诊】2019 年 5 月 21 日。

患者以前方加减，续服 1 个月余，近来精神佳，无腰酸乏力，无夜尿，尿中泡沫已不明显。唯近来胃纳欠佳，舌脉如前。复查尿蛋白（-），尿红细胞 5 ～ 6 个 /HP，血肌酐 82μmol/L。中药继以前方为主，酌加消食和胃之焦六神曲 12g，28 剂。

此后每月一次随访，病情逐步好转，糖皮质激素和吗替麦考酚酯分散片逐渐撤减。2020 年 4 月 7 日复诊，尿蛋白（-），血肌酐 66μmol/L。目前仍在继续随访与治疗中。

【按语】该患者的临床症状较轻，由体检发现尿检异常，尿蛋白（++），经肾活检，确诊为 IgA 肾病，病理表现为系膜增生伴节段性硬化及新月体形成占 36% 及节段性纤维素样坏死。

从临床症状来看，该患者仅仅表现为轻微腰酸乏力，胃纳一般，进食水果后大便易溏，夜尿 0 ～ 1 次，舌淡脉弱，提示脾肾略有亏虚。而化验检查发现患者出现较多尿蛋白，病理检查更是提示肾脏有强烈的活动性病变，如系膜增生，较多新月体形成及节段性纤维素样坏死等，这些都是风湿内扰于肾的征象。从宏观看，临床症状轻而缓，但微观病理表现却较急而重。

该患者的发病，当是在先后天多种因素作用下，脾肾亏虚，风湿之邪乘虚内陷，袭扰于肾，故外现泡沫尿，而内见病理上的多种活动性病变。综合其宏观和微观表现，整体辨证当属脾肾亏虚，风湿内扰。

周师治疗以生黄芪、炒党参、桑寄生、杜仲、山药、炒白术、芡实等中药补益脾肾，苍术和汉防己祛风湿，另以赤白芍养血活血，佛手和胃。方中始终重用黄芪一味，实有深意。慢性肾病之基本病机，多因正虚邪陷，风寒湿邪内伏。而黄芪"为补托气分之要药"（唐容川语），与防己相配，益气扶正，托透风湿外出，实为治疗肾病之重要组合，故为肾病科医生所常用。

针对该患者表现在肾病理上的强烈活动性病变，单靠汉防己祛风湿之力似有不逮，故加用了糖皮质激素和免疫抑制剂，以迅速和强力抑制肾脏的免疫炎性反应，有效地控制了肾病的急速进展，挽救了患者的部分肾功能。从临床效应来看，糖皮质激素和免疫抑制剂类似于中医的祛风湿药，但作用更强。

该患者经过一年的中西医结合治疗，尿检完全正常，血肌酐较原先水平下降，提示肾功能好转，取得了满意的疗效。该病例的成功治疗，得益于宏观辨证和微观辨证的结合，以及中西医的有效配合。（病理检查结果见附图4。）

病案2 IgA 肾病（增生硬化型）

【一般情况】李某，女，44岁。

【初诊日期】2015年2月26日。发病节气：雨水后7天。

【主诉】反复尿检异常3个月余。

【病史及症状】患者因"反复尿检异常3个月余"于2015年2月3～13日在我科住院。住院期间查尿蛋白（++），尿红细胞（++），24小时尿蛋白定量0.676g，肾小球滤过率49.3mL/min，血肌酐109μmol/L，血尿酸466μmol/L。肾脏B超检查：双肾实质回声改变。肾病理检查提示：IgA肾病（增生硬化型），17/29个小球球性硬化，2/29个小球节段性硬化伴粘连，2/29个小球大型纤维细胞性新月体形成伴1个小球节段性硬化，肾间质片状纤维化（＞50%），弥漫性淋巴细胞、单核细胞、浆细胞浸润（约50%），肾小管片状萎缩（约50%）伴代偿性肥大等。住院医生曾予泼尼松龙25mg/d口服，联合环磷酰胺针0.4g静脉滴注一次进行治疗，并口服贝那普利片5mg/d等。患者出院后到门诊请周师诊治。

患者诉头晕乏力，餐后脘腹胀满，嗳气，胃纳欠佳，腰腿酸痛不适，双下肢不肿，大便溏，夜尿1～2次。舌淡红，苔薄白腻，脉沉弱。

【查体】血压130/80mmHg。面色欠华，心肺听诊无异常，腹软无压痛，双肾区无叩击痛。颜面及双下肢无明显凹陷性水肿。

【辅助检查】住院期间查尿蛋白（++），尿红细胞（++），24小时尿蛋白定量0.676g，肾小球滤过率49.3mL/min，血肌酐109μmol/L，血尿酸466μmol/L。肾脏B超检查：双肾实质回声改变。肾病理检查提示：IgA肾病（增生硬化型）

【诊断】中医诊断：慢肾风（脾肾亏虚，风湿内扰证）

西医诊断：IgA肾病（增生硬化型）

【辨证分析与立法】患者头晕乏力，胃纳欠佳，腰腿酸痛不适，大便溏，夜尿1～2次，舌淡红，苔薄白腻，脉沉弱，为脾肾亏虚、肾气不固之征象。而餐后脘腹胀满，嗳气，提示中焦气滞，胃气不和。尿检有较多蛋白，而肾病理表现有大型纤维细胞性新月体形成，伴有弥漫性淋巴细胞、单核细胞、浆细胞浸润等活动性病变，提示患者尚有风湿内扰于肾。病性属虚实夹杂，以脾肾亏虚为本，风湿内扰为标。处方拟标本兼治，健脾补肾，兼以祛风除湿。

【处方】健脾益肾祛风湿汤加减。

生黄芪15g，炒党参12g，金樱子12g，芡实12g，覆盆子12g，汉防己20g，佛手12g，炒赤芍12g，炒白芍12g，炒白术12g，炒枳壳12g，木香12g，香附12g，积雪草15g。

14剂，日1剂，文火煎至300mL，分早晚两次温服。

处方以生黄芪、党参、炒白术益气健脾；金樱子、芡实、覆盆子补肾固摄；汉防己祛风湿；木香、枳壳、佛手、香附等行气和胃消胀；赤白芍、积雪草养血和血消癥。全方重在健脾益肾，以扶正为主；兼以祛风湿、和气血，以治疗其标。

西药治疗如前，泼尼松龙片逐渐撤减，环磷酰胺针继续按疗程使用。

【医嘱】注意休息，勿疲劳，防感冒。优质低蛋白低嘌呤饮食。避免使用肾毒性药物。

【二诊】2015 年 3 月 10 日。

患者诉头晕乏力及腰酸好转，夜尿减少为 1 次，餐后脘腹胀满及嗳气减轻，大便仍不实。舌脉同前。复查尿蛋白（±），红细胞（+），尿比重 1.020。守前方，加茯苓 10g 以加强健脾除湿。

生黄芪 15g，炒党参 12g，金樱子 12g，芡实 12g，覆盆子 12g，汉防己 20g，佛手 12g，炒赤芍 12g，炒白芍 12g，炒白术 12g，茯苓 10g，炒枳壳 12g，木香 12g，香附 12g，积雪草 15g。

28 剂，日 1 剂，文火煎至 300mL，分早晚两次温服。

此后患者每月 1～2 次门诊随访，中药以前方加减治疗，糖皮质激素逐渐撤减至停用，病情稳定。2020 年 5 月 14 日复诊，尿蛋白（±），血肌酐 95μmol/L。目前仍在继续随访和治疗中。

【按语】该患者的临床症状较轻，但化验检查尿蛋白（++），血肌酐升高，肾活检提示肾病较重，大部分肾小球硬化、肾间质纤维化伴肾小管萎缩，慢性化病变明显，同时伴有弥漫性淋巴细胞、单核细胞、浆细胞浸润等活动性病变，最终确诊为增生硬化型 IgA 肾病。

周师综合患者的临床表现、实验室检查及微观病理报告，为患者拟定治疗方案：首先，继续以糖皮质激素和环磷酰胺抑制患者肾病的免疫炎症反应，控制其肾病理上的活动性病变，以挽救肾单位的丢失。其次，从中医角度来看，患者肾病理所表现的活动性病变，可认为是风湿内扰于肾之微观表现，而糖皮质激素和免疫抑制剂，亦可认为是一类祛风湿药。故在中药治疗方面，周师始终抓住脾肾亏虚这一核心病机，重在补肾健脾，调整脾肾功能。通过中西药相互配合，各尽所长，使得这名增生硬化型 IgA 肾病患者的病情得到了较好的控制，历经 5 年，病情仍稳定。（病理检查结果见附图 5。）

病案 3　IgA 肾病（系膜增生伴球性及节段性硬化及新月体形成占 20% 及节段性纤维素样坏死）

【一般情况】周某，女，65 岁。

【初诊日期】2019 年 3 月 14 日。发病节气：春分前 7 天。

【主诉】尿检异常 4 个月。

【病史及症状】患者在 4 个月前体检时，发现尿蛋白（++），尿液中镜下红细胞（+++），医生予一般对症支持治疗后，尿检改善不明显。为进一步诊治，于 2018 年 10 月 31 日收住院。入院后，查 24 小时尿蛋白定量 0.87g，血肌酐 64μmol/L，GFR98mL/min。肾病理诊断：IgA 肾病（系膜增生伴球性及节段性硬化及新月体形成占 20% 及节段性纤维素样坏死，牛津分型 M1E1S1T1C1）。治疗上，予泼尼松龙片，初始剂量 35mg，口服，qd，联合雷公藤多苷片 10mg，口服，tid，进行免疫抑制，并予氯沙坦钾片降尿蛋白，以及护胃、补钙等对症治疗。刻下症：形体消瘦，面色不华，语音低微，口干舌燥，腰膝酸软，小腹坠胀，大便干结，痔疮出血。舌质红，苔薄白，脉细。

【查体】血压 126/78mmHg。面色不华，心肺听诊无异常，腹软，无压痛及反跳痛，双肾区无叩击痛。颜面及双下肢无明显浮肿。

【辅助检查】尿蛋白（±），尿液镜下红细胞（+++）。24 小时尿蛋白定量 0.32g。谷丙转氨酶 28IU/L，谷草转氨酶 20IU/L，血白蛋白 42.5g/L，血肌酐 82μmol/L。

【诊断】中医诊断：肾风（气阴两虚，风湿内扰）。

西医诊断：IgA 肾病。

【辨证分析与立法】患者系老年女性，年事渐高，肾气不足，肾失开阖，精微物质从尿中下泄，则气亏而阴不足，表现为口干舌燥、腰膝酸软、大便干结。舌质红，苔薄，脉细，亦为阴液亏虚、肾气不足的表现。从肾病理微观角度看，存在新月体及纤维素样坏死等活动性病变，可归属为风湿之邪内扰于肾。病性虚实夹杂，以肾之气阴两虚为本，风湿内扰为标，治疗拟益气养阴、祛风除湿为法。

【处方】益气养阴祛风湿方。

太子参 15g，女贞子 12g，墨旱莲 30g，赤芍 12g，白芍 12g，牡丹皮 12g，地榆炭 15g，马鞭草 30g，大蓟 15g，小蓟 15g，茜草 15g，汉防己 20g，穿山龙 30g，蒲公英 30g，炒槐花 12g，无花果 12g，佛手 12g。

14剂，日1剂，文火煎至400mL，分早晚两次温服。

处方以太子参、女贞子、墨旱莲、牡丹皮、赤芍益气养阴、清虚热，马鞭草、蒲公英清热解毒，茜草、地榆、大小蓟、地榆炭清热凉血以止尿血；以槐花、无花果清脏风邪毒，以止便血；佛手理气宽胸，固护脾胃；加穿山龙、防己以祛风湿之邪。全方攻补兼施，使邪去而不伤正。

【医嘱】注意休息，勿疲劳，防感冒。避免使用肾毒性药物。

【二诊】

患者之小腹坠胀及痔疮出血好转。常感烘热，易情绪激动，干咳少痰，舌质红，苔少，脉细。尿蛋白（-），镜下红细胞（++）。肝功能正常，血肌酐79μmol/L。前方去槐花、无花果，加淮小麦益气养心除热，沙参、麦冬、瓜蒌皮养阴润肺，化痰理气。续服14剂，医嘱同前。

【三诊】

患者述烘热感好转，口略干。舌淡红，苔薄白，脉细。尿蛋白（-），镜下红细胞（+）。肝功能正常，血肌酐77μmol/L。周师在二诊方中去淮小麦，加槐花、无花果，余同上。再予14剂，医嘱同前。

之后患者仍定期复诊，多次复查尿蛋白（-），镜下红细胞（-），肾功能稳定，乏力、漏尿情况好转。

【按语】患者系老年女性，临床表现为尿检异常（血尿合并蛋白尿），镜下血尿较突出，肾病理诊断为IgA肾病，存在较多大型新月体及纤维素样坏死等活动性病变。周师运用2/3量激素联合雷公藤多苷片，配合中药汤剂治疗，使患者临床症状得到缓解，实属不易。

该患者形体消瘦，口干乏力，大便秘结，偶感烘热，蛋白尿、红细胞等精微物质从尿中下泄，故辨证属气阴两虚。《诸病源候论》云：风邪入于少阴，则尿血。患者肾病理活动性病变显著，微观辨证符合风湿之邪内扰于肾，故周师予加用汉防己、穿山龙，并加用雷公藤提取物雷公藤多苷片，加强祛风化湿功效。

雷公藤属于卫矛科植物，功专祛风化湿，其提取物雷公藤多苷片近几年在肾病领域应用广泛，对各类肾脏疾病均有一定疗效。但雷公藤在

《神农本草经》中列为下品，具有毒性（包括肝肾毒性、血细胞毒性、生殖毒性），不可久服。

对于老年肾病患者，周师认为该类人群脾肾功能日益衰退，气血不足，本证多虚，但易兼夹标实之证。因此，治疗老年肾病，周师重视顾护肾气、调理脾胃、调畅气血。对于标实之证，"任有外邪，忌大汗吐下，宜平和药调之"（《医学入门》）。故在应用祛风化湿药物或雷公藤制剂时，周师常常配伍益气填精、补肝肾、健脾益气养血类的药物，扶正祛邪，攻补兼施，以减少药物不良反应。

病案 4　IgA 肾病（系膜增生伴节段性硬化及节段性新月体形成占 26% 伴节段性纤维素样坏死）

【一般情况】许某，女，28 岁。

【初诊日期】2018 年 7 月 12 日。发病节气：小暑后 5 天。

【主诉】体检发现尿检异常 3 个月。

【病史及症状】患者在 3 个月前体检时发现尿检异常。尿常规提示：尿蛋白（+++），镜下红细胞（++），70% 异形。血肌酐 58μmol/L。当时血压 105/63mmHg。遂于 2018 年 6 月 19 日入住我科，行肾穿刺活检，病理检查提示：IgA 肾病。原计划予泼尼松龙片 40mg，qd+ 霉酚酸酯 500mg，bid+ 厄贝沙坦 150mg，qd 治疗。不料患者出院后，反复出现上呼吸道感染，故未用霉酚酸酯等免疫抑制剂。刻下症：咽干咽痛，干咳少痰，全身乏力，大便干结，尿色偏黄，伴尿中泡沫增多。舌红，苔少，脉细数。

【查体】血压 132/78mmHg。面色欠华，心肺听诊无异常，腹软无压痛，双肾区无叩击痛。颜面及双下肢无明显浮肿。

【辅助检查】入院后查尿常规：蛋白（++），镜下红细胞（++）。24 小时尿蛋白定量 1.44g。肾病理：IgA 肾病，系膜增生伴节段性硬化及节段性新月体形成占 26% 伴节段性纤维素样坏死（M1E1S1T0C2）。2018 年 7 月 12 日复查尿常规：蛋白（++），镜下红细胞（++）。

【诊断】中医诊断：肾风（肺肾气阴虚，风湿夹热内扰）。

西医诊断：IgA 肾病。

【辨证分析与立法】患者为青年女性，素体禀赋不足，加之工作上奔波劳累，耗气伤阴，故导致肾气阴不足，肾失开阖，精微物质从尿中下泄。风湿之邪乘虚而入，内扰于肾，寓风于湿，则加重肾失封藏，尿中泡沫增多。恰逢外感风热之邪搏结咽喉，循经下扰，故舌质红，苔薄黄，脉细浮数。病性属虚实夹杂，以肺肾气阴虚为本，风湿夹热内扰为标。此当按照痼疾与猝病同治，治以益气养阴清热，祛风胜湿通络。

【处方】沙参麦冬汤合防己黄芪汤加减。

黄芪 15g，党参 12g，南沙参 10g，北沙参 10g，天冬 10g，麦冬 10g，玄参 10g，赤芍 2g，炒白芍 12g，白术 12g，汉防己 20g，落得打 15g，穿山龙 30g，蒲公英 30g，黄芩 15g，炙枇杷叶 10g，化橘红 6g，象贝母 12g。

14 剂，日 1 剂，早晚煎服。

处方以黄芪、党参、白术补脾肺之气，以固其本；南沙参、北沙参、天冬、麦冬、玄参、蒲公英、黄芩益气养阴清热；化橘红，象贝母、枇杷叶化痰止咳；汉防己、穿山龙祛风胜湿；落得打活血消癥。

【医嘱】注意休息，勿疲劳。避免使用肾毒性药物。

【二诊】2018 年 7 月 26 日。

患者诉咽干咽痛缓解，咳嗽已止，偶感咽中有黏痰，咳痰不爽。乏力倦怠好转，大便较前顺畅，尿中泡沫减少。舌淡红，苔薄白，脉细。复查尿蛋白（＋），尿红细胞（＋）。原方去苦寒清热之蒲公英、黄芩，加大黄芪剂量，以益气固表利水，加冬瓜子清肺化痰，大小蓟凉血止血，川芎消癥通络，泽兰活血利水。14 剂。

【三诊】2018 年 8 月 9 日。

患者自述乏力、咳嗽、泡沫尿等诸症皆除。复查尿蛋白（±），尿液镜检红细胞（－），血肌酐 51μmol/L。守原方之旨，随证加减；将激素逐步撤减。

随后半年，经随诊，患者的尿蛋白及红细胞均阴性，肾功能稳定。

【按语】IgA 肾病是一种常见的原发性肾小球疾病，肾脏病理以系膜区出现 IgA 为主的免疫复合物沉积为特征。IgA 肾病的临床表现多种多样，在我国是导致终末期肾病的主要原因之一。《素问》曰："以冬壬癸中于邪者为肾风……肾风之状，多汗恶风，面庞然浮肿……""有病庞然如有水状，切其脉大紧，身无痛者，形不瘦，不能食，食少……病生在肾，名为肾风。"现代中医根据IgA肾病的临床表现，结合古文献记载，将其命名为"肾风"。

周师认为，IgA肾病的病机特点为本虚标实。肾气阴两虚是IgA肾病最常见的本证，而肺气不固，反复邪客咽喉，是IgA肾病病情加重的主要不利因素。《灵枢经》云："肾足少阴之脉……其直者从肾上贯肝膈，入肺中，循咽喉，挟舌本。"《诸病源候论》云："风邪入于少阴则尿血。"咽喉为肺之门户，是外邪入肺的必经关口，也是外邪循经犯肾之系带。

本患者为年轻女性，肾病理确诊为IgA肾病，素体禀赋不足，加之工作性质为销售，奔波劳倦，耗气伤阴，导致卫外不固，易感外邪。邪气搏结于咽喉，则易循经下扰于肾，加重肾失封藏。故周师予南沙参、北沙参、天冬、麦冬、玄参滋阴润肺利咽；象贝母、化橘红、炙枇杷叶化痰止咳；黄芩专清上焦之热；蒲公英一味，虽至贱而有大功，其气甚平，既能泻火，又不损土，可久服而无大碍，黄芩得蒲公英则功效更甚。本证为虚，故另以黄芪、党参、白术补脾肺之气，以固其本。

本案用药的一大特色为凉血止血之品与活血消癥之药同用。外感风热邪毒，邪犯肾络，迫血妄行，治疗多选清热凉血止血之品。唐容川言："离经之血，虽清血、鲜血，亦是瘀血。"

中医治疗IgA肾病，在辨证时需重视肾活检提供的肾脏局部瘀血的微观辨证依据。该患者肾病理发现肾小球硬化、球囊粘连、肾疤痕形成等，都是肾脏局部瘀血表现。尽管此时宏观"四诊"尚无法提供瘀血的辨证依据，但微观辨证却是IgA肾病脉络瘀阻的重要证据之一。此时，在凉血止血药物中，加用落得打、川芎等活血消癥之品，反立奇功。正可谓"有故无殒，亦无殒也"。

必须指出的是，该患者尿中有形成分多，肾病理检查提示新月体比例高，伴纤维素样坏死等活动性病变，按照现代医学的治疗原则，需要使用激素联合免疫抑制剂进行治疗。但因该患者反复感染，加用免疫抑制剂治疗受到限制。从中医角度而言，病情的骤然加重，病理上的活动性病变，乃风湿作祟。当善行数变、其性开泄的风邪一旦与黏腻难清的湿邪相合，内扰于肾，寓风于湿，寓急于慢，则病情变化无穷。此时周师巧妙地加用两味祛风胜湿药物——汉防己、穿山龙，量大力专，直达病所。该患者虽肾病理表现如此之重，但经周师悉心用药调治，尿检转阴，肾功能稳定，诸症消除，最终获得良效。

病案 5　IgA 肾病（系膜增生伴球性及节段性硬化及节段性新月体形成 37%）

【一般情况】陈某，女，27 岁。

【初诊日期】2018 年 12 月 24 日。发病节气：冬至后 2 天。

【主诉】反复肉眼血尿 1 个月余。

【病史及症状】患者在 1 个月前，感冒后出现肉眼血尿，呈浓茶色，当时予对症治疗，效果不佳，至我科住院治疗。检查：尿镜检红细胞（++）（异形率 70%），尿蛋白（++）。肾穿刺检查示：IgA 肾病（系膜增生伴球性及节段性硬化及节段性新月体形成占 37%）。住院期间予泼尼松龙 30mg/d+ 来氟米特 20mg/d 治疗，以控制肾病活动为主，辅以护胃、补钙及对症治疗。患者出院后，到周师门诊进一步诊治。

患者发病以来无发热，胃纳尚可，夜寐欠佳，二便调。舌质淡红，苔白，舌下静脉迂曲，脉沉弱无力。

既往发现血压偏高 2 年，血压最高 160/90mmHg，目前服用厄贝沙坦 150mg/d，血压控制可。

【查　体】T 36.6 ℃，P 68 次 / 分，R 19 次 / 分，BP 140/73mmHg，神清，精神可，扁桃体无肿大，双肺呼吸音清，未闻及干湿性啰音，心界不大，腹软无压痛，移动性浊音（-），肝脾肋下未触及，双下肢不肿，神经系统检查（-）。

【辅助检查】血常规：WBC $5.38×10^9$/L，Hb 127g/L，PLT $184×10^9$/L。肝肾功能：ALT 12U/L，Urea 4.16mmol/L，Cr 93μmol/L。尿常规：尿蛋白（+++），镜检红细胞（+++），70% 异形红细胞。

【诊断】中医诊断：慢肾风（脾肾亏虚，风湿内扰兼瘀热阻络）。

西医诊断：IgA 肾病（系膜增生伴球性及节段性硬化及节段性新月体形成 37%），肾性高血压。

【辨证分析与立法】患者为青年女性，症见血尿，舌质淡红，苔白，脉沉弱无力，属中医肾风范畴，为气阴两虚、风湿内扰所致；患者劳累过度，肾气亏虚，故见腰酸，乏力；肾气虚，开合不利，加之风湿内扰，肾失封藏，故见血尿、蛋白尿。该患者的临床突出表现为腰酸乏力、蛋白尿、血尿，辨证为脾肾亏虚，风湿内扰兼瘀热阻络。脾肾失调，精微失固，正气弱则易感外邪，正所谓"邪之所凑，其气必虚"。病性属虚实夹杂，以脾肾亏虚为本，风湿内扰兼瘀热阻络为标。处方拟标本同治，补脾肾，祛风湿，清瘀热。

【处方】防己黄芪汤加减。

生黄芪 30g，白术 12g，苍术 12g，汉防己 20g，太子参 20g，麦冬 12g，玄参 12g，桑寄生 12g，杜仲 12g，炒白芍 12g，赤芍 12g，莪术 15g，积雪草 12g，大蓟 10g，小蓟 10g，诃子肉 15g，厚朴花 9g，甘松 9g，佛手 12g。

14 剂，日 1 剂，水煎，分两次温服。

处方以生黄芪、太子参、白术培补中焦脾胃之气，升举中气；麦冬、玄参增液补阴；桑寄生、杜仲补肾益精，固精止遗；汉防己、苍术祛风除湿，健脾益气；大蓟、小蓟、赤芍、白芍凉血止血，活血祛瘀；积雪草、莪术活血消癥；配伍厚朴花、佛手、甘松调和脾胃。

西药治疗方面，继续应用泼尼松龙联合来氟米特控制病情，之后按疗程逐步撤减。其他降压及补钙、护胃治疗同前。

【医嘱】不宜劳累，按时休息，忌油腻辛辣食物，宜清淡饮食。

【二诊】

近期工作劳累，仍有便溏，但疲劳、乏力较前明显好转，食欲增加，腹胀消失，小便量可，夜尿 2 次，余无特殊不适。尿检：蛋白（++），镜检红细胞（++）。舌质淡红，苔薄白，脉沉。证属脾肾气虚。治以健脾益肾，养阴生津。处方如下：

生黄芪 30g，白术 12g，苍术 12g，汉防己 20g，太子参 20g，麦冬

12g，玄参 12g，桑寄生 12g，杜仲 12g，炒白芍 12g，赤芍 12g，莪术 15g，积雪草 12g，徐长卿 12g，大蓟 10g，小蓟 10g，诃子肉 15g，石榴皮 15g，厚朴花 9g，甘松 9g，佛手 12g。

14 剂，日 1 剂，水煎，分两次温服。医嘱如前。

【三诊】

患者便溏消失，腰酸乏力和纳差已基本缓解，但出现白带增多。尿检：蛋白（+++），镜检红细胞（+++）。舌质淡红，苔薄白，脉沉。证属脾肾气虚夹湿。治以健脾益肾，固肾涩精，除湿止带。处方如下：

生黄芪 30g，白术 12g，苍术 12g，徐长卿 12g，汉防己 20g，太子参 20g，麦冬 12g，玄参 12g，桑寄生 12g，杜仲 12g，炒白芍 12g，赤芍 12g，莪术 15g，积雪草 12g，椿根皮 12g，鸡冠花 12g，龙骨 30g，大血藤 15g。

28 剂，日 1 剂，水煎，分两次温服。

【四诊】

患者困顿乏力症状好转，白带减少，舌质淡红，苔薄白，脉沉。中药处方仍以益肾健脾为主，佐以祛风除湿，活血通络，在前方基础上加减：

生黄芪 30g，太子参 20g，麦冬 12g，玄参 12g，桑寄生 12g，杜仲 12g，白术 12g，苍术 12g，炒白芍 12g，赤芍 12g，川芎 20g，制何首乌 30g，覆盆子 10g，甘松 9g，佛手 12g。

14 剂，日 1 剂，水煎，分两次温服。

此后，每个月随访患者一次，至今 2 年余，中药处方以益肾健脾为主，佐以祛风除湿。在此期间，患者在联合使用糖皮质激素和来氟米特后，反复出现上呼吸道感染及肺部感染。后改用糖皮质激素联合吗替麦考酚酯片，仍不耐受，遂仅以泼尼松龙控制肾病活动。目前患者口服泼尼松龙 10mg，隔日 1 次，病情稳定，蛋白尿及血尿消失，肾功能维持正常。

【按语】本病例系一位慢肾风患者，临床突出表现为腰酸乏力、蛋白尿、血尿，周师通过详查其舌脉，辨证为脾肾亏虚。正气弱则易感外邪，脾肾失调，精微失固，故在一诊时予黄芪、太子参、白术补益脾肾，太子参、玄参、麦冬补气养阴生津；配以桑寄生、杜仲补肾涩精；患者舌下静脉迂曲，属血瘀闭阻，故以炒白芍、赤芍、莪术养血通经，瘀血去则络脉通；大蓟、小蓟凉血止血；患者初诊时有腹泻便溏，周师予诃子肉、石榴皮这一对药来涩肠止泻，且石榴皮一药又有涩精止遗之功，可谓一箭双雕，一举两得。诸药合用，共奏补益脾肾、养阴生津、祛风除湿、活血通络之效。

二诊时，患者症状改善，仍以脾肾气虚为主要表现，周师治以健脾益肾，养阴生津，方药以防己黄芪汤合参麦饮加味。黄芪、太子参、茯苓、白术健脾益气，太子参、玄参、麦冬、天冬养阴生津；金樱子、杜仲补虚损，暖腰膝，防己、徐长卿、苍白术祛风湿，配以甘松和胃止痛等治疗。患者素有脾肾亏虚，周师抓住这一要点，认为病机主要关乎脾肾，治疗应侧重健脾补肾。

此外，久病多瘀，故周师予白芍、赤芍、莪术活血凉血。现代药理研究表明，三药均有免疫抑制作用，且白芍、赤芍可治疗免疫抑制炎性因子介导的血管损伤。另外，莪术配伍黄芪，补气而不呆滞，且莪术可促进胃肠吸收，增加药物利用率。

周师采用中西医结合方法，抓住核心病机，辨证准确，用药精准，疗效显著。

病案 6　IgA 肾病（系膜增生伴球性及节段性硬化及节段性新月体形成占 25%）

【一般情况】卢某，女，10 岁。

【初诊日期】2019 年 4 月 7 日。发病节气：清明后 2 天。

【主诉】发现血尿 1 个月。

【病史及症状】患者在 1 个月前，感冒后出现肉眼血尿。当地医院查尿隐血（+++），尿蛋白（+++），予抗感染治疗，尿色转清。半个月前，复查尿常规，尿隐血（+++），尿蛋白（+++）。24 小时尿蛋白定量 0.31g。血生化检查：Cr 52μmol/L，白蛋白 34.3g/L，总蛋白 57g/L。同时伴有尿色加深，无尿量减少，遂收入院。入院后，肾脏穿刺病理检查提示：IgA 肾病（系膜增生伴球性及节段性硬化及节段性新月体形成占 25%）。住院期间予甲泼尼龙片 40mg，qd，联合吗替麦考酚酯 0.25g，2 次/天，辅以护胃、护肾等对症治疗后出院。后来在门诊治疗中，患者因发生支气管炎，遂停用吗替麦考酚酯。患者来周师门诊，遂予激素联合中药治疗。

患者发病以来，无发热，胃纳尚可，腰酸疲乏，夜寐欠佳，二便调。舌质红，苔白，脉沉弱无力。

【查体】血压 108/62mmHg，神清，精神可，扁桃体无肿大，双肺呼吸音清，未闻及干湿性啰音，腹软无压痛，双下肢轻度浮肿，神经系统检查（-）。

【辅助检查】尿隐血（+++），尿蛋白（+++），24 小时尿蛋白定量 0.31g。血生化：Cr 52μmol/L，白蛋白 34.3g/L，总蛋白 57.g/L。

【诊断】中医诊断：慢肾风（脾肾亏虚，风湿瘀热）。

西医诊断：IgA 肾病（系膜增生伴球性及节段性硬化及节段性新月体形成 25%）。

【辨证分析与立法】患者为女童，症见血尿、蛋白尿，舌质红，苔白，脉沉弱无力，属中医"肾风"范畴。小儿先天禀赋不足，脾肾气虚，故见腰酸，乏力；脾虚导致水湿内停，故下肢轻度浮肿；正虚则卫外不固，感冒后外邪内陷，风湿瘀热，痹阻肾络，故见血尿、蛋白尿。辨证为脾肾亏虚，风湿瘀热内扰。舌红为血分有热之象，脉弱提示脾肾亏虚。病属虚实夹杂，本虚标实。处方拟健脾补肾以扶正，清瘀热、祛风湿以治其标，同时予西药对症治疗。

【处方】健脾益肾清热止血行瘀方。

太子参 15g，炒白术 12g，茯苓 20g，女贞子 12g，墨旱莲 15g，赤芍 12g，炒白芍 12g，牡丹皮 9g，芦根 15g，地榆炭 10g，茜草 10g，马鞭草 10g，小蓟 10g，大蓟 10g，黄芩 10g，连翘 10g，汉防己 10g，防风 5g，穿山龙 15g，佛手 12g。

14 剂，日 1 剂，文火煎至 300mL，分早晚两次温服。

处方以太子参、炒白术、茯苓益气健脾除湿；女贞子、墨旱莲、炒白芍养阴血、补肝肾；黄芩、连翘清郁热；牡丹皮、赤芍、茜草、地榆炭、大小蓟等凉血、散血、止血，且茜草、牡丹皮止血不留瘀；马鞭草、芦根清热除湿；汉防己、防风、茯苓、炒白术、穿山龙、芦根等祛风除湿，利水消肿；佛手和胃。

【医嘱】不宜劳累，按时休息，忌油腻辛辣食物，宜清淡饮食。

【二诊】2019年5月21日。

患者近期感觉疲劳明显，小便量可，双下肢不肿，余无特殊。舌质红，苔薄白，脉沉。证属脾肾亏虚，风湿瘀热内扰。治疗仍以益气健脾扶正、凉血行瘀止血、祛风除湿为法。前方去藕节，加薄荷5g以疏散风热。14剂，日1剂，水煎，分两次温服。

【三诊】2019年6月4日。

患者述腰酸、疲劳较前好转，复查尿常规：隐血（＋）。舌质红，苔薄白，脉沉。辨证仍属脾肾亏虚，风湿瘀热内扰。治以补脾肾，清瘀热，祛风湿，方药如下：

太子参15g，炒白术12g，茯苓20g，女贞子12g，墨旱莲15g，赤芍12g，炒白芍12g，牡丹皮9g，茜草10g，地榆炭10g，马鞭草10g，黄芩10g，小蓟10g，大蓟10g，芦根15g，连翘10g，汉防己10g，防风5g，穿山龙15g，佛手12g。

14剂，日1剂，水煎，分两次温服。

【四诊】2019年6月18日。

患者诉乏力好转。尿隐血仍阳性，舌质红，苔薄白，脉沉。中药处方继守前法，益气健脾、滋阴养血以扶正，佐以清热凉血、行瘀止血、祛风除湿以祛邪，以益气养阴清热凉血止血方治疗。患者病久体虚，酌加生龙骨、藕节以收摄、止血。

太子参15g，炒白术12g，女贞子12g，墨旱莲15g，炒白芍12g，赤芍12g，牡丹皮9g，茜草10g，马鞭草10g，黄芩10g，小蓟10g，大蓟10g，芦根15g，地榆炭10g，侧柏炭12g，藕节15g，生龙骨15g，汉防己10g，穿山龙15g，山楂炭12g，佛手12g。

14剂，日1剂，水煎，分两次温服。

【五诊】2020年3月26日。

患者以前方加减治疗数月。现仍有困顿乏力，但较前好转。尿隐血（+），病情平稳，舌质红，苔薄白，脉沉。中药处方仍需益气扶正，清热凉血，行瘀止血，祛风除湿，在前方基础上化裁，加党参和仙鹤草，加强补虚、收摄之力。

太子参15g，党参10g，炒白术12g，女贞子12g，墨旱莲15g，赤芍12g，炒白芍12g，茜草10g，牡丹皮9g，地榆炭10g，马鞭草10g，佛手12g，黄芩10g，小蓟10g，大蓟10g，芦根15g，穿山龙15g，侧柏炭12g，山楂炭12g，藕节15g，仙鹤草20g，生龙骨15g。

14剂，日1剂，水煎，分两次温服。此后每1～2个月随访一次，均以上方加减。

【六诊】2020年8月8日。

患者乏力症状缓解，尿检：尿蛋白（-），红细胞蛋白（-）。舌质淡红，苔薄白，脉沉涩。中药以养血行瘀、凉血止血、行气活血之剂巩固疗效，方药如下：

熟地黄15g，当归30g，川芎15g，炒白芍12g，鸡血藤15g，茜草10g，牡丹皮9g，地榆炭10g，小蓟10g，大蓟10g，山楂炭12g，怀牛膝20g，泽兰20g，茯苓10g，佛手12g，柴胡12g，大枣10g，炙甘草9g。

此后，每1～2个月随访一次，均以上方加减。并嘱其注意生活起居，节饮食，预防感冒，注意休息，勿劳累。目前激素等西药均已停用，蛋白尿、血尿消失，病情平稳。

【按语】周师通过详查患者之舌脉，辨证为脾肾亏虚、风湿瘀热内扰血分，导致尿中带血。故治疗采取补脾肾、益气阴兼顾，这正符合传统的"阴阳互根"理论。同时予祛风除湿、清热凉血、行瘀止血。周师以健脾益肾清热凉血行瘀方加减为治。

方中黄芩、牡丹皮、炒白芍、赤芍、茜草、地榆炭、藕节、大小蓟等味，周师常用于治疗肾炎所致的血尿，取其凉血、散血、止血之用。传统中医认为，瘀血不去则新血不生。反复尿隐血者，其肾脏病理检查多存在肾小球纤维化，故周师治疗此类疾病，多予以活血行瘀，用当归、赤芍、白芍凉血、行瘀。对于反复出现尿隐血者，周师喜用大蓟、小蓟凉血止血，二者合用，协同增效。

在本病后期，周师在方中逐渐加用熟地黄、牛膝、鸡血藤等药，加重补肾填精之力。经云："冬不藏精，春必病温""藏于精者，春不病温。"所以周师应用熟地黄、白芍等阴柔补血填精之品，同时使用当归配熟地黄，精血同源，补益肾精，使精旺则血生，养血生精作用大大增强。同时她又加入鸡血藤，鸡血藤除活血舒筋、养血调经、补血通络之外，现代药理证实有一定的免疫抑制作用，在这里一药多用，非常精妙。

病案7　IgA肾病（系膜增生伴球性及节段性硬化及节段性新月体形成占37%）

【一般情况】彭某，男，31岁。

【初诊日期】2016年11月10日。发病节气：立冬后3天。

【主诉】尿检异常1年余。

【病史及症状】患者在1年前体检时，发现尿检异常，遂就诊于我科门诊并收住院。入院后完善检查，尿常规：尿隐血（+++），尿蛋白（++）。肝肾功能：ALT 20U/L，UA 612μmol/L，Cr 121μmol/L。24小时尿蛋白定量1.19g。肾穿刺病理检查示：IgA肾病（系膜增生伴球性及节段性硬化及节段性新月体形成占21%）。住院期间予甲泼尼龙40mg/d，吗替麦考酚酯片0.5g，bid，辅以降尿酸、护胃、补钙等对症治疗。

患者发病以来无发热，胃纳尚可，夜寐欠佳，二便调。刻下患者腰膝酸软，乏力，便溏，胃纳尚可，小便量可，夜寐可。舌质淡红，苔薄白，脉沉弱。

【查体】血压135/75mmHg，神清，精神可，扁桃体无肿大，双肺呼吸音清，未闻及干湿性啰音，心界不大，腹软无压痛，移动性浊音（-），肝脾肋下未触及，双下肢不肿。

【辅助检查】血常规：WBC 6.12×10⁹/L，Hb 111g/L，PLT 174×10⁹/L；尿常规：尿隐血（+++），尿蛋白（++），尿镜检红细胞（+++）；肝肾功

能：ALT 20U/L，UA 612μmol/L，Cr 121μmol/L；24 小时尿蛋白定量 1.19g。

【诊断】中医诊断：慢肾风（脾肾亏虚，风湿内扰）。

西医诊断：1.IgA 肾病（系膜增生伴球性及节段性硬化及节段性新月体形成 21%），慢性肾脏病 2 期；2. 高尿酸血症。

【辨证分析与立法】患者系青年男性，症见腰膝酸软，乏力，便溏，舌质淡红，苔薄白，脉沉弱，为脾肾亏虚，肾气不固所致。血尿、蛋白尿，病理提示膜增生伴球性及节段性硬化及节段性新月体形成，属中医风湿夹瘀范畴。病性属虚实夹杂，以脾肾亏虚为本，风湿内扰夹瘀为标。治拟健脾补肾，祛风除湿，通络化瘀。

【处方】防己黄芪汤加减。

生黄芪 30g，党参 12g，炒白术 12g，芡实 12g，桑寄生 12g，金樱子 12g，杜仲 12g，苍术 12g，茯苓 12g，汉防己 12g，川芎 12g，赤芍 12g，怀山药 15g，佛手 12g。

14 剂，日 1 剂，水煎，分两次温服。

处方以生黄芪、党参、白术健脾益气；汉防己、苍术、茯苓健脾祛风湿；川芎、赤芍活血化瘀；桑寄生、金樱子、芡实、怀山药固摄精微；佛手行气和胃，防补药之呆滞。全方重在培补脾肾以治本，辅以祛风除湿、通络化瘀以治标。

甲泼尼龙逐渐减量，余西药治疗同前。

【医嘱】不宜劳累，按时休息，忌油腻辛辣食物，宜清淡饮食。

【二诊】2016 年 12 月 8 日。

患者腰酸、疲劳较前好转，偶有便溏。舌质淡红，苔薄白，脉沉。患者症状好转，守方加仙鹤草 10g，以加强补虚固涩之功。

14 剂，日 1 剂，水煎，分两次温服。

【三诊】2017 年 1 月 13 日。

患者便溏消失，腰酸乏力已基本缓解。复查尿蛋白（+），镜检红细胞（+），舌脉同前。中药处方仍以益肾健脾为主，兼收敛涩精，在前方基础上加减：

生黄芪 30g，党参 15g，芡实 12g，桑寄生 12g，金樱子 12g，杜仲

12g，炒白术 12g，苍术 12g，墨旱莲 10g，怀山药 15g，仙鹤草 10g，穿山龙 30g，汉防己 12g。

此后患者每月 1～2 次到门诊随访，中药以前方加减治疗。2017 年 3 月因肺部感染停用吗替麦考酚酯，激素逐渐撤减。目前隔日口服甲泼尼龙片 8mg。2020 年 5 月 14 日复诊，尿蛋白（±），尿隐血（±）；血肌酐 95μmol/L。目前仍在继续随访与治疗中。

【按语】患者系青年男性，症见血尿，蛋白尿，血肌酐升高，舌质淡红，苔薄白，脉沉弱，结合患者的肾脏病理检查结果，病属中医"肾风"范畴，为脾肾亏虚，风湿内扰所致。

治疗上，在西医方面，周师仍以激素联合吗替麦考酚酯治疗，抑制肾病的免疫炎症，控制其活动性病变；在中药治疗方面，周师始终抓住脾肾亏虚这一核心病机，重在补肾健脾，调整脾肾功能。

在祛风除湿用药方面，周师选用苍术、汉防己，它们来源于经方"防己黄芪汤"，《金匮要略》云："风湿，脉浮身重，汗出恶风者，防己黄芪汤主之。"此方为祛风除湿的经典方剂。

处方中的仙鹤草，周师常用于治疗肾炎所致的血尿、蛋白尿，取其止血、补虚的作用。周师认为，肾炎患者伴有血尿，无论是肉眼血尿还是镜下血尿，均可加用仙鹤草。仙鹤草，又名脱力草，在民间常用来治疗脱力劳伤，如干祖望所说："凡人精神不振、四肢无力、疲劳怠惰或重劳动之后的困乏等，均可用之。"贵州民间用鲜仙鹤草一两、白糖一两，将仙鹤草捣烂，榨取液汁，再加入白糖，治疗肺痨咯血，可见仙鹤草具有很好的止血作用。周师临床对于表现为倦怠乏力、纳差食少、精神不佳、舌胖大有齿痕、脉细等一派虚弱之象的蛋白尿患者，常选用仙鹤草治疗。

处方中的穿山龙祛风除湿。现代研究提示，它可调节免疫。另外，它还可以活血通络。穿山龙与黄芪、党参配伍，则补气通络，适用于瘀痹证的脉络不和型，尤其是血瘀轻症，用以调畅血脉。现代药理研究显示，穿山龙可局部抗凝，而且对胶原、纤维连接蛋白、细胞外基质堆积，以及间质成纤维细胞的增生，亦具有不同程度的抑制作用。

病案 8　IgA 肾病（轻中度系膜增生）

【一般情况】付某，女，36 岁。

【初诊日期】2008 年 6 月 4 日。发病节气：芒种前一天。

【主诉】反复腰酸乏力伴尿检异常 3 年，加重 1 个月。

【病史及症状】患者于 3 年前出现腰酸乏力，尿检发现有蛋白和红细胞（具体不详），未重视，未及时就诊。2 年前，患者在我院做肾脏病理检查，病变为 IgA 肾病（轻中度系膜增生）。曾用过糖皮质激素和中药治疗，近来仍在口服泼尼松龙片 15mg/10mg，隔日交替。病情尚稳定，多次尿蛋白（－），尿红细胞（＋）。近一个月来，因工作较忙，自感乏力明显，腰背酸痛，尿检红细胞增多到（＋＋），遂到周师门诊做进一步诊治。

患者精神不振，面色萎黄不华，主诉乏力明显，下班后感疲劳，腰背酸痛，时感咽干，胃纳欠佳，食量较小，月经时有延后，经量偏少，大便调，夜尿 0～1 次。冬天怯寒明显。舌淡红，苔薄白，脉细。

【查体】血压 100/60mmHg，心肺听诊无异常，腹软无压痛，双下肢无凹陷性水肿。

【辅助检查】复查尿蛋白（－），尿红细胞（＋＋），尿比重 1.020。双肾 B 超检查无异常。肾脏病理检查：病变为 IgA 肾病（轻中度系膜增生）。

【诊断】中医诊断：尿血（脾肾亏虚，精微不固）。

西医诊断：IgA 肾病（轻中度系膜增生）。

【辨证分析与立法】患者系中青年女性，先天禀赋不足，肾气素亏；又兼工作劳累，调养失宜，劳倦伤脾。脾主运化，脾虚则气血生化乏源，故见面色不华，乏力，不耐劳作，胃纳不佳，食量少，月经延后量少等。腰为肾之府，肾虚则腰背失养而腰背酸痛。脾虚不能摄血，肾虚固摄乏力，精微下泄，则尿中有红细胞漏出；且久病不愈，由气及血，肾络瘀痹，亦可致尿血。患者咽干怯寒，提示不仅气血不足，而且阴阳俱虚。病性属虚实夹杂而以虚为主，脾肾亏虚，夹有瘀血。治宜以益气健脾、补肾固摄为主，兼行瘀宁络止血。

【处方】补脾益肾宁络方。

生黄芪30g，炒党参10g，炒白术10g，淫羊藿10g，菟丝子10g，杜仲10g，女贞子10g，墨旱莲30g，当归10g，杭白芍10g，白茅根30g，丹参10g，牡丹皮10g。

14剂，日1剂，文火煎至300mL，分早晚两次温服。

处方以生黄芪、炒党参、炒白术益气健脾，淫羊藿、菟丝子、杜仲、女贞子、墨旱莲等补肾固肾，当归、杭白芍养血，丹参、牡丹皮、白茅根活血行瘀、宁络止血。全方以益气健脾、补肾固摄为主，佐以滋阴养血、行瘀宁络。

泼尼松龙片根据病情逐渐递减。

【医嘱】注意休息，勿劳累。

【二诊】2009年6月19日。

患者工作仍较繁重，服药后腰背酸痛及乏力好转。尿蛋白（－），尿红细胞（＋）。舌淡红，苔薄白，脉细。周师仍守前法，加强补肾健脾固精之力。方药如下：

生黄芪40g，炒党参12g，淫羊藿12g，菟丝子15g，杜仲10g，金樱子10g，覆盆子10g，女贞子10g，墨旱莲30g，当归10g，杭白芍10g，白茅根30g，丹参10g，牡丹皮10g。

14剂，日1剂，水煎服。再嘱注意休息，勿劳累。

【三诊】2009年7月1日。

患者诉腰酸乏力基本缓解，咽干缓解，胃纳可，二便调。尿常规：蛋白和红细胞均阴性。舌脉如前。中药处方以益肾健脾为主，用前方续服28剂。

此后患者仍定期到门诊随访治疗，中药汤剂隔日一剂口服，巩固病情；泼尼松龙片逐步撤减停用。

【按语】本患者的西医诊断为IgA肾病（轻中度系膜增生），临床突出表现为腰酸乏力，尿检异常（红细胞），诸症每于劳累后加重。周师抓住这一辨证眼目，认为其病机之关键处在于脾肾亏虚，固摄无力。在治疗上，以益肾健脾为主，佐以养血行瘀宁络而获效。

淫羊藿、杜仲、金樱子、覆盆子、菟丝子等温柔补阳之品，是周师临床补肾固精常用的药物组合；黄芪、党参、白术、薏苡仁、茯苓等，则是她健脾益气的常用药物。周师紧抓主症，辨证准确，用药精专，疗效迅捷。

总览肾病血尿的诊治，周师认为，许多患者的临床症状并不明显，但其病机往往比较复杂，并非专属于"血热"；其病有新久，证有虚实，又常常兼夹他证为患，当细心辨识其主次；治疗上则应如庖丁解牛，切中肯綮，逐一妥善处置。

病案 9 IgA 肾病（系膜增生伴球性硬化及节段性新月体形成 6%）

【一般情况】胡某，男，34 岁。

【初诊日期】2013 年 1 月 31 日。发病节气：大寒后十一天。

【主诉】发现蛋白尿十余年，血肌酐增高 3 个月。

【病史及症状】患者在十余年前，体检发现尿蛋白（+）~（++），尿红细胞（-），一直未予重视。2012 年 10 月底，体检发现血肌酐增高（具体数值不详），伴尿蛋白（++），当时无夜尿增多等，随即于 2013 年 1 月 9 ~ 25 日在本院住院。住院期间查血肌酐 90μmol/L；尿检提示：尿蛋白（+），红细胞 3 个 /HP；尿微量蛋白系列提示：混合性蛋白尿，以中、小分子为主；24 小时尿蛋白定量 0.61g；GFR（MDRD）83.6mL/min；ANA+ANCA 全套无异常；乙肝三系提示：乙肝表面抗体、核心抗体阳性；肾活检提示：IgA 肾病（系膜增生伴球性硬化及节段性新月体形成6%）。因患者对糖皮质激素、免疫抑制剂和雷公藤多甙片等药物有顾虑，故暂缓使用，予"百令胶囊"为主治疗。患者为求中医药为主诊治而求诊于吾师。

患者自诉头晕乏力，腰膝酸软，时有咽干、咽痛、干咳，夜间为甚，夜尿 0 ~ 1 次，大便隔日一行，质干且硬，排便困难。舌质红，苔薄、中黄根腻，脉细。

【查体】血压 120/70mmHg，咽充血，两侧扁桃体 II 度肿大，无化脓点。心肺听诊无异常，腹软无压痛，双下肢无凹陷性水肿。

【辅助检查】2013 年 1 月 31 日复查血肌酐 102μmol/L，尿蛋白（+），尿比重1.020，24小时尿蛋白定量0.33g，GFR（MDRD）83.3mL/min，血胱抑素C 0.70mg/L（正常值0.59～1.03）。

【诊断】中医诊断：尿浊病（肺肾阴虚、阴虚内热，兼热毒瘀滞夹湿）。

西医诊断：IgA肾病（系膜增生伴球性硬化及节段性新月体形成6%），慢性肾脏病Ⅰ期；慢性扁桃体炎。

【辨证分析与立法】周师观患者脉证后指出，患者有咽干、干咳，且夜间为甚，大便质干，伴腰膝酸软，脉细，舌质红，提示为肺肾阴虚兼阴虚内热证；咽痛、咽部充血、两侧扁桃体Ⅱ度肿大，伴便干、苔薄中黄根腻，提示为热毒蕴积于上、中二焦，兼夹下焦湿滞。同时她认为，系膜增生伴球性硬化等肾活检结果，从中医微观辨证角度，应辨证为"肾络瘀阻"证。综上所述，周师运用"宏微合参"法，将本患者辨证为：尿浊病之肺肾阴虚、阴虚内热，兼热毒瘀滞夹湿证。因证属虚实夹杂，以肺肾阴虚、阴虚内热为本，热毒瘀滞夹湿为标，故周师在辨别其轻重、主次后，拟采用"标本兼顾"法治疗。

【处方】滋阴清热、解毒化瘀兼利湿法。

南、北沙参各15g，天、麦冬各12g，生地黄30g，杭白芍12g，蒲公英30g，芦根20g，黄芩12g，冬瓜子15g，绵萆薢15g，积雪草30g，穿山龙20g，太子参15g，佛手片12g，生黄芪12g。

14剂，日1剂，文火煎至300mL，分早晚两次温服。

处方以南沙参、北沙参、麦冬合生地黄、天冬滋养肺肾之阴，兼清虚热，以取"金水相生"之义；蒲公英、黄芩清解上、中二焦热毒，合芦根、冬瓜子、绵萆薢，以仿"千金苇茎汤"之义，以清利肺胃蕴热为主，兼清下焦湿滞；积雪草、穿山龙活血化瘀通络；佛手片合杭白芍养血柔肝、疏肝；佐以小剂量生黄芪、太子参，既可补益肺、脾之气阴，又可防前药过于寒凉而伤胃。

【医嘱】勿劳累，忌辛辣、温燥食物，预防感染，避免使用肾毒性药物。

【二诊】2013年2月21日。

前方服后，患者自诉咽痛、咽干、咳嗽少痰较前明显减轻，然时有中脘隐痛不适，喜按，伴夜尿 1～2 次。舌、脉同初诊。复查血肌酐 97μmol/L，尿蛋白（+），尿比重 1.020，24 小时尿蛋白定量 0.20g，GFR（MDRD）83.5mL/min。

周师在初诊方中加紫苏梗 10g，川厚朴花 10g，芡实 12g，金樱子 12g，生黄芪加量至 15g，穿山龙加量至 30g，生地黄减量至 20g，余药不变。续服 28 剂。

【三诊】2013 年 4 月 27 日。

患者复查血肌酐 98μmol/L，尿蛋白（±），尿比重 1.015，24 小时尿蛋白定量 0.26g，GFR（MDRD）80mL/min。查体：血压 120/70mmHg，咽充血，两侧扁桃体Ⅱ度肿大，无化脓点，舌质干红，苔薄、中微黄、根腻，脉细数。自诉前方服后，大便一至两日一行，质干且硬，排便难。咽痛、咳嗽基本消除，然时有夜间口干咽燥，夜尿 1～2 次。近日时有脱发。中西医诊断同上。治拟增液汤合沙参麦冬汤合枳术丸加减。处方如下：

生地黄 15g，玄参 15g，天、麦冬各 15g，南、北沙参各 15g，制何首乌 30g，太子参 15g，炒白芍 12g，蒲公英 30g，黄芩 12g，绵萆薢 15g，肉苁蓉 15g，积雪草 30g，穿山龙 30g，炒白术 12g，炒枳壳 12g，火麻仁 15g，枸杞子 15g，佛手片 12g。

28 剂，日 1 剂，水煎服。再嘱勿劳累，忌进食辛辣、温燥食物，预防感染，避免使用肾毒性药物。

之后患者定期复查，上方随证加减。患者自诉仍间断性出现咽干、咽痛、干咳，夜尿 0～1 次，脱发、腰酸、大便较前明显改善。复查血肌酐 93～107μmol/L，尿蛋白、红细胞（-），24 小时尿蛋白定量 0.10～0.20g，GFR（MDRD）80～86mL/min。2019 年 8 月 29 日，复查血肌酐 101μmol/L，尿蛋白（-），尿比重 1.010，24 小时尿蛋白定量 0.12g，GFR（MDRD）80mL/min。周师治拟上方化裁。

目前患者定期复诊，复查血肌酐 96～109μmol/L，尿蛋白多次转阴，24 小时尿蛋白定量 0.10～0.23g，GFR（MDRD）80～83mL/min。

【按语】已故国医大师任继学教授曾指出，新感外邪与肾中伏邪共同作用，是 IgA 肾病缠绵难愈、病情进展的主要原因。周师认为，本病的核心病机为肾虚脾弱，而咽喉则是其发病的关键。这与现代医学认为感染可导致本病发生及加重的观点不谋而合。同时周师常盛赞古人"至虚之处，便是留邪之所"的观点，她强调，若无肾虚脾弱，外邪难以自咽喉至肺，再至肾。喉在咽前，为肺之系也；胃脉、肾脉循喉，任脉至咽喉。因此，感受外邪后，外邪从口鼻而入，由喉及肺，热毒、湿瘀则易由经络侵及肾脏。若肾脾之气不足，卫外不固，邪毒外侵，则易侵及咽喉，而生疾病，形成咽喉—肺—肾的恶性循环。

周师根据"平脉辨证法"，紧抓"咽干、咽痛、干咳，以夜间为甚，伴便干且难解、质硬，以及腰酸、舌质红、苔中黄根腻"的主症，结合主脉（脉细）与微观辨证（肾活检提示：系膜增生伴球性硬化），采用"病证结合""宏微合参"之法，将本患者确诊为"肺肾阴虚，阴虚内热，兼热毒瘀滞夹湿型"之"尿浊病"。同时结合本患者特点，她认为其病机核心为肺肾阴虚、阴虚内热，而热毒瘀滞兼湿邪留于咽喉，则为导致病情进展之主要原因。

基于上述观点，结合本病例特点，周师始终坚持以滋肾健脾、解毒利咽法为主，将化瘀通络法贯穿其中，且用药时遵循"吐下之余，定无完气"之理，时时兼顾脾胃，故获显著疗效。

病案 10　IgA 肾病（系膜增生伴新月体形成 20% 及节段性纤维素样坏死）

【一般情况】戚某，女，15 岁。

【初诊日期】2015 年 3 月 17 日。发病节气：春分前三天。

【主诉】发现肉眼血尿伴尿检异常 1 个月余。

【病史及症状】患者于 2015 年 2 月 6 日在"上呼吸道感染"后出现尿色加深，呈洗肉水样，即于 2 月 8～17 日在我院住院诊治。当时血压 110/70mmHg，咽充血，两侧扁桃体Ⅰ～Ⅱ度肿大，无化脓点。肺部 CT 提示：右肺上、中叶纤维增殖灶。尿蛋白（++），尿红细胞（++++），24 小时尿蛋白定量 1.220g，血肌酐 58μmol/L，GFR（MDRD）107.5mL/min。

肾活检提示：IgA 肾病（系膜增生伴新月体形成 20% 及节段性纤维素样坏死）（牛津 M1E1S0T0）。住院期间因病理检查提示病情活跃，即先予甲泼尼龙针 200mg/d×3d，后改为泼尼松龙片 40mg/d+ 霉酚酸酯 0.5g，bid，佐以补钙、护胃等对症处理，同时结合中药治疗，在诸症减轻后出院。患者出院 1 周后，因肺部感染在本院门诊就诊，复查血常规提示：白细胞 15.8×10⁹/L，中性粒细胞 9.9×10⁹/L，淋巴细胞 5.0×10⁹/L。血降钙素原定量检测 0.30ng/mL（正常值 0 ～ 0.25）。尿蛋白（＋），尿红细胞 77 个 /HP。尿红细胞形态提示：混合型。尿比重 1.020。医生立即停用霉酚酸酯，同时将激素减量（具体方案不详），并采用"抗感染、中药"等综合治疗，症状逐渐缓解。今患者为进一步诊治，赴吾师处就诊。

患者自诉时有夜间口干咽燥，伴时有大便稀溏。乏力，食欲一般，夜寐梦扰。无肉眼血尿，无咳嗽、咽痛等。舌质红，苔薄根腻，脉细缓。

【查体】血压 100/60mmHg，咽稍充血，两侧扁桃体 I 度肿大，无化脓点。两肺呼吸音清，未闻及明显干、湿性啰音，心率 90 次 / 分，全腹无压痛，双下肢无凹陷性水肿。

【辅助检查】2015 年 3 月 17 日复查血常规提示：白细胞 10.2×10⁹/L，中性粒细胞 5.0×10⁹/L，淋巴细胞 2.0×10⁹/L。血降钙素原定量检测 0.20ng/mL。尿蛋白（＋），尿红细胞 60 个 /HP。尿红细胞形态提示：多形性。尿比重 1.020。

【诊断】中医诊断：尿血（气阴两虚，风湿内扰，湿热瘀滞）。

西医诊断：IgA 肾病（系膜增生伴新月体形成 20% 及节段性纤维素样坏死）。

【辨证分析与立法】周师观其脉证后指出，该患者夜间口干咽燥，舌质红，脉细，提示阴虚内热；大便稀溏，伴乏力，食欲一般，苔根腻，脉缓，提示脾虚湿滞；咽部充血、两侧扁桃体 I 度肿大，便溏，脉缓，舌红，苔根腻，提示湿热内蕴。

湿热之邪极易下注，熏蒸下焦，致肾失封藏、固摄之权，精微下泄，则出现蛋白尿；湿热下注灼伤络脉，血溢脉外，则可出现血尿。

同时周师认为，肾病患者出现系膜增生伴新月体形成20%及节段性纤维素样坏死等活动性肾脏病理表现时，可从中医"微观角度"将其辨为"风湿内扰夹瘀"证。

另因湿为阴邪，热为阳邪，两者常相互胶结，可导致肾之气阴两虚，脏腑亏损，虚则不耐邪侵，致使肾脏病因感染而反复发作。

综上所述，周师运用"宏微合参"法，将本尿血患者辨证为：气阴两虚，风湿内扰，湿热瘀滞证。证属虚实夹杂，以气阴两虚为本，风湿内扰、湿热瘀滞为标，故周师区分本证之轻重、主次，采用"标本兼顾"法治疗。

【处方】益气滋阴清热，祛风除湿，清热化瘀法。

太子参15g，金樱子12g，汉防己15g，生地黄30g，佛手片12g，炒白芍12g，赤芍12g，炒白术12g，积雪草15g，炒苍术12g，墨旱莲10g，连翘30g，蒲公英30g，半枝莲15g。

7剂，日1剂，文火煎至300mL，分早晚两次温服。

同时予泼尼松龙片20mg/d，佐以"保护胃黏膜、补钙"西药，对症处理。

处方以太子参、炒白术、金樱子益气健脾固涩，合大剂量生地黄、小剂量墨旱莲以滋阴；上述五药合炒苍术、汉防己、积雪草，可益气滋阴而不致湿、瘀留恋于内，清利而不伤正；连翘、蒲公英、半枝莲清热解毒；赤芍、积雪草活血化瘀。

【医嘱】勿劳累，预防感染，避免使用肾毒性药物。

【二诊】2015年7月21日。

患者自诉前方服后，诸症均减。曾复查血常规无异常；尿常规检查：尿蛋白（＋），尿红细胞30个/HP；尿红细胞形态提示：多形性；尿比重1.020。周师用初诊方加减，同时将泼尼松龙片减量至15mg/d，余西药使用同前。

近日患者复查尿蛋白（－），但每于劳累后即出现尿红细胞15～20个/HP，未见感染症状。前症均减，然近来感腰酸。舌质黯红，苔薄，脉细。周师认为此时中、西医诊断不变，将泼尼松龙片减量至10mg/d，余西药同上；在中医治法上，重点应养阴益气，凉血、化瘀以止血。处方如下：

茜草 15g，女贞子 12g，牡丹皮 12g，地榆炭 10g，赤芍 12g，炒白芍 12g，墨旱莲 30g，太子参 15g，马鞭草 15g，炒白术 12g，生地黄 15g，麦冬 15g，大、小蓟各 10g，黄芩 15g。

28 剂，日 1 剂。

【三诊】2016 年 3 月 10 日。

前方服后，患者自诉腰膝酸软已减，亦无明显口咽干燥、大便稀溏等不适。复查尿液常规，蛋白多次转阴，红细胞在（－）～（＋）。处方如下：

女贞子 12g，墨旱莲 30g，炒白芍 12g，仙鹤草 15g，太子参 15g，黄芩 15g，制何首乌 30g，炒白术 15g，汉防己 12g，佛手片 12g，麦冬 15g，紫苏梗 10g，川厚朴花 10g。

28 剂，日 1 剂，水煎服。再嘱患者勿劳累，预防感染，避免使用肾毒性药物。

同时周师将泼尼松龙片减量为 5mg/d，佐以"保护胃黏膜、补钙"西药对症处理。

前方服后，患者病情长期稳定，泼尼松龙片于 2016 年 5 月停用，继续以中药为主治疗。

目前，患者多次复查尿液常规均已转阴，且无特殊不适主诉，继续定期复诊中。

【按语】周师指出，本患者以感染后出现肉眼血尿伴蛋白尿、镜下血尿为主，伴时有夜间口干咽燥、大便稀溏，腰酸、乏力，劳累后反复出现镜下血尿等，结合舌、脉，提示当属气阴两虚、湿热内蕴之证无疑。而根据其肾活检结果，提示肾组织存在强烈的活动性病变，如系膜增生伴新月体形成 20% 及节段性纤维素样坏死等。可见，本患者的宏观症状相对较轻，而微观病理表现则重且急。这再次揭示了在现代中医肾病的临床诊疗中运用"病证结合""宏微合参"法的重要性。

第六节　膜性肾病

病案 1　老年 IMN II 期伴部分肾小球球性硬化、肾间质中度纤维化

【一般情况】叶某，男，75 岁。

【初诊日期】2016 年 2 月 19 日。发病节气：雨水当天。

【主诉】颜面部和双下肢反复浮肿 3 个月。

【病史及症状】患者于 2015 年 11 月间，无明显诱因出现颜面部及双下肢浮肿，当时无少尿，无肉眼血尿，随即赴杭州市第一人民医院住院诊治。住院期间查 24 小时尿蛋白定量 4.5g；血白蛋白 23g/L；尿常规：蛋白（+++）；血肌酐 73μmol/L。肾活检提示：膜性肾病 II 期伴 6/15 个肾小球硬化，其中球性硬化 3 个；肾间质中度纤维化。住院期间患者拒绝使用"激素、免疫抑制剂"，曾接受"雷公藤多甙片"治疗，24 小时尿蛋白定量减少至 2.48g，然而停用后，致前症再作。今经人介绍，赴周师处就诊。

患者诉颜面部及双下肢浮肿仍存在，伴腰膝酸软、乏力，口唇轻度紫绀。舌质淡胖、偏黯，舌边有散在瘀点，脉细缓。

【查体】血压 130/90mmHg，颜面部无浮肿，心肺听诊无异常，全腹软，无压痛和反跳痛，双肾区无叩击痛，双下肢轻度浮肿，神经系统检查（-）。

【诊断】中医诊断：慢肾风（脾肾气虚兼风湿瘀阻）。

西医诊断：肾病综合征，膜性肾病 II 期。

【辨证分析与立法】周师指出，本患者不仅有"颜面部及双下肢浮肿、大量蛋白尿、腰酸、乏力、脉细缓"等脾肾气虚、风湿扰肾证候，而且有口唇紫绀、舌质淡胖偏黯、边有散在瘀点，提示其基本病机为脾肾气虚，风湿内扰，肾络瘀滞。

【处方】方选张锡纯之"理冲汤"合防己黄芪汤合水陆二仙丹加减。

　　生黄芪 30g，党参 15g，汉防己 20g，炒白芍 12g，炒白术 12g，怀山药 20g，穿山龙 30g，积雪草 30g，川芎 15g，知母 10g，莪术 15g，芡实 12g，金樱子 12g，三棱 10g，佛手片 12g，绿梅花 6g，焦神曲 15g。

　　14 剂，日 1 剂，水煎服，分早晚两次温服。

　　处方以生黄芪、党参、炒白术、怀山药益气健脾；炒白芍、佛手片、绿梅花取"体用并调"法，以调肝木，使"土得木而达之"；水陆二仙丹合怀山药，益肾固精；汉防己、穿山龙合芪、术，取"防己黄芪汤"之义，以增益气、祛除风湿之力；积雪草、川芎、三棱、莪术活血化瘀、消癥散结；知母合黄芪、党参、怀山药、三棱、莪术，取张锡纯"理冲汤"之义，周师多将其用于本病气虚血瘀证较重者，对气虚血瘀证较轻者，多予补阳还五汤加减。

　　【医嘱】慎风寒，避免劳累，避免使用肾毒性药物。半个月后复查血、尿常规和肝、肾功能，以及 24 小时尿蛋白定量。

　　【二诊】2016 年 3 月 6 日。

　　患者复查 24 小时尿蛋白定量 2.65g；血白细胞 $4.26×10^9/L$，血小板 360g/L，血色素 123g/L；尿蛋白（+++）；血白蛋白 39.3g/L。主诉近一周来时有中脘胀满不舒，伴口苦、纳呆，大便稀溏，且浮肿、腰酸、乏力仍在。舌质淡胖偏黯，苔薄腻，舌边有瘀斑，脉细缓。以上表现提示患者目前脾虚湿滞证较明显，故周师根据"急则治其标"的原则，拟参苓白术散加减。处方如下：

　　党参 15g，炒白术 12g，炒苍术 10g，茯苓 15g，陈皮 6g，阳春砂 6g（后下），薏苡仁 30g，怀山药 20g，穿山龙 30g，生黄芪 15g，汉防己 15g，扁豆花 9g，川厚朴花 9g，积雪草 15g，莪术 10g，川芎 10g，佛手片 12g，焦神曲 15g。

　　14 剂，日 1 剂，水煎服。

　　【三诊】2016 年 3 月 21 日。

　　患者自诉上述胃部不适症状已消，但大便仍稀溏，且质黏。腰酸、浮肿、乏力仍有，舌、脉同前。治法当"标本兼顾"，故周师在"一诊方"基础上，加茯苓 15g，陈皮 6g，阳春砂 6g（后下），炒薏苡仁 30g，同时减去芡实、知母。

患者一直定期复诊，治疗仍以上方随证加减，续服三个月余。复查血小板 320g/L，血色素 126g/L；血白蛋白 39.0g/L；尿蛋白（+）；24 小时尿蛋白定量 0.92g。患者自觉大便稀溏较前减轻，质已不黏，浮肿、腰酸、乏力均减轻，但近日有下腹坠胀伴局部疼痛感。舌、脉与二诊时同。既往有"小肠疝气"史。中医诊断不变，法当标本兼顾，治拟补阳还五汤加减。处方如下：

生黄芪 45g，汉防己 20g，炒白芍 12g，赤芍 12g，党参 15g，川芎 15g，地龙 10g，穿山龙 30g，炒川楝子 10g，延胡索 10g，莪术 15g，乌药 9g，怀山药 20g，徐长卿 9g，甘松 6g，炒白术 12g，茯苓 15g，佛手片 12g，积雪草 20g，焦神曲 10g。水煎服，14 剂。

【四诊】2016 年 7 月 12 日。

患者复查 24 小时尿蛋白定量 1.63g，自诉下腹坠胀伴局部疼痛感已减，然近三日因"受凉"出现咽喉肿痛，伴喉中有痰，色黄，不易咯出，后半夜时有口咽干燥，舌质黯红，苔薄腻、中黄，舌质胖，脉滑。以上临床表现提示，目前肺热证明显，故周师再次根据"急则治其标"的原则，拟千金苇茎汤加减。处方如下：

芦根 20g，冬瓜子 20g，薏苡仁 30g，甘草 5g，连翘 20g，蒲公英 30g，南沙参 12g，北沙参 12g，生黄芪 10g，汉防己 10g，黄芩 15g，白芍 10g，浙贝母 15g，穿山龙 20g，徐长卿 9g，党参 10g，炙紫菀 10g，炙款冬花 10g，炙枇杷叶 9g。7 剂。

【五诊】2016 年 7 月 20 日。

患者复查尿蛋白（+++），尿比重 1.020，自诉前方服后诸症大减。舌质已不红，苔已不黄，脉已不滑。以上提示肺热已除。周师再守"一诊方"，合补阳还五汤加减。患者自 2016 年 9 月开始，24 小时尿蛋白定量在 0.36～0.80g，尿蛋白（-）～（+），血白蛋白 40g 左右。

目前仍以中药为主治疗患者，病情稳定。

【按语】周师认为本患者年老久病，导致肾络气血不足。肾络虚，则易招致风邪侵袭；正气不足，则无力逐邪，而导致邪气伏藏于络内，内化为伏风。若肾络气血充足，正能抗邪，则伏风敛藏不动，水肿、蛋白尿等临床表现轻微或消失；但若气血亏虚，或遇外风相引，则风势暴涨，蛋白尿、水肿则易迅速出现或复发，而成肾风急性发作之象。

考察本病例的治疗过程，初诊时患者表现为脾肾气虚和风湿、瘀血阻滞肾络，故周师在防己黄芪汤的基础上，加用张锡纯在《医学衷中参西录》中记载的原主治"妇女经闭不行、男子劳瘵、气郁脾弱、满闷痞胀"的代表方剂——理冲汤。两方合用并酌情加减，以期发挥健脾益气固肾和祛风湿、化瘀血的作用。二诊、四诊时，周师经四诊合参后，分别判定为明显的脾虚湿滞证和肺热证，故根据"有是证用是方"的原则，改用参苓白术散、千金苇茎汤先治其标，待标证渐消后，再用"一诊方"合补阳还五汤加减，长期守方。本案在治疗上谨守病机，明辨标本缓急，取得了较好的临床疗效。

病案2 IMN Ⅱ期、2型糖尿病

【一般情况】孟某，男，48岁。

【初诊日期】2018年8月30日。发病节气：处暑后七天。

【主诉】双下肢浮肿4个月余。

【病史及症状】患者于2018年4月13日无明显诱因出现颜面及双下肢浮肿，在浙江省中医院行肾活检检查，结果提示：膜性肾病Ⅱ期。临床诊断为肾病综合征，遂予"泼尼松片20mg/d+普乐可复（简称：FK506）1mg，bid"为主治疗。后因病情未缓解，于同年8月9日赴本院住院治疗。当时查尿蛋白（+++），尿红细胞（+）；24小时尿蛋白定量11.55g；血白蛋白28.6g/L，余无异常。故于8月11日起改用"泼尼松龙30mg/d+FK506 1mg，tid"治疗，另因患者有"糖尿病"史而续服诺和龙，并联合"降脂、中药"等综合治疗。出院前，复查尿蛋白（+++），红细胞1～2个/HP；24小时尿蛋白定量9.00g，血白蛋白27.0g/L。同年8月30日起，赴周师处就诊。

初诊时，各项指标同上，自诉颜面及双下肢浮肿仍明显，伴腰酸、乏力，大便日行两至三次，稀溏且质黏。舌质淡胖，苔薄根腻，舌边有齿痕和瘀斑，脉缓而无力。

【查体】血压 123/76mmHg，颜面部浮肿，心肺听诊无异常，全腹软，肝脾肋下未及，移动性浊音（-），双肾区无叩击痛，双下肢中度浮肿，神经系统检查（-）。

【辅助检查】2018 年 8 月 30 日就诊时复查：尿蛋白（++），尿红细胞 1～2 个 /HP；24 小时尿蛋白定量 7.56g；血白蛋白 28.0g/L。

【诊断】中医诊断：慢肾风（脾肾气虚兼风湿夹瘀证）。

西医诊断：1. 肾病综合征，膜性肾病Ⅱ期；2.2 型糖尿病。

【辨证分析与立法】周师观其脉证后认为，该患者以近期面浮肢肿为主诉，细审其舌、脉，知其舌质淡，脉无力，提示为虚证；舌体胖，边有齿痕，脉缓，结合腰酸症状，则提示为脾肾气虚证；同时根据"面肿为风，脚肿为水，乃风湿所致"的理论及舌边可见瘀斑等特点，提示为风湿夹瘀血证。

综上所述，周师指出，该患者以脾肾气虚为本，风湿夹瘀血为标，法当标本兼顾，故拟健脾益肾、祛风除湿、活血化瘀通络法。

【处方】方选防己黄芪汤加味。

生黄芪 40g，汉防己 20g，杭白芍 12g，赤芍 15g，杜仲 12g，川续断 12g，炒白术 15g，穿山龙 30g，积雪草 30g，太子参 20g，茯苓 15g，川芎 20g，徐长卿 12g，莪术 15g，怀山药 20g，佛手片 12g，绿梅花 10g。

14 剂，日 1 剂，水煎服，分早晚两次温服。

处方以生黄芪、太子参、炒白术、怀山药益气健脾；杭白芍、佛手片、绿梅花养血疏肝；杜仲、川续断益肾强腰；汉防己、穿山龙、徐长卿祛除风湿；积雪草、赤芍、川芎、莪术合穿山龙活血化瘀通络。

周师嘱患者续服泼尼松龙 30mg/d，FK506 1mg，tid。

【医嘱】慎风寒，避劳累，避免使用肾毒性药物。半个月后复查血、尿常规和肝、肾功能；1 个月后复查 24 小时尿蛋白定量及血 FK506 浓度。

【二诊】2018 年 9 月 20 日。

患者复查尿蛋白（+++），尿红细胞（+）；血白蛋白 23g/L；血超敏

C 反应蛋白 20mg/L；肝、肾功能无异常。自诉上方服用后，大便次数减少至日行一至两次，较前成形，但仍质黏；浮肿和腰酸、乏力仍明显。同时患者诉近来鼻流清涕，伴咽痛、口干，喉中有痰，色黄白相兼，咳痰不畅。舌质淡胖，苔薄黄根腻，舌边有齿痕、瘀斑，脉缓。增加西医诊断：急性上呼吸道感染；增加中医诊断：感冒（风邪犯肺，痰热内蕴）；余诊断同上。

周师嘱患者在初诊用药基础上，明日起减少泼尼松龙片 1 片（即改为 25mg/d），FK506 等药物用量不变。同时周师强调，此时应根据标本的缓急、轻重、主次，指导诊治。根据"急则治其标"原则，拟疏风宣肺、清热化痰法为主，佐以扶正，续服 7 剂。

【三诊】2018 年 10 月 9 日。

患者复查尿蛋白（+++），尿红细胞（+）；血超敏 C 反应蛋白 0.5mg/L；血白蛋白 26g/L。自诉鼻流清涕、咽痛、咳嗽等已除，然浮肿等症仍明显，伴动则汗出。舌质淡胖，苔薄根腻，舌边有齿痕和瘀斑，脉缓而无力。西医治疗方案同二诊；中医再守防己黄芪汤加味。方药如下：

生黄芪 60g，汉防己 20g，党参 10g，杭白芍 12g，赤芍 20g，怀山药 20g，穿山龙 30g，落得打 30g，炒白术 15g，川芎 30g，杜仲 12g，川续断 12g，莪术 20g，徐长卿 12g，茯苓 15g，佛手片 12g，绿梅花 10g。

14 剂，日 1 剂，水煎服。

【四诊】2018 年 10 月 23 日。

患者复查尿蛋白（++），尿红细胞 0～1 个 /HP，尿比重 1.020；血白蛋白 31g/L；余指标同上。患者诉浮肿较前稍有减退，腰酸、乏力、多汗仍显。昨日进食隔夜食物后，出现腹痛，至今腹泻 5 次，泻后痛减，无发热。今日食欲正常，晨起腹痛稍减，无明显腹胀、恶心、呕吐，苔中微黄腻，脉仍缓而无力。

治疗应用西药同上；中药处方在三诊处方的基础上，合香连丸，余不变，水煎服，14 剂。

【五诊】2018年11月10日。

患者复查24小时尿蛋白定量4.2g，血白蛋白36g/L；尿蛋白（++），尿红细胞1～3个/HP。自诉腹痛、乏力已除，然腰酸、多汗仍有。查体：颜面部、双下肢仅轻度浮肿。周师嘱患者停用香连丸，汤方中加防风10g，怀牛膝20g。水煎服，14剂。

患者曾于2018年12月20日因"上感"致病情反复，经中、西药治疗后好转。2019年1月，复查24小时尿蛋白定量1.79g，血白蛋白43g/L，尿蛋白（+）～（++），尿红细胞（-）～（+）。

2019年6月13日因饮食不慎而腹泻，伴口苦、小腹冷，致病情反复，后予"半夏泻心汤"法加减而好转。

患者继续使用上述药物治疗，至2019年9月12日，复查24小时尿蛋白定量0.4g，血白蛋白45g/L，尿蛋白（±），尿红细胞（-），尿比重1.020，时因劳累而致下肢轻度浮肿。

目前患者继续坚持中西医结合治疗。

【按语】周师根据本患者具有"大便日行两至三次，稀溏且质黏，腰酸、乏力，动则汗出，舌质淡胖，苔薄根腻，舌边有齿痕和瘀斑，脉缓"等脾肾气虚兼风湿夹瘀证之主症，且有"肾小球基底膜显著增厚，肾小球基底膜上皮细胞下免疫复合物沉积"等典型膜性肾病的"肾络瘀阻"的微观表现，在治疗中始终坚持以大剂量黄芪健脾益气为主，佐以祛风除湿、破血化瘀通络之品。在患者兼有"上感、腹泻"等病症时，周师则根据"急则治其标"原则，改方治疗标证，待病情稳定后再守前法，获得了较好疗效，值得推广。

病案3　IMN Ⅰ～Ⅱ期伴反复感染

【一般情况】单某，女，53岁。

【初诊日期】2016年9月27日。发病节气：秋分后第五天。

【主诉】下肢浮肿8个月，伴腰酸、乏力1周。

【病史及症状】患者于2016年1月无明显诱因出现双下肢浮肿，未予重视。同年8月因前症仍存在，赴本院住院。住院期间查尿蛋白（+++），尿红细胞（+++）；24小时尿蛋白定量2.7g；血白蛋白32.7g/L，血肌酐 50μmol/L；血白细胞 3.6×10⁹/L，血小板 116g/L，血色素 118g/L；肾活检提示：膜性肾病Ⅰ～Ⅱ期。患者拒绝使用"激素、免疫抑制剂"，出院后一直在本院门诊以"ARB 制剂＋中药"治疗为主。患者自诉诸症未见改善，且于同年 9 月 20 日无明显诱因出现腰酸、乏力，后改赴周师处就诊。

就诊时患者诉腰酸，神疲乏力，下肢浮肿，伴大便稀溏，日行两至三次，夜间口干咽燥而不欲饮。舌质淡红，苔薄，脉沉细。

【查体】血压 125/70mmHg，颜面部无浮肿，心肺听诊无异常，全腹软，无压痛和反跳痛，双肾区无叩击痛，双下肢轻度浮肿。神经系统检查（－）。

【辅助检查】2016 年 9 月 27 日尿常规：蛋白（＋＋＋），红细胞（＋＋），比重 1.020；24 小时尿蛋白定量 2.9g；余无异常。

【诊断】中医诊断：慢肾风（脾肾气阴两虚兼风湿内扰证）。

西医诊断：慢性肾炎综合征，膜性肾病Ⅰ～Ⅱ期。

【辨证分析与立法】周师指出，初诊时患者大便稀溏明显，且有腰酸、乏力、口干而不欲饮、舌质淡、脉沉等特点，虽有脉细、舌质红，但此时脾肾气虚较阴虚明显，故先以益气健脾补肾法为主，佐以祛风湿。

【处方】防己黄芪汤合水陆二仙丹加减。

生黄芪 30g，汉防己 15g，炒白芍 12g，金樱子 12g，覆盆子 12g，党参 12g，炒白术 12g，墨旱莲 15g，怀山药 20g，炒杜仲 12g，桑寄生 12g，芡实 12g，佛手片 12g，绿梅花 6g。

14 剂，日 1 剂，水煎服，分早晚两次温服。

【医嘱】慎风寒，避劳累，避免使用肾毒性药物。半个月后复查血、尿常规和肝、肾功能，以及 24 小时尿蛋白定量。

【二诊】2016 年 10 月 11 日。

患者复查 24 小时尿蛋白定量 1.09g；血白细胞 4.64×10⁹/L，血小板 130g/L，血色素 118g/L；尿蛋白（＋），尿红细胞（＋），尿比重 1.015；血白蛋白 39.6g/L。患者自诉大便较前成形，次数减少至每日一次，下肢浮肿较前减轻，然腰酸、乏力仍明显，伴口干咽燥明显，欲冷饮，且夜间为甚。舌质红，苔薄，脉沉细。周师指出，此时患者大便稀溏已好转，次数减少，舌质已不淡，应紧抓目前主症——夜间口干咽燥明显，且欲冷饮，伴腰酸。这些症状提示脾肾气虚较前改善，而肾阴虚较为明显，故遵"有是证用是方"之旨，改用参芪地黄汤加减：

生黄芪 30g，党参 12g，生地黄 30g，怀山药 20g，山茱萸 20g，女贞子 15g，墨旱莲 15g，炒杜仲 15g，炒川续断 15g，枸杞子 20g，汉防己 15g，炒白芍 12g，北沙参 12g，南沙参 12g，佛手片 12g，绿梅花 10g。14 剂。

【三诊】2016 年 10 月 25 日。

患者自诉前方服后，腰酸、乏力、口干咽燥较前明显减轻，且下肢浮肿已除，舌、脉同二诊。故周师守"二诊方"续进，随证加减，并嘱其定期复诊。

同年 11 月 16 日复查 24 小时尿蛋白定量 0.92g；尿蛋白（-），尿红细胞 3～5 个/HP，尿比重 1.020；血白蛋白 40.5g/L；血白细胞 $5.0 \times 10^9/L$，血小板 123g/L，血色素 121g/L。

后曾因 3 次肺部感染、1 次尿路感染致病情复发，同时血白细胞一度较前明显降低，经中西医结合对症处理后病情稳定。

后周师嘱患者于 2017 年 1 月起续服"二诊方"，同时服用膏方，方药如下：

生黄芪 300g，防风 60g，汉防己 150g，炒白术 150g，党参 150g，生地黄 300g，熟地黄 300g，怀山药 300g，山茱萸 200g，知母 100g，黄柏 100g，薏苡仁 300g，怀牛膝 150g，炒杜仲 150g，炒川续断 150g，连翘 150g，炒白芍 120g，炙甘草 50g，南沙参 120g，北沙参 120g，芦根 200g，蒲公英 150g，阳春砂 90g，枸杞子 150g，穿山龙 300g，徐长卿 120g，泽泻 100g，佛手片 150g，绿梅花 120g，焦六神曲 150g，川厚朴花 120g，茯苓 200g。

辅料：东阿阿胶 250g，2% 百草孢 20 包，大枣 250g，龟甲胶 200g，黑芝麻 500g，核桃仁 500g，冰糖 500g。1 剂。

【四诊】2017 年 3 月 2 日。

患者自诉近期无明显腰酸、乏力、口干咽燥，且下肢浮肿已除，大便日行一次，成形。舌质已不淡红，苔薄，脉已不沉。周师遂续守二诊方加减，并于每年冬季将三诊膏方随证化裁后予患者服用。

至 2019 年 11 月 19 日复诊时，查血白蛋白 44g/L；尿蛋白（－），红细胞（－），比重 1.020；24 小时尿蛋白定量 0.21g；血白细胞 6.2×10^9/L，血小板 139g/L，血色素 134g/L。患者诉服用冬季膏方三个疗程后，至今未发生明显感染。

【按语】本患者罹患之病系表现为肾炎综合征的 I～II 期膜性肾病。经四诊合参，中医诊断首先考虑为"肾风病"，辨证属"脾肾气阴两虚证"。初诊时，周师经辨证，认为本患者以脾肾气虚为主，故治以防己黄芪汤合水陆二仙丹加减；复诊时，证候变为以肾阴虚为主，故周师治以参芪地黄汤合二至丸加减。

周师临证用药，除常采用"二联药组"外，还习用"三联药组"，即角药。生黄芪、汉防己、白术配伍而成的角药，系防己黄芪汤的核心组成部分，其中汉防己祛风利水，黄芪益气固表，白术健脾燥湿，诸药配伍，共奏益气固表、祛风利水除湿之功。

除了上述角药外，周师还喜用生黄芪＋党参＋炒白芍、生黄芪＋炒白芍＋佛手片、芡实＋金樱子＋覆盆子等益气健脾柔肝、健脾固肾之角药。

病案 4　IMN I 期

【一般情况】张某，女，62 岁。

【初诊日期】2018 年 1 月 18 日。发病节气：大寒前两天。

【主诉】腰痛 1 个月余，伴颜面部、下肢浮肿半个月。

【病史及症状】患者于 2017 年 12 月无明显诱因出现腰痛，当时无尿频、尿急、尿痛，无肉眼血尿，无浮肿，未予重视。半个月前，患者无明显诱因出现颜面部及双下肢浮肿，伴腰痛未减，于 2017 年 12 月 29 日至 2018 年 1 月 5 日在我院住院，既往有高血压病史。

入院时患者血压 135/85mmHg，右侧腰部叩击痛（＋），颜面部及双下肢轻度浮肿。入院后查血白蛋白 27.4g/L，血肌酐 55μmol/L，尿蛋白

（＋＋），尿红细胞（＋），尿比重 1.020；24 小时尿蛋白定量 2.19g；肾小球滤过率 123.81mL/min；肾活检提示：膜性肾病 I 期。患者及其家属拒绝使用"激素、免疫抑制剂"，出院时以"ARB 制剂＋中药"治疗。

患者赴周师处初诊时，自诉腰膝酸痛，伴神疲乏力，常感咽喉不适。舌质红，苔薄，中、根部腻，脉细。

【查体】血压 130/80mmHg，面色欠华，颜面部及双下肢轻度浮肿，心肺听诊无异常，腰部叩击痛（－）。

【辅助检查】2018 年 1 月 18 日尿常规：尿蛋白（＋＋），尿红细胞（±），比重 1.020；24 小时尿蛋白定量 2.08g；血白蛋白 30.3g/L，血肌酐 52μmol/L。

【诊断】中医诊断：慢肾风（脾肾气虚，兼风湿内扰，夹湿浊、肺热）。

西医诊断：慢性肾炎综合征，膜性肾病 I 期。

【辨证分析与立法】周师认为，该患者不仅有"腰酸、乏力、颜面部及双下肢浮肿、脉细"等脾肾气虚证之主症，而且同时伴咽喉不适感，具有咽红、两侧扁桃体肿大、舌质红、苔中根部腻等体征，提示兼有湿浊夹肺热。

综上所述，本患者之证候系脾肾气虚为本，风湿夹湿浊、肺热为标，法当标本兼治。

【处方】防己黄芪汤加味。

薏苡仁 30g，党参 15g，炒苍术、白术各 10g，炒白芍 12g，生黄芪 20g，汉防己 15g，茯苓 15g，穿山龙 30g，蒲公英 20g，连翘 20g，阳春砂 6g（后下），豨莶草 15g，佛手片 12g，焦六神曲 15g。

14 剂，日 1 剂，水煎服，分早晚两次温服。

初诊时，周师遵叶天士《临证指南医案》"上下交损，当治其中"之旨，予生黄芪、党参、白术健脾益气，薏苡仁、苍术、茯苓、阳春砂利湿化浊，佛手片、炒白芍柔肝疏肝，总以调治中焦脾胃为主；佐以汉防己、穿山龙、豨莶草祛除风湿，蒲公英、连翘清热利咽。

【医嘱】慎风寒，避劳累，避免使用肾毒性药物。半个月后复查血、尿常规和肝、肾功能；1个月后复查24小时尿蛋白定量。

【二诊】2018年2月3日。

患者复查尿蛋白（++），红细胞48个/HP，异型占80%；24小时尿蛋白定量1.36g；血白蛋白40g/L。上方服后，患者自诉乏力已减，然时有咽干舌燥，伴喉中有痰、咳痰不畅、咽痒即咳。舌质红，苔薄，中根部微腻，脉数。周师认为，根据其舌、脉特点，此时患者存在"实热证"，且气虚兼湿浊已减。故以治标为先，佐以治本。处方如下：

黄芩15g，薏苡仁30g，蒲公英20g，太子参20g，汉防己20g，茯苓15g，豨莶草15g，南沙参15g，北沙参15g，浙贝母10g，炙款冬花10g，炙紫菀10g，炙枇杷叶10g，化橘红6g，炒白术10g，穿山龙30g，仙鹤草15g，墨旱莲15g，炒白芍12g，阳春砂6g（后下），焦神曲15g，生黄芪15g。14剂。

【三诊】2018年2月19日。

患者自诉服上方后，喉中痰量减少，且咳痰渐畅，咽痒干咳改善。舌质已不红，苔已不腻。周师嘱在"二诊方"中改用生黄芪20g，余不变。水煎服，21剂。

此后，患者两次因"急性化脓性扁桃体炎"导致病情反复，周师于前方中加入连翘、薄荷、桔梗、蒲公英、黄芩、冬瓜子、生薏苡仁等祛风热、利咽喉、清肺热、化湿浊之品，同时稍减扶正药。待邪气渐消后，酌情增加补益药，并仿"二诊方"续进。此后继续随诊至今，病情稳定。

【按语】周师认为，多数IMN患者以脾肾气虚或脾肾气阴两虚为本，风湿和（或）湿浊兼瘀血为标。在针对脾肾两虚证的治疗方面，历代医家各有偏重。周师指出，IMN的中医机制主要为气化功能的失调，由此导致以水液代谢异常和精微物质敷布异常为特征的临床表现。水湿泛滥，湿困脾土，又进一步影响了脾胃的运化功能，如此形成恶性循环。因此在治疗上，周师主张"治肾当先调脾"，选用方剂如防己黄芪汤、防己茯苓汤、参苓白术散等加减。

另外，周师临证时反复强调，治疗肾脏病应善于"抓喉咙"，望诊时一定要注意观察患者的咽喉，因为咽喉为肾经循行的重要部位。

近年来，国内膜性肾病的发病率逐年增加。周师在临床上发现，个人禀赋不是本病发病的主导因素。虽然本病不像 IgA 肾病那样，常具有因外感导致尿检异常（甚至肉眼血尿）或病情加重的特点，但新近有学者得出了本病发生可能与空气污染密切相关的研究结果，故此周师认为，本病亦可能与"外感"密切相关。

本案在以治本为主，兼顾祛风湿、利湿浊的同时，持续使用清热利咽之品，取得了一定的疗效，值得推广。

病案 5　肾病综合征、膜性肾病考虑（血清 PLA2R 抗体阳性）

【一般情况】张某，男，62 岁。

【初诊日期】2018 年 9 月 4 日。发病节气：白露前四天。

【主诉】体检发现尿检异常 2 个月。

【病史及症状】患者于 2018 年 7 月体检时发现尿蛋白（++），尿红细胞（+），65% 为异形红细胞，随即于同年 8 月 1 ~ 18 日入住我科。住院期间查血白蛋白 17.2g/L，血肌酐 88μmol/L，总胆固醇 6.75mmol/L，尿酸 533μmol/L；尿蛋白（++），尿红细胞（+）；尿微量蛋白系列提示：混合性蛋白尿，以中、大分子为主；24 小时尿蛋白定量 7.08g，GFR 64mL/min；血清 PLA2R 抗体阳性；血 D- 二聚体 5890μg/L，纤维蛋白原 522.3mg/dL；血抗核抗体全套、ANCA 谱、血 TBNK 淋巴细胞亚群、免疫固定电泳、类风湿因子等检查均未见异常；泌尿系统 B 超提示：左肾约 10.2×5.8×4.2cm，实质厚 1.3cm，右肾 9.7×5.5×3.7cm，实质厚 1.2cm；双侧股动脉 B 超提示：双侧股浅动脉多发斑块。

入院后，根据其临床表现为典型肾病综合征，且血清 PLA2R 抗体阳性，诊断首先考虑 IMN，有待肾活检以明确诊断。然而患者拒绝行肾活检，故建议以免疫抑制疗法为主进行治疗。但患者顾虑糖皮质激素、免疫抑制剂等药物之副作用，遂拟先以"厄贝沙坦片＋中药"为主进行治疗。患者出院两周后，为进一步治疗，求诊于周师处。

患者自诉腰膝酸软，神疲乏力，伴大便稀溏，日行两至三次，质黏，睡眠欠佳。舌质淡胖，中、根部苔腻，舌边有齿痕和少量瘀点，脉沉缓而无力。

【查体】血压 105/65mmHg，面色欠华，颜面部及双下肢无明显浮肿，心肺未及异常，全腹无压痛、反跳痛，移动性浊音阴性。

【辅助检查】2018 年 9 月 4 日查血白蛋白 24g/L，血肌酐 66μmol/L，总胆固醇 5.95mmol/L，尿酸 325μmol/L；尿常规：尿蛋白（++），尿红细胞（±），比重 1.020；24 小时尿蛋白定量 4.30g。

【诊断】中医诊断：慢肾风（脾肾气虚兼湿浊瘀滞）。

西医诊断：肾病综合征，膜性肾病，慢性肾脏病Ⅱ期。

【辨证分析与立法】周师指出，本患者除有"腰膝酸软，神疲乏力，大便稀溏，舌质淡胖，边有齿痕，脉沉缓而无力"等脾肾气虚证的主症之外，尚有"大便质黏，中、根部苔腻，舌边有少量瘀点"等湿浊瘀滞证之兼症，故本患者之辨证以脾肾气虚为本，湿浊瘀滞为标，治法当标本兼顾。

【处方】参苓白术散合防己黄芪汤加减。

生黄芪 50g，党参 15g，汉防己 20g，炒杜仲 12g，炒白术 12g，积雪草 30g，穿山龙 30g，豨莶草 20g，茯苓 30g，莪术 15g，薏苡仁 30g，芡实 12g，怀山药 15g，川芎 15g，陈皮 10g，川厚朴花 12g。

14 剂，日 1 剂，水煎服，分早晚两次温服。

处方以中等剂量生黄芪补益肺、脾、肾之气为君，佐以党参、炒白术、怀山药以增其益气健脾之效；较大剂量茯苓合薏苡仁、利湿健脾；汉防己、穿山龙、豨莶草合生黄芪、党参、炒白术、山药以防祛风湿而伤正；积雪草、川芎合穿山龙以活血化瘀通络；大剂扶正药同时稍佐莪术，取张锡纯"理冲汤"之法；陈皮、川厚朴花以化湿和胃。

另外，仍以厄贝沙坦片（商品名：安博维）75 ～ 150mg/d 治疗。继用其他西药同前。

【医嘱】慎风寒，忌劳累，避免使用肾毒性药物。半个月后复查血、尿常规和肝、肾功能；1 个月后复查 24 小时尿蛋白定量。

【二诊】2018 年 9 月 20 日。

患者复查尿液常规提示：尿蛋白（+），红细胞 0 ～ 2 个 /HP，比重

1.010；血白蛋白 27.9g/L；血肌酐 58μmol/L，总胆固醇 4.05mmol/L，尿酸 352μmol/L。自诉上方服用后，大便次数仍每日三次左右，且稀溏，质黏。余症状和舌、脉同初诊。周师治疗仍用"初诊方"，方中生黄芪加量至 60g，同时减去太子参，改用党参 15g，余药不变，续服 14 剂。西药治疗同上。

【三诊】2018 年 10 月 31 日。

患者复查尿液常规提示：尿蛋白弱阳性，红细胞 0～1 个 /HP，比重 1.010；血白蛋白 32.5g/L；血肌酐 61μmol/L，总胆固醇 3.98mmol/L，尿酸 366μmol/L；24 小时尿蛋白定量 2.27g。自诉"二诊方"服后，大便次数减少至每日 1～2 次，且已成形，然质地仍黏，伴排便不畅；乏力、腰膝酸软较前明显好转。舌、脉同上。周师于"二诊方"中加炒薏苡仁 30g，以增健脾利湿之力，冀其配合诸药，进一步改善脾虚湿滞症状。

患者每半个月到门诊复查。2018 年 12 月 3 日，复查 24 小时尿蛋白定量 1.43g；尿检提示：尿蛋白阴性，红细胞 0～2 个 /HP，比重 1.015。汤药一直随证加减。

患者于 2019 年 1 月起至今，多次复查 24 小时尿蛋白定量 0.20～0.56g，且无不适主诉。2020 年 12 月，复查血白蛋白 47.6g/L；血肌酐 61μmol/L，总胆固醇 3.34mmol/L，尿酸 420μmol/L，24 小时尿蛋白定量 0.15～0.20g。至今继续服用中、西药进行治疗。

【按语】近 5 年来，国内外文献报道，血清 PLA2R 抗体对诊断 IMN 有约 70% 的敏感性和 90% 的特异性，且 70%～80% 的 IMN 患者具有该抗体。同时，在已公布的 2020 年 KDIGO 草案相关内容中，与 2012 版 KDIGO 指南不同的是，未再提及 IMN 的概念，取而代之的是像 PLA2R 相关 MN 等这样的概念，并提出对血清 PLA2R 抗体阳性者，应先行危险度分层。低危患者可暂不行肾活检，先予支持治疗；高危患者，或在随访中重新评估为高危的患者，建议行肾活检。同时认为，若临床表现为典型的肾病综合征，且血清 PLA2R 抗体阳性者，在排除继发性 MN 后，可暂不需行肾活检而诊断为 MN。本患者的临床表现为肾病综合征，且血清 PLA2R 抗体阳性，从临床表现和理化检查角度而言，可排除继发性 MN。但因其暂拒行肾活检术，故本患者诊断为：肾病综合征、膜性肾病。

近年来，国内外多项研究发现，中医药在治疗 IMN 中可发挥重要作用。如陈以平教授早年的一项临床研究发现，中医药治疗本病的临床疗效不弱于激素联合环磷酰胺，且在改善肾功能和用药安全性方面较后者更有优势。周师在临床中常对表现为肾炎综合征的 I～II 期患者，或表现为肾病综合征，尤其是 24 小时尿蛋白定量小于 4.0g 和（或）血白蛋白大于 30g/L 的 I 期、I～II 期患者，先以中药为主治疗，并叮嘱患者定期复查尿常规、血白蛋白、肾功能和 24 小时尿蛋白定量等，以观察病情是否持续活动。

然而本患者的 24 小时尿蛋白定量大于 4.0g，且血白蛋白曾低于 30g/L，因其拒绝使用免疫抑制治疗，故先予中西医结合疗法（中药 +ARB 制剂），取得了甚为满意的临床疗效，因此值得进一步探讨运用中药为主治疗本病的适应证。

周师指出，本患者经四诊合参，可诊断为中医"慢肾风"。而根据其"腰膝酸软，神疲乏力，伴大便稀溏，舌质淡胖，边有齿痕，脉沉缓而无力"等特点，可明确诊断为脾肾气虚证；同时患者尚有"大便质黏，中、根部苔腻，舌边有少量瘀点"的湿浊瘀滞兼证，故本患者的总体辨证为以脾肾气虚为本，湿浊瘀滞为标，治法当标本兼顾。

第七节　急性间质性肾炎

【一般情况】张某，男性，31 岁。

【初诊时间】2003 年 1 月 3 日。发病节气：小寒前 3 天。

【主诉】腰酸、双下肢浮肿 7 天。

【病史及症状】患者 7 天前无明显诱因出现腰酸、双下肢浮肿，曾查血肌酐 145μmol/L；尿常规：蛋白（+）。当时未予治疗。刻下：腰酸乏力，面部浮肿，舌淡，苔白，脉滑。

【查体】T36.8℃，BP120/80mmHg，颜面轻度水肿，咽无充血，心肺听诊无异常，双肾区无叩击痛，双下肢轻度水肿。

【辅助检查】血红蛋白108g/L，血沉49mm/L；尿常规：蛋白（++），红细胞（-），白细胞（-）；24h尿蛋白定1.01g；血肌酐450μmol/L。双肾B超：左肾12.5cm×6.7cm×5.6cm，实质厚1.6cm，左肾11.6cm×6.4cm×5.1cm，实质厚1.5cm。入院次日行肾活检术，病理诊断：急性间质性肾炎。

【诊断】中医诊断：虚劳（脾肾亏虚，风湿内扰，湿浊瘀阻）。

西医诊断：急性间质性肾炎，急性肾衰竭。

【辨证分析与立法】患者系青年男性，先天禀赋不足，后天起居失调，饮食不慎，脾肾亏虚。风湿相合，乘虚内扰于肾，肾失封藏，则尿中精微外泄。腰为肾之府，肾气不足，则腰酸腰痛。精微不足，生化无源，故乏力疲倦。膀胱气化失司，则尿少；气不化水，水湿泛溢肌肤，出现颜面及下肢浮肿。水液代谢失常，浊毒内蕴，阻滞肾络，肾络瘀痹，瘀血内生。舌、脉之象提示脾肾气虚、水湿瘀阻。本病属虚实夹杂，以脾肾亏虚为本，风湿、湿浊、瘀血为标。治疗以健脾益肾、祛风除湿、泄浊活血为主。

【处方】复方积雪草方加减。

生黄芪30g，党参15g，茯苓30g，当归10g，生地黄15g，制何首乌15g，桑寄生15g，金樱子10g，丹参15g，桃仁10g，制大黄10g。

14剂，日1剂，早晚煎服。

处方以生黄芪、党参、茯苓益气健脾除湿，桑寄生、金樱子、生地黄、当归、制何首乌滋阴养血补肾，丹参、桃仁、制大黄活血行瘀泄浊。

其他治疗包括泼尼松60mg，qd；雷公藤多苷片20mg，tid；川芎嗪注射液160mg，稀释后静脉滴，qd；另服百令胶囊。

【医嘱】节饮食、避免劳累、避免使用肾毒性药物。

【二诊】

患者在 1 个月后复查，肾功能恢复正常，血肌酐 89μmol/L，内生肌酐清除率 80mL/min；尿蛋白阴性。患者无明显不适主诉，颜面及双下肢已不肿。舌质黯红，苔少，脉细略涩。周师改用益气养阴行瘀法，并将激素逐步减量，继续服用雷公藤多苷片 3 个月，继续服用百令胶囊以护肾。

【处方】参芪地黄汤合二至丸加减。

生黄芪 20g，太子参 30g，生地黄 30g，山茱萸 15g，墨旱莲 20g，女贞子 15g，落得打 15g，莪术 15g，蒲公英 12g，茯苓 12g，佛手 12g。

14 剂，日 1 剂，早晚煎服。

【医嘱】节饮食、避免劳累、避免使用肾毒性药物。

约半年后，患者复查肾功能正常，尿蛋白阴性，肾病已获痊愈。

【按语】急性间质性肾炎表现为肾功能突然减退，肾组织病理表现为肾间质水肿伴炎性细胞湿润，但无组织纤维化，肾小球和肾血管病变缺如或轻微，可有不同程度的肾小管损害。

急性间质性肾炎与急性肾小管坏死的区别在于前者以间质炎性细胞（主要以淋巴细胞、单核细胞为主，中性粒细胞较少）浸润为主，通常无肾小管萎缩。但当间质炎性细胞浸润不明显时，两者的鉴别有一定的困难。

急性间质性肾炎的发病机制目前还不完全清楚，常见的病因有：①感染：包括全身性和肾脏局部感染；②药物损伤：包括青霉素、头孢菌素类、利尿药、抗结核药等；③免疫性疾病：包括系统性红斑狼疮、干燥综合征等；④特发性：无特异病因可寻。本病例在发病前未用过任何药物，全身及肾脏局部无感染灶，无自身免疫性疾病，故属特发性急性间质性肾炎。

特发性急性间质性肾炎在临床上以非少尿型急性肾衰竭为突出表现，可并发眼色素膜炎，但迄今临床报道不多见。多数学者认为，本病与免疫异常有关，用糖皮质激素治疗有效，能改善肾功能。但激素治疗的时间窗相当窄，因间质炎症在发生 10 ～ 14 天后，可出现间质纤维化，故应早期应用。

雷公藤多苷片是从传统祛风湿中药雷公藤中发掘出来的一种新型免疫抑制剂，与激素合用，相得益彰，既能提高疗效，又能缩短激素用药的时间。百令胶囊是人工培养的虫草菌丝体，具有补肺肾、益精气的功能，能促进肾小管上皮细胞的再生与修复。川芎嗪是从川芎根茎中提取分离的生物碱单体，具有增加肾血流量、改善微循环、抗纤维化及保护肾小管的功能。

周师认为，本病在中医学属于"水肿"范畴，其病机为脾肾气虚、风湿内扰、水湿瘀血互结。她认为，糖皮质激素和雷公藤多苷片合用的免疫抑制功效，相当于祛风湿中药的治疗效应，且作用更强，能迅速控制间质炎性反应，挽救肾功能的急剧下降。另外配合中药汤剂，用黄芪、党参、当归、桃仁、茯苓、丹参等以健脾补肾、化湿行瘀。周师总结说，急性间质性肾炎早期应行肾穿刺活检以明确诊断，并尽早采用中西医结合治疗，能明显改善该类疾病的预后。

第八节　糖尿病肾脏病

病案1　2型糖尿病、糖尿病肾脏病、肾病综合征

【一般情况】何某，男，43岁。

【初诊日期】2019年3月4日。发病节气：惊蛰前两天。

【主诉】发现糖尿病12年，间断性浮肿2年，加重8个月。

【病史及症状】患者在12年前体检时发现患有"2型糖尿病"，当时无浮肿、无夜尿增多等症状，先后服用"盐酸二甲双胍片、阿卡波糖片、瑞格列奈片"等（具体用量不详），未规律检测血糖。2年前，无明显诱因出现颜面部和双下肢间断性浮肿，当时无少尿等症，未予重视。后因浮肿症状加重，于2018年7月在"浙一医院"住院，自诉住院期间曾查血清PLA2R抗体阴性，且行"右侧颈部临时管置管术"，其余理化检查结果、用药情况、出院诊断不详。至同年 10 月，在"杭州树兰医院"行"右侧颈部长期管置管术"（具体不详）。后因浮肿仍明显，于 2018 年 12 月 21 日至 2019 年 1 月 5 日在我院住院。

既往有高血压病史 12 年，最高血压 180/110mmHg，目前服用"氨氯地平片 + 美托洛尔缓释片"控制血压（具体不详）；有高尿酸血症史半年余，目前服用非布司他片降尿酸，碳酸氢钠片碱化尿液；有高脂血症史半年，目前服用"依折麦布、阿托伐他汀片"降脂。

入院后查血压 125/85mmHg，双下肢重度凹陷性浮肿。理化检查提示：血色素 134g/L，D- 二聚体 950μg/L，血总蛋白 50g/L、白蛋白 22g/L，血总胆固醇 6.30mmol/L、甘油三酯 3.90mmol/L，空腹血糖 9.76mmol/L，血尿酸 279μmol/L，血肌酐 68μmol/L，糖化血红蛋白 7.8%；类风湿因子、抗核抗体、免疫球蛋白全套、甲状腺功能全套均在正常范围内；尿蛋白（+++），尿镜检红细胞 0 ~ 1 个 /HP，尿比重 1.005；尿微量蛋白系列提示：混合性蛋白尿，以中、大分子为主；24 小时尿蛋白定量 16.79g，肾小球滤过率 116.2mL/min；动脉彩超提示：双侧颈动脉内 – 中膜不均增厚伴斑块、双侧股动脉斑块形成；眼科会诊提示：双眼高血压性视网膜病变（Ⅰ期）、非增殖期糖尿病视网膜病变（Ⅱ ~ Ⅲ期）；泌尿系 B 超提示：左肾约 13.5×6.1×5.5cm，实质厚 1.4cm，右肾 13.6×6.5×5.3cm，实质厚 1.4cm；心脏超声检查提示：左室心肌松弛性减退（左室舒张功能受损早期）。

患者入院后，医生予"氨氯地平片 + 美托洛尔缓释片"降压、"阿卡波糖片 + 盐酸二甲双胍片 + 达格列净片 + 格列齐特片"降糖、"依折麦布 + 阿托伐他汀片"降脂和稳定斑块、"非布司他片"降尿酸、"碳酸氢钠片"碱化尿液、"硫酸氢氯吡格雷片"抗凝、"托拉塞米针"利尿消肿，结合中药汤剂治疗。出院诊断为：2 型糖尿病、糖尿病肾脏病、肾病综合征、慢性肾脏病Ⅰ期、非增殖期糖尿病视网膜病变（Ⅱ ~ Ⅲ期）；高血压 3 级（极高危）、双眼高血压性视网膜病变（Ⅰ期）；动脉粥样硬化斑块形成。

出院后停用"托拉塞米针"，续予上述降压、降糖、降脂、降尿酸、抗凝等西药联合中药治疗。因蛋白尿改善不明显，故求诊于吾师。

患者自诉头晕、乏力，大便干结不畅，时有中脘胀满不舒，得嗳气或矢气则舒，喜叹息，双下肢和颜面部浮肿，腰酸，尿中泡沫甚多，夜尿 1～2 次。舌质淡胖，边有齿痕，中、根部苔腻，右关脉缓而无力，左关脉虚弦。

【查体】血压 130/80mmHg，面色欠华，颜面部轻度浮肿，心、肺无异常，全腹无异常，双肾区无叩击痛，双下肢重度凹陷性浮肿。

【辅助检查】门诊复查：尿蛋白（+++）；血白蛋白 27g/L，空腹血糖 8.3mmol/L，血肌酐 61μmol/L。

【诊断】中医诊断：消渴肾病（脾肾气虚，血虚肝郁，风湿瘀滞证）。

西医诊断：1.2 型糖尿病，糖尿病肾脏病，肾病综合征，慢性肾脏病 I 期，右侧颈部长期管置入术后，非增殖期糖尿病视网膜病变（Ⅱ～Ⅲ期）；2.高血压 3 级（极高危），双眼高血压性视网膜病变（Ⅰ期）；3.动脉粥样斑块形成。

【辨证分析与立法】经四诊合参，周师指出，该患者具有乏力、腰酸，夜尿频多、泡沫尿较多，舌质淡胖，边有齿痕，右关脉缓而无力，故本证辨为脾肾气虚当属无疑；患者时喜叹息，中脘胀满不舒，得嗳气或矢气则舒，且头晕、左关脉虚弦，提示肝血不足兼肝郁气滞为变证；颜面部和双下肢浮肿，根据"面肿为风，脚肿为水，乃风湿所致"之理，周师辨证为风湿内扰。另外，她强调，本患者具有血 D- 二聚体增高、动脉粥样斑块形成等病理变化，根据现代中医"病证结合"之法，结合中医"久病多瘀"之论，虽无传统中医"血瘀证"之依据，但仍应辨证为肾络瘀阻证。

综上所述，周师认为本患者的中医辨证当是脾肾气虚为本证，风湿内扰、肾络瘀阻为兼证，血虚肝郁则为变证。治法当标本兼顾。

【处方】防己黄芪汤合五苓散加减。

生黄芪 60g，汉防己 20g，当归 12g，赤芍 15g，炒白芍 12g，川芎 30g，党参 15g，猪苓 20g，茯苓 30g，泽兰 30g，积雪草 30g，佛手片

15g，制香附 12g，广郁金 12g，穿山龙 30g，大腹皮 12g，徐长卿 12g，绿梅花 10g，炒枳壳 12g，莪术 15g，怀山药 20g。

28 剂，日 1 剂，水煎服，分早晚两次温服。

处方以生黄芪、党参合怀山药以益气健脾补肾为主；生黄芪、党参合当归、炒白芍以补益气血；制香附、广郁金、佛手片、绿梅花疏肝理气解郁，合当归、炒白芍以养血疏肝；汉防己、穿山龙、徐长卿祛除风湿；猪苓、茯苓、大腹皮合泽兰、积雪草、当归利水化瘀消肿，以取"血不利则为水""血水同病"之义；川芎合当归、炒白芍以助养血活血，合穿山龙以增其活血化瘀通络之力；莪术破瘀散结，合生黄芪、党参、当归、炒白芍，既可增强其行气活血消积之力，防其破血伤正之虞，以助补益气血、化瘀散结，又可防诸补益药之甘腻壅滞气血，使其补而不滞，且无留邪之弊。

另外，继续服用氨氯地平片 5mg/d+ 美托洛尔缓释片 25mg/d、非布司他片 20mg/d、依折麦布片 10mg/d+ 阿托伐他汀 10mg/d、阿卡波糖片 50mg，tid（和第一口饭嚼服）+ 盐酸二甲双胍片 0.5g，bid+ 达格列净片 10mg/d+ 格列齐特片 30mg/d（早饭时服用）。

【医嘱】慎风寒，避劳累，避免使用肾毒性药物。半个月后复查血、尿常规和肝、肾功能；1 个月后复查 24 小时尿蛋白定量。

【二诊】2020 年 1 月 20 日。

患者今日复查血常规无异常；尿蛋白（+++），尿红细胞阴性，尿比重 1.020；血白蛋白 27g/L，空腹血糖 7.8mmol/L，血肌酐 66μmol/L；24 小时尿蛋白定量 12.81g，肾小球滤过率 110.8mL/min。患者自诉前方服后，头晕、乏力已减，喜叹息和中脘胀满不舒较前减轻，然双下肢和颜面部浮肿仍明显，伴腰酸、泡沫尿、夜尿增多。舌质淡胖，边有齿痕，中、根部苔腻，右脉缓而无力，左关脉虚弦。周师认为中医辨证无误，当守前法而用前方加减。

【处方】防己黄芪汤合葶苈大枣泻肺汤加减。

穿山龙 30g，莪术 15g，川芎 30g，大腹皮 15g，炒白芍 12g，生黄芪 60g，蜜葶苈子 12g，党参 15g，茯苓 30g，党参 15g，猪苓 10g，制何首乌 30g，制香附 12g，佛手片 15g，汉防己 20g，泽兰 30g，绿梅花 10g，广郁金 12g，积雪草 30g，炒枳壳 12g，徐长卿 12g，甘松 9g。

28 剂，日 1 剂，水煎，早晚分服。医嘱及饮食禁忌如前。西药同上。嘱两周后复诊。

【三诊】2020 年 5 月 14 日。

患者今日复查血常规无异常；尿蛋白（++），尿红细胞（-），尿比重 1.015；血白蛋白 31g/L，空腹血糖 7.7mmol/L，血肌酐 61μmol/L；24 小时尿蛋白定量 7.23g，肾小球滤过率 111.8mL/min。患者自诉"二诊方"服后，双下肢和颜面部浮肿明显消退，且腰酸、泡沫尿、夜尿增多亦有不同程度改善，已无明显头晕、乏力、喜叹息，中脘胀满不舒亦减轻，仅有大便干结不畅。舌质淡胖，边有齿痕，中、根部苔已不腻，右脉缓而较前有力，左关脉已不虚弦。

周师指出，此时患者气血较前充足，而肝郁、风湿、瘀滞渐减，故效不更方，仅于"二诊方"中加紫苏子 10g，瓜蒌子 10g 以助通便。

患者服用本方后，自诉前症均减，大便较前通畅。复查尿蛋白（+）～（++），血白蛋白 32～35g/L，空腹血糖 7.3mmol/L，血肌酐 59μmol/L；24 小时尿蛋白定量 4.36g，肾小球滤过率 102.8mL/min。周师嘱其续服"三诊方"，病情一直稳定。

【四诊】2021 年 2 月 11 日。

患者今日复查血常规无异常；尿蛋白（+），尿红细胞（-），尿比重 1.015；血白蛋白 38g/L，空腹血糖 7.0mmol/L，血肌酐 55μmol/L；24 小时尿蛋白定量 2.29g，肾小球滤过率 106.7mL/min。患者自诉前方服后，诸症大减，双下肢和颜面部已不浮肿。舌、脉同"三诊"，周师以前方加减：

生黄芪 75g，当归 12g，炒白芍 12g，猪苓 20g，茯苓 30g，泽兰 30g，桑白皮 15g，葶苈子 12g，紫苏子 10g，川芎 30g，积雪草 30g，莪术 15g，大腹皮 12g，佛手片 12g，制香附 12g，绿梅花 10g，炒枳壳 12g，龙骨 30g（先煎）。28 剂。

【五诊】2021 年 11 月 15 日。

前方服后，患者自述无明显不适，双下肢轻度浮肿，颜面部已无明显浮肿。24h 尿蛋白定量 0.48g，肾小球滤过率 101.9mL/min；尿蛋白（＋），尿比重 1.020；血白蛋白 45.3g/L。

【按语】本患者发现高血压病在先，出现肾损害在后，且有双眼高血压视网膜病变 I 期，需要考虑"高血压肾损害"的可能。但高血压所致慢性肾脏病 I 期，尿微量蛋白系列检查所见多以小分子蛋白为主。本患者在肾功能正常和高血压视网膜病变仅为 I 期时，就出现肾病综合征表现，则难以用"高血压肾损害"解释。

本患者的糖尿病病史超过 5 年，而发现肾损害在后，且有非增殖期糖尿病视网膜病变 II～III 期，目前临床基本排除结缔组织疾病、膜性肾病等，故首先考虑为糖尿病肾脏病。另因患者没有急性肾功能衰竭、血尿等 2 型糖尿病合并原发性肾小球疾病的常见临床表现，故对患者暂未行肾活检。

综上所述，本患者目前的西医临床诊断为：2 型糖尿病、糖尿病肾脏病、肾病综合征、慢性肾脏病 I 期、非增殖期糖尿病视网膜病变（II～III 期）；高血压 3 级（极高危）、双眼高血压性视网膜病变（I 期）；动脉粥样硬化斑块形成。

周师指出，糖尿病肾脏病由"消渴"发展而来。消渴日久，内伤气血阴阳，兼有瘀滞；外伤于六淫邪气。内、外合邪，伤及先天之本，故而发为本病。正如《圣济总录》所言"消渴病久，肾气受伤。肾主水，肾气虚衰，开阖不利，能为水肿"。她强调，本病的基本病机为本虚标实，本虚为气（脾气、肾气、脾肾之气）阴（肝肾之阴、阴血）两虚，标实为风湿、水湿、湿浊（毒）、瘀血。同时她还认为，肾虚贯穿于本病始终，当从糖尿病进入糖尿病肾脏病早期或早、中期时，患者即已从阴虚或气虚逐渐进入气阴两虚阶段。而后气损及阳，疾病进入肾衰竭期时，则以阴阳两虚为主。

周师采用"平脉辨证法"，根据本患者乏力、腰酸，夜尿频多、泡沫尿较多的主症，结合舌（舌质淡胖，边有齿痕）、脉（右关脉缓而无力），确定脾肾气虚为主证；同时因患者具有喜叹息、中脘胀满不舒、得嗳气或矢气则舒等症状，结合其左关脉虚弦，判定肝血不足兼肝郁气滞为变证；再根据患者颜面部和双下肢浮肿、血D-二聚体增高、动脉粥样斑块，判定风湿瘀阻为兼证。

周师指出，本病所涉及脏器以肾、肝、脾为主，因病程较长，兼证、变证峰起。另外，她根据"方从法出，法随证立"之旨，认为对本患者的辨证准确，治疗应守法守方，必要时仅需在原方基础上适当增减药味即可。本患者在控制血压、血糖、尿酸、血脂，以及抗凝、使用ARB制剂等的基础上，在运用"达格列净"的同时，加入中药治疗。周师应用这种中西医结合的方法治疗临床表现为肾病综合征的糖尿病肾脏病，取得了甚为满意的疗效，值得临床推广应用。

病案2　糖尿病肾脏病伴周围神经病变、慢性肾衰竭

【一般情况】杨某，女，58岁。

【初诊时间】2020年5月28日。发病节气：立夏前7天。

【主诉】发现血糖升高伴尿检异常2年余，血肌酐升高2天。

【病史及症状】患者2年余前体检发现血糖升高，当时空腹血糖16.7mmol/L，在富阳某医院住院诊治，诊断为"2型糖尿病"，予格列吡嗪1片/日口服至今。住院期间患者查尿蛋白阳性，血肌酐不详，当时未予重视，后未复测尿蛋白及肾功能。2天前，患者偶查血肌酐196μmol/L，尿素氮11.69mmol/L，尿酸473μmol/L，尿蛋白阴性，尿隐血阴性，尿镜下红细胞2～3个/HP，血红蛋白83g/L。患者为进一步诊治而就诊。

刻下：腰酸乏力，手足麻木，脘腹胀满，纳食欠佳。舌质淡红，苔薄腻，脉细。

【查体】T37℃，P72次/分，R18次/分，BP110/80mmHg。两肺呼吸音清晰，未闻及干湿性啰音，心率72次/分，心界不大，双肾区叩痛阴性，双下肢不肿。

【辅助检查】血常规：WBC 4.7×10⁹/L，N57%，Hb83g/L，PLT120×10⁹/L。尿常规：Pro（-）。24小时尿蛋白定量0.14g。血生化：ALT 34u/L、Scr182μmol/L、BUN 10.6mmol/L、Ccr 16.4mL/min、UA

537mmol/L。自身抗体检查：ANA+ANCA（-）。眼底检查提示：糖尿病视网膜改变。

【诊断】中医诊断：消渴肾病（脾肾亏虚，肾络瘀痹）。

西医诊断：1.2 型糖尿病，糖尿病周围神经病变，糖尿病肾脏病，慢性肾脏病 3 期；2.高血压病 3 级（极高危）。

【辨证分析与立法】《灵枢·五变》云："五脏皆柔弱者，善病消瘅……此人薄皮肤……其心刚，刚则多怒，怒则气上逆，胸中蓄积，血气逆留，髋皮充肌，血脉不行，转而为热，热则消肌肤，故为消瘅。"《脾胃论》云："脾胃虚则火邪乘之，而生大热。"著名医家仝小林认为，糖尿病的发生与脾肾关系密切。

患者系中老年女性，素有消瘦乏力，腹胀纳差，腰酸，血糖升高，近期发现血肌酐升高，贫血，舌质淡红，苔薄略腻，脉细，为脾肾亏虚、肾络瘀痹、浊毒不化所致。患者脾虚无以升清，清气不升则浊阴不降，水谷精微无以滋养周身，故乏力、消瘦、纳差、腹胀。浊邪不化，故血糖升高。后天无以充养先天，肾气亦亏，腰府失充，则腰酸乏力。脾主统血，脾虚致血虚，表现为贫血。久则肾络瘀痹，无以泄浊，故血肌酐升高。病性属虚实夹杂，以脾肾亏虚为本，气滞血瘀为标。治拟标本兼治，益肾健脾，通络除痹。

【处方】黄芪二仙汤加味。

生黄芪 15g，全当归 30g，党参 15g，金樱子 15g，鸡血藤 15g，芡实 15g，杜仲 12g，广木香 9g，佛手 9g，焦六神曲 12g，炒白芍 12g，桑寄生 12g。

14 剂，日 1 剂，文火煎至 300mL，分早晚两次温服。

处方以生黄芪、当归、党参益气健脾养血，水陆二仙丹（金樱子、芡实）补肾固精；广木香、佛手、焦六神曲助中焦健运；杜仲、桑寄生补肾强腰；鸡血藤养血活血通络。

【医嘱】低盐优质低蛋白糖尿病饮食，勿食用牛肉。适当活动，避免过度劳累。

【二诊】2020 年 6 月 11 日。

患者腰酸乏力及腹胀、纳差较前减轻，但诉近期睡眠障碍，口干，仍有手足麻木。舌质淡红，苔薄，脉细。复查血肌酐 136μmol/L。前方加瓜蒌仁 15g，何首乌 12g，首乌藤 10g，熟地黄 30g，以加强滋肾养阴、养血安神之力。处方如下：

生黄芪 15g，当归 30g，党参 15g，金樱子 15g，鸡血藤 15g，芡实 15g，杜仲 12g，广木香 9g，佛手 9g，焦六神曲 12g，炒白芍 12g，桑寄生 12g，瓜蒌仁 15g，何首乌 12g，首乌藤 10g，熟地黄 30g。

14 剂，日 1 剂，文火煎至 300mL，分早晚两次温服。

【三诊】2020 年 6 月 25 日。

患者口干及睡眠较前好转，精神好转，血糖控制理想。大便正常。舌质淡红，苔薄，脉略细。复查血肌酐 145μmol/L。效不更方，续进 14剂。

【四诊】2020 年 7 月 9 日。

患者口干及睡眠已无异常，精神好转，血糖控制理想。大便正常。舌质淡红，苔薄，脉略细。复查血肌酐 130μmol/L。效不更方，续进 14剂。

【五诊】2020 年 12 月 8 日。

患者近期在情绪激动、过度劳累后，自感乏力明显，手足麻木加重，口干，大便秘结。在当地医院查 ALT 82U/L，AST 6U/L。舌质淡红，苔略黄腻，脉弦细。复查血肌酐 112μmol/L，治疗以益气养肝阴、活血通络为主，处方如下：

鸡血藤 30g，陈皮 9g，火麻仁 30g，桑枝 12g，伸筋草 10g，黄芪 30g，葛根 12g，僵蚕 12g，瓜蒌仁 30g，垂盆草 15g，茯苓 15g，荷包草 30g，络石藤 12g，焦山楂 12g，瓜蒌皮 15g，炒白芍 12g，当归 20g，平地木 30g，广地龙 10g。

14 剂，日 1 剂，文火煎至 300mL，分早晚两次温服。

全方以黄芪、当归补气养血；以白芍、鸡血藤、桑枝、伸筋草、葛根、僵蚕、广地龙养血活血通络；以垂盆草、荷包草清湿热，利肝胆；以瓜蒌仁、火麻仁润肠通便，养血通络。

【六诊】2020年12月22日。

患者感乏力及手足麻木较前减轻，口干、大便秘结有好转。在当地查 ALT52U/L，AST46U/L。舌质淡红，苔略黄腻，脉弦细。复查血肌酐90μmol/L。治疗以益气养肝阴、活血通络为主。效不更方，前方续进14剂。

【按语】患者患慢性肾功能不全，中医辨证为脾肾亏虚，湿浊内停，毒入血分。周师常用补益脾肾、行气活血、化湿泄浊之品进行治疗。由于慢性肾衰患者需长年服药，周师建议尽量选择药性平和之剂，她常将黄芪、当归、鸡血藤同用。其中鸡血藤能补血，也能活血，补中带活；它是藤类药，通络善走，疏通血脉的作用也比较强。周师认为，鸡血藤配黄芪，可以使黄芪补气而不滞；而黄芪配当归，令血虚得补，血瘀得化。

本患者在疾病过程中胃脘不适明显，周师以佛手理气开胃，木香行气止痛，焦六神曲消食和胃进行治疗。对于脾胃虚弱引起乏力、消瘦、脘腹胀满、纳呆的患者，周师常将以上三药合用，共成行气宽中、开胃止痛之功。

垂盆草为降酶保肝之特效药，对于肝胆湿热之肝功能异常者，周师常配伍平地木、荷包草同用。

患者另有手足麻木等症，周师在使用葛根、伸筋草、桑枝、伸筋草等舒筋通络药物的基础上，加用地龙、僵蚕这些血肉有情之品，运用虫类药搜风活络化瘀，体现了叶天士"久病入络"的思想。叶天士曾对这些虫类药这样评价："飞者升，走者降，所到之处，血无凝滞，气可宣通。"这些虫类药也属"风药"范畴，其走窜之性，无处不到，可以宣通脏腑，和调气血，通利关窍。本案同时也提示我们，在治疗肾病时，在"活血化瘀"的同时，加上风类药，可事半而功倍。

病案3 糖尿病肾脏病伴慢性肾衰竭

【一般情况】叶某，女，59岁。

【初诊日期】2020年4月16日。发病节气：春分前4天。

【主诉】发现血肌酐升高半个月余。

【病史及症状】患者半个月前因"腹痛"到当地医院就诊，查血肌酐升高为 258μmol/L。后腹痛消失，患者未重视。今日患者在当地医院复查血生化：白蛋白 46.8g/L，尿素氮 5.65mmol/L，肌酐 213μmol/L，尿酸 131μmol/L；查尿蛋白（±），24 小时尿蛋白定量 0.47g；血红蛋白 102g/L，至我院就诊。患者既往发现血糖升高 10 年，空腹血糖 6～7mmol/L，餐后血糖 9～10mmol/L，未予药物治疗；有冠心病病史 5 年，目前服用阿司匹林、立普妥对症治疗；半个月前在当地医院行胃镜检查，提示"胃溃疡，十二指肠溃疡伴球炎，食管炎，幽门螺旋杆菌感染"，医生予根除 HP 治疗；肠镜检查提示"结肠息肉"。

患者发病以来无发热，胃纳尚可，夜寐欠佳，大便干结多年，2 日 1 行。刻下：腰酸乏力，略感胃脘不适。舌红，苔淡白，脉稍弦。

【查体】心率 80 次 / 分，双肾区叩痛阴性，双下肢不肿。

【辅助检查】尿微量蛋白提示：混合型蛋白尿。抗核抗体谱阴性。乙肝三系阴性。体液免疫无异常。肝功能、电解质及血脂无异常。双肾 B 超：左肾 9.2cm×4.8cm×3.2cm，实质厚 1.2cm，右肾 9.0cm×4.6cm×3.0cm，实质厚 1.2cm。眼底检查提示：糖尿病视网膜改变。

【诊断】中医诊断：消渴肾病（脾肾亏虚，肾络瘀痹）。

西医诊断：1.2 型糖尿病，糖尿病肾脏病，慢性肾脏病 4 期；2. 冠状动脉粥样硬化性心脏病，心功能 Ⅲ 级。

【辨证分析与立法】患者系中老年女性，素有乏力，胃脘不适，腰酸，近期发现血肌酐升高，舌质略黯，苔薄，脉弦，为脾肾亏虚、肾络瘀痹、浊毒不化所致。脾肾分属先后天之本，脾气亏虚则先天无以充养，肾气亦亏，腰府失充，则腰酸乏力。久则肾络瘀痹，无以泄浊，故血肌酐升高。病性属虚实夹杂，以脾肾亏虚为本，气滞血瘀为标。治拟标本兼治，滋肾健脾，通络除痹。

【处方】黄芪四物汤加味。

当归 30g，鸡血藤 30g，生黄芪 20g，太子参 15g，覆盆子 12g，芡实 12g，落得打 10g，莪术 15g，熟地黄 20g，山茱萸 15g，茯苓 12g，佛手 10g，炒白芍 12g。

7 剂，日 1 剂，文火煎至 300mL，分早晚两次温服。

处方以黄芪、太子参益气健脾，熟地黄、山茱萸补肾，当归、鸡血藤、落得打、莪术养血通络除痹。全方补益脾肾、行气活血、通络除痹，气血同治。患者素有胃脘不适，多食则胀满，故加用佛手行气导滞。

【医嘱】低盐优质低蛋白饮食，勿食用牛肉。适当活动，避免过度劳累。

【二诊】2020 年 11 月 17 日。

患者腰酸乏力及胃脘不适均较前减轻，目前感大便干结。既往长期便秘。舌质淡红略干，苔薄，脉细。复查血肌酐 150μmol/L。处方加火麻仁、瓜蒌仁、瓜蒌皮以润肠通便。处方如下：

当归 30g，火麻仁 10g，瓜蒌仁 10g，瓜蒌皮 15g，淫羊藿 15g，炒枳壳 12g，赤芍 15g，广木香 12g，党参 10g，怀牛膝 12g，炒白芍 12g，熟地黄 30g，莪术 15g，落得打 15g，芡实 12g，生黄芪 40g，鸡血藤 30g。

14 剂，每日 1 剂，文火煎至 300mL，分早晚两次温服。

【三诊】2020 年 12 月 15 日。

患者大便已趋正常，排便日一次，略干。精神好转，舌质淡红，苔薄，脉略细。复查血肌酐 110μmol/L。效不更方。

【按语】此患者的一个特点是长期便秘。周师认为，慢性肾功能衰竭的患者，肠道可以出现毒素排泄代偿性增加，因此更应保持大便通畅。若患者出现便秘，既往习用大黄。但久用大黄后，通便效果会减弱，且可出现肠道黑变病，因此不建议长期使用。周师认为，慢性肾衰患者的便秘，以本虚标实之证为主；对于中老年患者，多以津亏血少为主，尤其不宜强攻，而应当补益脾肾，润肠通便。如精血充沛，则胃腑津液充足，脾脏输布正常，津液下润肠道，大肠传导正常，便秘自解。因此，周师在治疗本患者的过程中，始终将黄芪、党参、当归、熟地黄、炒白芍等药同用，以补益脾肾，同时与润肠通便之火麻、瓜蒌仁同用，因此疗效满意。

病案 4　糖尿病肾脏病Ⅴ期、慢性肾脏病Ⅴ期

【一般情况】陆某，男，42岁。

【初诊日期】2020年4月23日。发病节气：谷雨后4天。

【主诉】多饮多尿7年，反复浮肿、泡沫尿2年，恶心纳差1个月。

【病史及症状】患者7年前因多饮、多尿就诊，当地医院诊断为2型糖尿病，曾予α-糖苷酶抑制剂控制血糖，后患者自行停用降糖药，未监测血糖。2年前，患者出现双下肢反复浮肿，伴尿中泡沫增多。至当地医院就诊，查尿蛋白（+++），24小时尿蛋白定量4.5g，血肌酐160μmol/L，血压高于150/90mmHg，肾穿刺病理检查提示"弥漫性糖尿病肾小球硬化症"，故诊断为2型糖尿病，糖尿病肾脏病，予控制血压、血糖等对症治疗。1个月前，患者出现恶心纳差，复查血肌酐532μmol/L，尿蛋白（+++），24小时尿蛋白定量7.07g，血压139/92mmHg。

刻下症：面色㿠白，倦怠乏力，腰膝酸软，畏寒肢冷，尿量短少，面浮肢肿，脘腹胀满，恶心纳少，口苦口腻，口中气浊，大便秘结。舌胖，边有齿痕，苔黄腻，脉沉弱。

【查体】体温36℃，脉搏61次/分，呼吸18次/分，血压156/88mmHg，神志清，精神软，浅表淋巴结未及肿大，双肺呼吸音清，未闻及明显干湿性啰音。心率61次/分，律齐。腹软，全腹无压痛及反跳痛，移动性浊音（-），肝脾肋下未及，莫氏征（-），双肾区叩击痛（-），双下肢对称性轻度浮肿。神经系统查体（-）。

【辅助检查】尿常规：蛋白质（+++），比重1.010，镜检白细胞（-），镜检红细胞（-）。24小时尿蛋白定量7.07g，肾小球滤过率11.4mL/min。尿微量蛋白呈非选择性。粪便常规：无异常，隐血试验（-）。血常规：红细胞$4.9×10^9$/L，血红蛋白140g/L，血小板$191×10^9$/L。血生化：谷丙转氨酶28U/L，谷草转氨酶15U/L，白蛋白32.2g/L，甘油三酯1.65mmol/L，胆固醇5.71mmol/L，低密度脂蛋白3.88mmol/L，血尿酸230μmol/L，血肌酐550μmol/L，血钾4.13mmol/L。糖化血红蛋白：5.1%。

【诊断】中医诊断：消渴肾病（脾肾亏虚，湿浊内停，腑气不畅）

西医诊断：1.2 型糖尿病，糖尿病肾脏病 V 期，慢性肾脏病 5 期，肾性高血压；2. 高脂血症。

【辨证分析与立法】患者为中年男性，以"多饮多尿、精微下泄、浮肿、恶心纳差"为主症，属中医"消渴肾病"范畴。

患者平素饮食失节，嗜食膏脂厚味，中焦郁热，伤津化燥，发为消渴，故口渴多饮，多食善饥。久则伤脾，脾虚不能升清，故水谷精微下流，尿多而味甜。正所谓"脾气下陷入肾中，为土克水也"（《冯氏锦囊秘录》）。疾病后期则由脾及肾。而"土为防水之堤，肾为置水之器"（《济阴纲目》），"肾为胃之关"（《素问·水热穴论》），脾肾亏虚，土不制水，肾失关门，故尿量减少，水湿内聚，泛溢肌肤，面浮肢肿。脾肾阳虚，则面色㿠白，倦怠乏力，腰膝酸软，畏寒肢冷。久病不愈，脾肾衰败，气化失司，浊毒内停，湿浊蕴而化热，阻滞中焦，胃失和降，腑气不畅，故口苦口腻，口中气浊，脘腹胀满，恶心纳少，大便秘结。结合舌脉，辨证为"脾肾亏虚，湿浊内停，腑气不畅"。病位在脾、肾、胃、肠，病性属虚实夹杂，预后欠佳。治则：急则治其标，先予"清化湿热，通降腑气"治疗。

【处方】黄连温胆汤加减。

黄连 9g，黄芩 9g，紫苏梗 12g，姜半夏 9g，姜竹茹 9g，陈皮 9g，炒枳壳 10g，藿香 9g，薏苡仁 30g，制大黄 9g，积雪草 15g，焦山楂 15g，茯苓 30g。

14 剂，日 1 剂，水煎 300mL，分早晚两次温服。

配合复方 α-酮酸片补充必需氨基酸，并继续使用控制血糖、血压、血脂等治疗。

【医嘱】低盐低脂优质低蛋白糖尿病饮食，控制水分摄入，避风寒、慎起居、畅情志。两周后复诊。

【二诊】2020 年 5 月 7 日。

患者服药后，呕恶消失，胃纳转佳，大便通畅，仍倦怠乏力，畏寒肢冷，下肢浮肿。苔薄腻，舌质淡，边有瘀斑，脉沉无力。此湿浊渐化而脾肾之虚未复，宜"标本同治"，改以健脾益肾，化湿行瘀为法。

【处方】防己黄芪汤加减。

生黄芪30g，党参12g，炒白术12g，防己12g，茯苓30g，温山药15g，薏苡仁30g，金樱子12g，芡实12g，桑寄生12g，杜仲12g，牛膝12g，菟丝子15g，淫羊藿15g，当归30g，川芎20g，佛手12g，积雪草15g，瓜蒌皮15g，瓜蒌仁30g。

14剂，日1剂，水煎服，早晚分服。医嘱如前。嘱两周后复诊。

【三诊】2020年5月21日。

患者已无明显畏寒，无恶心呕吐，颜面及双下肢浮肿减轻，大便较前通畅，日两次。复查血肌酐505μmol/L，尿蛋白（+++）。效不更方，嘱原方续用。

【按语】本患者属消渴肾病晚期，初诊之时有口苦而腻，呕恶频作，药食难进，脘腹胀满，大便秘结，苔黄腻等症，为湿热内蕴、胃气上逆之中焦实证。此因脾肾亏虚，气化失司，湿浊内停，蕴为湿热，胃肠腑气不降，而因虚致实。根据"急则治其标"的原则，周师投以黄连温胆汤加味，以清热化湿，通腑降浊。方中黄连、黄芩清热化湿，姜竹茹、半夏降逆止呕，藿香、薏苡仁清化湿浊，陈皮、枳壳理气消胀，大黄通腑泻浊。服药两周后，湿热渐轻，呕恶消失，胃纳转佳，腹胀减轻，大便通畅。

二诊之时，湿浊渐去，而脾肾之虚未复，倦怠乏力，浮肿依然。嗣后周师改用健脾益肾、化湿行瘀之剂，标本同治，而以扶正固本为主。脾的运化功能，必须得到肾阳（命门火）的温煦蒸化，才能完成。肾阳不足，会影响及脾，出现脾肾阳（气）虚，湿浊内停，故需要脾肾同治。周师予黄芪、党参、白术、山药益气健脾，淫羊藿、杜仲、桑寄生、菟丝子、金樱子、芡实、覆盆子温肾固涩，当归、川芎养血和血。另用牛膝一味，入肝肾，善下行，取其走而能补，引水下行；而防己配黄芪，更取防己黄芪汤之义，益气祛风，健脾利水。

周师认为，瘀血是消渴肾病的主要病理基础，贯穿疾病始终。病初气阴亏虚，津少质稠，缓而成瘀；瘀阻肾络，精气不畅，溢而外泄。中期血水互结,"血不利则为水"(《金匮要略》)。晚期则"久病入络""久病血瘀"(《临证指南医案》)。故方中加川芎、积雪草以活血化瘀,通络消癥。

周师常言,消渴肾病晚期,脾肾俱虚、浊毒痰瘀壅盛,变证百出。"人以胃气为本"(《脾胃论》),"有胃气则生,无胃气则死"(《临证指南医案》)。此时除治肾以外,更需注重调理脾胃,从中焦入手。患者脾肾亏虚,邪壅三焦,脾胃升降失常,恶心纳差,故选佛手温而不燥,理气健脾和胃;选竹茹,姜汁炙取,减其寒凉之性,增其止呕降逆之功。

在疾病后期,脾胃阳虚,浊毒内留,大便往往艰涩量少。周师常嘱慢性肾衰竭患者注意保持大便通畅,以每日两次为佳。在本患者二诊时,周师处方中加瓜蒌皮、瓜蒌仁二药以宽胸理气,润肠通便。此期的许多患者正气极度虚弱,往往不耐峻下泻利,故周师缓缓泻之,而不峻猛下利,仅增加患者大便的便量、便次,使邪有出路,从而扶正不留邪,祛邪不伤正,最终达到稳定病情、转危为安的效果。

第九节　尿酸性肾病

病案 1　原发性痛风、尿酸性肾病

【一般情况】胡某,男,58岁。

【初诊日期】2021年5月10日。发病节气:立春后5天。

【主诉】反复关节疼痛8年余,血肌酐升高半年。

【病史及症状】患者在8年前反复出现关节红肿疼痛,以跖趾关节及膝踝关节为主,常在劳累或饮食不节时发作,服止痛药后可缓解,每年发作2～3次。半年前,患者体检发现血肌酐处于临界水平。3天前,在过食油腻后,患者再次出现左足第一跖趾关节疼痛,步履困难,遂来就诊。自诉既往有高血压病、高尿酸血症、高脂血症病史。

刻下:患者呈痛苦貌,左足第一跖趾关节疼痛,局部皮肤灼热,遇

冷得缓，入夜尤甚。口渴心烦，小便黄赤，大便干结。舌红，苔黄腻，脉滑数。

【查体】血压150/92mmHg，左足第一跖趾关节红肿，局部肤温升高，活动受限。

【辅助检查】血生化：肌酐150μmol/L，尿酸660μmol/L；尿常规：蛋白（±），PH 5.5。

【诊断】中医诊断：痹病（风湿热痹）。

西医诊断：高尿酸血症，痛风性关节炎，尿酸性肾病，慢性肾脏病3期。

【辨证分析与立法】患者平素饮食不节，嗜食油腻，导致痰湿内生，郁而化热，湿热内蕴，壅滞经脉，痹阻关节，气血不通，不通则痛，故见关节疼痛；久病体虚，肝肾不足，肾气亏虚，肾失封藏，故见蛋白尿；久病必瘀，加之湿热久伏，瘀血内生，肾络有损，肾失泄浊，浊毒内生，故见血肌酐升高。观其脉证，为本虚标实之证，标实以"风、湿、热、瘀"为主，但目前湿热之象尤为显著，故周师言当先治以清热利湿、宣痹通络为主。

【处方】清利宣痹方。

苍术15g，黄柏15g，生薏苡仁30g，牛膝15g，忍冬藤20g，络石藤15g，土茯苓30g，虎杖12g，穿山龙20g，川萆薢15g，赤芍15g，牡丹皮15g，制大黄9g。

10剂，日1剂，水煎300mL，早晚分2次服。

方中苍术、黄柏、薏苡仁、牛膝，即四妙散，清利下焦湿热；忍冬藤、络石藤清热解毒，祛风通络；土茯苓、薏苡仁除湿解毒，通利关节，且薏苡仁甘寒淡渗而不伤阴；虎杖、穿山龙清热利湿，散瘀止痛；萆薢分清泄浊，祛风除痹；赤芍、牡丹皮清热凉血化瘀；制大黄清热行瘀，通腑泻浊。

【医嘱】戒烟酒，低嘌呤饮食。

【二诊】2021年5月21日。

患者关节红肿消失，疼痛减轻，但活动欠利。面色欠华，口干咽燥，舌质黯红，苔薄黄，脉沉细而滑。复查血肌酐 128μmol/L，血尿酸 480μmol/L。患者湿热渐去，气阴两亏之象已显，"本虚"逐渐突出，而"标实"则转以血瘀为主，故当治以益气养阴、活血通络为主，兼清利湿热余邪，方药如下：

生黄芪 30g，太子参 15g，女贞子 10g，知母 15g，桃仁 10g，赤芍 15g，地龙 15g，莪术 15g，牛膝 15g，山楂 15g，穿山龙 15g，半枝莲 20g，络石藤 15g。

14 剂，日 1 剂，水煎服。

方中生黄芪、太子参益气养阴，知母、女贞子滋阴补肾，桃仁、地龙、赤芍、莪术、牛膝、山楂活血化瘀，半枝莲、穿山龙、络石藤清热通络。

【三诊】2021 年 6 月 5 日。

患者关节疼痛消失，活动如常，但感腰酸乏力，头晕耳鸣，夜寐多梦。舌淡红，苔薄白，脉细。复查血肌酐 104μmol/L，血尿酸 410μmol/L。湿热已尽去，当以补益肝肾为主，兼清热活血通络，方药如下：

桑寄生 15g，杜仲 12g，牛膝 15g，山茱萸 12g，制何首乌 15g，知母 15g，地龙 15g，赤芍 15g，虎杖 15g，莪术 15g。

28 剂，日 1 剂，水煎服。

处方以桑寄生、杜仲、牛膝、山茱萸、制何首乌补肝肾，强腰膝；知母滋阴清热；地龙、赤芍、虎杖、莪术活血化瘀。

此后患者定期参加随访，逐渐戒除烟酒，保持健康饮食，痛风未再发作，血尿酸控制在正常水平，血肌酐恢复至临界水平。

【按语】尿酸性肾病是体内嘌呤代谢紊乱形成高尿酸血症所致肾脏损害的一种疾病，可最终进展至终末期肾脏病。近年来，随着人们摄取高蛋白、高嘌呤饮食增加，我国痛风和尿酸性肾病的发病率明显增高。初期病变以关节疼痛为主，病位在关节、经络，相当于中医学的"痹病"。其发病是由于素体虚弱，卫外不固，复感外邪，内外相因，风湿热邪流注经络、关节，日久邪气缠绵不去，血滞成瘀，深入骨骼，而成痹病。若痹病进一步发展，湿浊瘀阻，由浅入深，由经络入脏腑，"穷必及肾"，可表现为肾虚内热、砂石阻滞的"石淋""尿血"，又可表现为肾气亏损、封藏失职，甚至脾肾阳虚、湿浊毒邪留滞而成的"水肿""虚劳"，甚至"溺毒""关格"等危证。

对尿酸性肾病进行中医治疗，需要医者注重辨脏腑不足和邪实的性质。尿酸性肾病的病机是本虚标实。周师根据多年的临床经验发现，当病变累及肾脏时，其临床证型大多为肾气亏虚；如病情进展，则可出现气阴两虚，甚至阴阳两虚。本病发展过程中，大多兼夹湿浊、湿热、浊毒、瘀血、风湿等邪气。患者的证候虽有标本之异，但多数是标本相兼，相互影响。

根据尿酸性肾病的特点，疾病早期表现以"痹病"为主者，治疗当以祛瘀通络、健脾除湿为法；临床表现以"淋证""石淋"为主者，治疗当以清热利湿、通淋排石为法。疾病进一步发展，到后期则伤及肾脏，出现肾功能损害者，表现为夜尿多、浮肿，为肾气亏虚，水湿不化，此时患者虚证已显，不能单从"痹病"论治，而应以"水肿""虚劳"论治，应当采用健脾益肾、化气行水法。随着病情的发展，出现脾肾虚衰、浊毒留滞的证候，则属"溺毒""关格"危证，此时阳气虚弱，不能疏导、运化气机，使湿浊、热毒、瘀血、风湿在体内停留，导致因虚致实，虚中挟实，治疗宜以温补脾肾、通腑泄浊为主，祛除邪气，伸张正气。

本案即为典型的尿酸性肾病伴痛风性关节炎急性发作的病例。在初诊时，以关节红肿热痛为主症，证属邪实，以湿热及血瘀为主，故治疗以清热利湿、宣痹通络之法。二诊时，邪实已明显好转，本虚之证逐渐显现，以气阴两虚为主。此时湿热易清，瘀血难除，故当标本兼治。待到三诊时，患者则是明显的肝肾亏虚之象，故治疗以补益肝肾为主，佐以行瘀通络。

此外，对尿酸性肾病的治疗，当以"未病先防"为总原则，应指导患者保持健康的饮食和作息，这一点和遣方施药同样重要。

病案2 尿酸性肾病，慢性肾脏病4期

【一般情况】管某，女，53岁。

【初诊日期】2012 年 5 月 15 日。发病节气：小满前 6 天。

【主诉】反复尿检异常 10 个月，血肌酐升高 1 个月余。

【病史及症状】患者因"反复尿检异常 9 个月，血肌酐升高 2 天"于 2012 年 4 月 11 日在我科住院。住院期间查血压 153/98mmHg，尿蛋白（++），尿红细胞（-），24 小时尿蛋白定量 0.64g，肾小球滤过率 19.9mL/min，血肌酐 252μmol/L，血尿酸 667μmol/L。B 超提示：慢性肾病。住院诊断为：慢性肾小球肾炎，慢性肾脏病 4 期，肾性高血压。住院予雷公藤多苷片 10mg，tid，减少尿蛋白；予氯沙坦钾片、复方 α-酮酸片及白芍总苷胶囊、碳酸氢钠片、百令胶囊等降压、护肾治疗后，病情好转，复查血肌酐 186μmol/L。出院后，患者到周师门诊进一步诊治。

患者诉腰膝酸软，乏力明显，劳累后加重，时有心慌，夜寐欠安，寐浅梦多，脱发明显，口干咽干，胃纳可。大便略干，日一次。尿中有少许泡沫，夜尿 0 ~ 1 次，无明显浑浊。舌淡红，苔薄白，脉细。

【查体】血压 135/80mmHg，颜面及双下肢无明显凹陷性水肿。

【辅助检查】尿蛋白（++），尿红细胞（-），尿比重 1.015。血肌酐 169μmol/L，血尿酸 496μmol/L。

【诊断】中医诊断：虚劳（脾肾亏虚，气血不足，兼风湿浊毒内蕴）。

西医诊断：慢性肾小球肾炎，高尿酸血症，尿酸性肾病，慢性肾脏病 4 期，肾性高血压。

【辨证分析与立法】患者腰膝酸软，乏力明显，易疲劳，此为脾肾亏虚之象；阴血不足，心失其养，肌体失荣，故见心慌脱发，口干咽干；心神失养，魂不得藏，故见夜寐不安，寐浅梦多等症；正虚邪袭，风湿内陷，袭扰于肾，肾失封藏，故见尿中有泡沫、蛋白等；肾虚气化失司，浊毒内停，故见血中肌酐和尿酸明显升高等。病性属虚实夹杂，以脾肾两虚、气阴不足为本，风湿内扰及浊毒内停为标。治疗拟标本兼治，健脾补肾，益气养血（阴），兼以祛风湿，泄浊毒。

【处方】益气养血补肾方加减。

生黄芪 20g，太子参 15g，桑寄生 12g，杜仲 12g，续断 12g，牛膝 12g，生地黄 20g，炒白芍 12g，当归 15g，鸡血藤 15g，制何首乌 15g，北沙参 15g，佛手 9g。

14 剂，日 1 剂，文火煎至 300mL，分早晚两次温服。

处方以生黄芪、太子参、生地黄、炒白芍、当归、鸡血藤、制何首乌、北沙参等益气养血为主；桑寄生、杜仲、续断、牛膝等补肾；佛手行气和胃，防诸补药之腻滞。

继续口服氯沙坦钾片、雷公藤多苷片、白芍总苷胶囊、非布司他片、碳酸氢钠片等，以控制血压及血尿酸，护肾，减少尿蛋白等。

【医嘱】注意休息，勿疲劳，防感冒。低盐低嘌呤优质低蛋白饮食。

【二诊】2012 年 7 月 10 日。

患者服前方近 2 个月，诉腰膝酸软及乏力明显好转，睡眠明显改善，脱发减少，略感口干咽干，胃纳可，大便偏溏，日 1～2 次。尿中泡沫消失。舌脉如前。尿蛋白（＋），尿红细胞（－），尿比重 1.020。血肌酐 133μmol/L，血尿酸 462μmol/L。周师认为患者肾功能进一步恢复，气阴亏虚之象明显好转，然处方中的滋腻之品，毕竟碍脾助湿，故守前方，加茯苓 10g，炒白术 12g，以加强健脾除湿之力。医嘱如前，继续加强饮食控制。

【三诊】2013 年 2 月 5 日。

此前患者不定期到门诊随访，间断服药。自诉一般情况可，劳累后略感腰酸乏力，睡眠可，脱发已不明显。近日感冒，略感口干口苦，咽痛，胃纳可，大便调，晨尿偏黄。舌脉如前。尿蛋白（±），尿红细胞（－），尿比重 1.025。血肌酐 121μmol/L，血尿酸 501μmol/L。

患者肾功能进一步恢复，近因外感，出现口干口苦，咽痛尿黄，乃热郁上焦、阴津亏虚之表现。故前方去茯苓、炒白术，加黄芩 15g，干芦根 30g，干石斛 12g，加强滋阴清热解毒之力。患者饮食控制不佳，嘱其加强饮食控制。

此后患者仍不定期随访和治疗，病情逐渐好转，尿蛋白一直为（－）～（＋）。2021 年 4 月 20 日复查肾功能：血肌酐 99μmol/L，血尿酸

402μmol/L。

【按语】本患者起病时即出现蛋白尿，高血压和血肌酐明显升高，住院诊断为慢性肾小球肾炎，慢性肾脏病4期，肾性高血压等。周师认为，结合患者血尿酸明显升高和治疗后血肌酐明显下降的情况来看，考虑患者尚存在高尿酸血症和尿酸性肾病，其肾功能损伤应该主要是由高尿酸血症所致。

本患者的临床表现为腰膝酸软，乏力明显，易疲劳，心慌，脱发，口干咽干，夜寐不安，寐浅梦多，尿中有泡沫、尿检有蛋白，血肌酐和尿酸明显升高等，结合其实验室检查指标，病属本虚标实，虚实夹杂，以脾肾两虚、气阴（血）不足为本，风湿内扰及浊毒内停为标。应当标本兼治，健脾补肾，益气养血（阴），兼以祛风湿，泄浊毒。

患者已使用白芍总苷胶囊、雷公藤多苷片等药控制免疫炎症反应，以减少尿蛋白。这些药物相当于发挥了中医祛风湿药物的功效。另外，患者还使用了非布司他，排尿酸，泄浊毒。在以上治疗的基础上，中药治疗重在健脾补肾、益气养阴（血）、扶正固本。

二诊时，患者气阴亏虚之象虽明显好转，但出现大便转溏，周师考虑乃益气滋阴养血之药，滋腻碍胃，滞脾助湿所致，遂加茯苓10g，炒白术12g，加强健脾除湿之力。

慢性肾病患者，往往病程较长，病情缠绵难愈，久之则有向"肾劳""虚劳""溺毒"发展的趋势。在长期的治疗过程中，周师认为，注重脾胃、顾护胃气是一个非常重要的方面，一定要予以充分的重视。周师在临床上常用党参、黄芪、白术、茯苓等补气健脾之品，而必佐以陈皮、佛手等理气和胃之药。她用药讲究轻灵，气机流动。对于苦寒重剂及滋腻碍胃之品，她轻易不用。

病案3 尿酸性肾病，慢性肾脏病4期

【一般情况】岳某，男，48岁。

【初诊日期】2020年4月23日。发病节气：谷雨后4天。

【主诉】反复泡沫尿11年，血肌酐升高6个月余。

【病史及症状】患者11年前出现泡沫尿，当时查尿蛋白（++），伴

血压升高，血肌酐在正常范围。当地医院曾予护肾及控制血压等治疗1年余，尿蛋白波动在（+）～（++），血肌酐一直正常。此后未再进行正规随访和治疗。半年前，患者痛风发作，在当地医院复查尿蛋白（++），血肌酐208μmol/L，血尿酸661μmol/L，后到我院住院，查血肌酐222μmol/L，血尿酸701μmol/L，血红蛋白105g/L，24小时尿蛋白定量1.34g，肾小球滤过率26.9mL/min。B超提示：慢性肾病，双肾偏小。诊断为慢肾衰（慢性肾炎综合征，尿酸性肾病，慢性肾脏病4期，高血压），予厄贝沙坦片、氨氯地平片、特拉唑嗪片、非布司他片、甲泼尼龙片、复方α-酮酸片及中药等，进行控制血压、尿酸和痛风，以及护肾等治疗。患者出院后，继续在门诊以上述药物治疗，病情无明显好转，遂到门诊请周师诊治。

患者自诉头晕乏力明显，易于疲劳，饱食后胃脘胀满不适，时有嗳气，腰腿沉重，酸软无力，大便溏黏，挂厕。夜尿0～1次，尿色淡黄，尿中仍有泡沫。右足部痛风时有发作，局部略红肿。舌淡红，苔薄白腻，脉濡。

有高血压病史13年，最高达200/80mmHg左右，平素服用贝那普利片10mg/d、氨氯地平片5mg/d，血压控制在150～160/70～80mmHg。近半年来血压控制可。

【查体】血压130/78mmHg。面色欠华，心肺听诊无异常，腹软无压痛，双肾区无叩击痛。颜面及双下肢无明显凹陷性水肿。

【辅助检查】今日门诊复查：尿蛋白（+），血肌酐209μmol/L，血尿酸725μmol/L。

【诊断】中医诊断：虚劳（脾肾亏虚，风湿内扰证）。

西医诊断：1.慢性肾炎，尿酸性肾病，慢性肾脏病4期；2.原发性高血压。

【辨证分析与立法】患者系中年男性，平素饮食不节，饱食膏粱厚味，又兼劳累过度，脾胃俱伤，中气亏虚。脾失健运，清阳不能"出上窍""发腠理""实四肢"，可见头晕乏力，四肢无力等症；湿邪内停，则见腰腿沉重，大便溏黏、挂厕，苔腻脉濡；胃失和降，则胃脘胀满、嗳气；风湿相合，内陷于肾，则尿中泡沫增多；湿浊蕴热，阻滞关节，可见足部关节红肿疼痛。病性属虚实夹杂，以脾肾亏虚为本，风湿内扰及湿浊蕴热为标。处方拟标本兼治，健脾补肾，兼以祛风除湿，清热利湿。

【处方】防己黄芪汤加减。

生黄芪 20g，汉防己 20g，炒白术 12g，茯苓 30g，薏苡仁 30g，佛手 10g，厚朴花 9g，焦六神曲 15g，徐长卿 15g，鬼箭羽 12g，豨莶草 20g，炒白芍 12g，熟地黄 15g，黄柏 10g，蒲公英 30g，炙甘草 9g。

28 剂，日 1 剂，文火煎至 300mL，分早晚两次温服。

处方以生黄芪、炒白术、茯苓、薏苡仁、佛手、厚朴花、焦六神曲等益气健脾，和胃化湿；熟地黄、炒白芍补肾；汉防己、徐长卿、鬼箭羽、豨莶草等祛风湿；黄柏和蒲公英清利湿热毒邪。全方重在益气健脾，以扶正为主；兼祛风湿、清湿热，以治疗其标。

【医嘱】注意休息，勿疲劳，防感冒。优质低蛋白低嘌呤饮食。避免使用肾毒性药物。

【二诊】2020 年 5 月 21 日。

患者诉乏力倦怠及腰腿酸沉减轻，胃胀不适缓解，大便略溏黏，近来痛风未发。舌淡，苔薄腻略减，脉濡。复查：尿蛋白（±），尿红细胞（－），尿比重 1.020。血肌酐 189μmol/L，血尿酸 776μmol/L。患者饮食控制不佳，嘱其加强饮食控制。周师认为前方有效，故仍守前方，因痛风已不发，去蒲公英，加党参，加强益气健脾之功效。

生黄芪 20g，汉防己 20g，炒白术 12g，茯苓 30g，薏苡仁 30g，佛手 10g，炒党参 15g，焦六神曲 15g，徐长卿 15g，鬼箭羽 12g，豨莶草 20g，炒白芍 12g，熟地黄 15g，黄柏 10g，炙甘草 9g。

28 剂，日 1 剂。医嘱如前。

【三诊】2020 年 7 月 16 日。

患者仍诉倦怠乏力，口干明显，无腰酸，仍感腿沉，偶尔胃胀不适，近来痛风未发。舌淡、苔薄腻略减，脉濡。复查：尿蛋白（－），尿红细胞 2 ～ 3 个 /HP，尿比重 1.020。血肌酐 164μmol/L，血尿酸 708μmol/L。

患者症状好转，血肌酐持续下降，肾功能好转，前方治疗有效。周师仍以益气健脾为主，前方中黄芪加量至30g，并加知母20g，以防黄芪甘温助热之弊；去甘草之甘壅助湿，加当归以助养血；加牛膝引药下行。28剂。嘱患者进一步加强饮食控制。

此后患者每月1次到门诊随访，中药以前方加减治疗，病情稳定。2020年9月10日复诊，尿蛋白（-），血肌酐147μmol/L，尿酸448μmol/L。目前仍在继续随访与治疗中。

【按语】本患者临床表现为头晕乏力，易于疲劳，饱食后胃脘胀满，嗳气，腰腿沉重，酸软无力，大便溏黏，舌淡红，苔薄白腻，脉濡，为一派脾肾亏虚夹湿之征象，此为病机之核心。此外，患者尿中有泡沫，尿检有蛋白，此为风湿内扰于肾之征象；而患者足部痛风时有发作，局部略红肿，以及血中尿酸和肌酐等毒素明显升高，提示他尚有湿热浊毒内蕴。

周师认为，在传统中医学重视脉证等宏观辨证的基础上，参考现代医学的化验检查，甚或是病理检查等微观指标，可以使辨证论治更加全面和深入。

在治疗上，周师以防己黄芪汤加味，益气健脾、祛风除湿为主；针对湿热浊毒，加用黄柏、蒲公英以清热利湿解毒。待其湿热浊毒好转，痛风缓解后，逐渐增加黄芪、党参等的用量，加强益气健脾之功，同时加用知母，在清热利湿的同时，监制党参、黄芪的甘温之性，防其助热之弊。

在慢性肾病的治疗中，对患者进行饮食和营养的指导，嘱其加强饮食控制也非常重要。本患者平素饮食不节，嗜食膏粱厚味，虽经非布司他等降尿酸药物治疗，血尿酸仍一直控制不佳，痛风反复发作，血肌酐亦久治不降。后来经过周师反复宣教和强调，患者在饮食控制上才有所改观。这说明在治疗过程中，加强饮食控制是医患双方都要重视的事情。

第十节 狼疮性肾炎

病案 1 狼疮性肾炎（Ⅳ型）

【一般情况】毛某，女，36 岁。

【初诊日期】2019 年 1 月 29 日。发病节气：大寒。

【主诉】双下肢浮肿 3 周。

【病史及症状】患者 3 周前无明显诱因出现双下肢浮肿，当时无尿频、尿急、尿痛，无明显尿量减少和夜尿增多，无口、眼、鼻干燥，无皮肤瘀斑瘀点，无明显颧部红斑、口腔溃疡、关节痛、脱发、光过敏等，来我院就诊。

来诊时可见双下肢中度浮肿，面色萎黄，自诉腰膝酸软，伴乏力、纳差，大便溏薄。舌质淡胖，苔薄白，脉沉细。

【查体】心肺听诊无异常，腹软无压痛，双肾区无叩击痛，双下肢中度凹陷性水肿。

【辅助检查】尿常规：蛋白（+++），红细胞（+）。24 小时尿蛋白定量 2.26g。血常规：白细胞计数 $7.08×10^9$/L，血小板 $190×10^9$/L，血红蛋白 103g/L。血生化：白蛋白 26.9g/L，肌酐 60μmol/L，尿素氮 10.94mmol/L。抗核抗体谱测定：抗核抗体 1∶160，抗 ds-DNA 抗体（+），抗 Sm 抗体（+）。体液免疫：补体 C3 22mg/dL。肾穿刺病理检查结果：22 个肾小球，其中 1 个小球大型细胞纤维性新月体形成伴包氏囊断裂，1 个小球节段性细胞纤维性新月体形成，其余肾小球体积增大，病变为弥漫性毛细血管内增生及中性粒细胞浸润，系膜细胞轻中度增生，系膜基质轻中度增生，Masson 染色内皮下条块状嗜复红蛋白沉积，即"白金耳"形成及部分毛细血管内微血栓形成。肾间质少量纤维化，灶性水肿，灶性淋巴细胞、单核细胞、浆细胞浸润（＜25%），肾小管少量萎缩，肾小管上皮细胞浊肿、颗粒、空泡变性（+），蛋白管型

（+），红细胞管型（+），部分小动脉壁增厚伴内皮细胞增生肿胀。IF：6个小球；IgA（+++），IgG（+++），IgG1（+++），IgG2（+++），IgG3（-），IgG4（+），IgM（+++），C3（+++），C4（+）~（++），C1q（+++），F（+）~（++），κ（++），λ（+++）。间接免疫荧光（IIF）：HBsAg（-），HBcAg（-），IV型胶原α5基底膜连续阳性。免疫组化（IHC）：PLA2R（-）；刚果红染色（-）；消化后刚果红染色（-）。病变符合狼疮性肾炎（IV型），IV-G（A）活动性病变，弥漫性球性增生性LN。

【诊断】中医诊断：水肿（脾肾亏虚，风湿内扰，瘀血阻络）。

西医诊断：系统性红斑狼疮，狼疮性肾炎（IV型）。

【辨证分析与立法】该患者面色萎黄，腰膝酸软，乏力纳差，大便溏薄，舌质淡胖，苔薄白，脉沉细，此为脾肾两虚之征象。正虚邪袭，风邪与湿邪相合，乘虚内扰，肾络瘀痹。肾失气化，水湿内停，故见浮肿；肾失封藏，精微下泄，故尿中有蛋白和红细胞漏出。病性虚实夹杂，以脾肾亏虚为本，风湿瘀阻为标。治拟补肾健脾，祛风除湿，活血化瘀。

【处方】防己黄芪汤加减。

黄芪15g，党参12g，炒白术12g，怀山药15g，汉防己12g，穿山龙30g，豨莶草12g，桑寄生12g，杜仲12g，积雪草15g，赤芍12g，茯苓15g，薏苡仁30g，陈皮12g。

14剂，日1剂，文火煎至300mL，分早晚两次温服。

处方以黄芪、党参、炒白术、怀山药益气健脾，桑寄生、杜仲补肾强筋骨，汉防己、穿山龙、豨莶草祛风胜湿，积雪草、赤芍活血化瘀，茯苓、薏苡仁利水消肿，陈皮理气化湿。

西药治疗方面，予泼尼松龙片50mg，qd；羟氯喹片0.2g，bid。

【医嘱】重视休息，避免劳累，低盐低脂适量优质蛋白饮食，避风寒，适寒温，调畅情志，避免日光照射。

【二诊】2019年2月12日。

患者双下肢水肿消退，感觉肩臂酸痛。舌质红，苔薄白，脉沉细。复查尿常规：蛋白（++），红细胞（+）。血生化：白蛋白30.2g/L，肌酐

74μmol/L，尿素氮 8.06mmol/L。血常规：白细胞计数 16.38×10⁹/L，血小板 457×10⁹/L，血红蛋白 126g/L。

根据患者水肿消退，白细胞计数较高，肩臂酸痛，故周师于前方中去茯苓、薏苡仁，加桑枝 12g，丝瓜络 12g，以祛风湿、利关节；加蒲公英 30g，连翘 12g，以清热解毒。28 剂。

西药治疗方面，予泼尼松龙片 50mg，qd；羟氯喹片 0.2g，bid。

【三诊】2019 年 3 月 12 日。

患者乏力纳差、腰膝酸软均缓解，稍感咽痛。舌质红，苔薄白，脉细数。复查尿常规：蛋白（±），红细胞（+）。血生化：白蛋白 40.1g/L，肌酐 71μmol/L，尿素氮 6.05mmol/L。血常规：白细胞计数 23.15×10⁹/L，血小板 389×10⁹/L，血红蛋白 123g/L。CRP、PCT 在正常范围内。

患者病情缓解，但白细胞计数进一步升高，大剂量激素应用后，有免疫抑制的副作用，使患者的抵抗力减弱，增加了感染的风险。此时患者尿蛋白已基本转阴，但出现咽痛，为预防感染，故前方去党参、白术、山药，加太子参 12g，北沙参 12g，麦冬 12g，生地黄 30g，黄芩 12g，旨在养阴清热、祛风除湿。14 剂。

西药治疗方面，予泼尼松龙片 45mg，qd；羟氯喹片 0.2g，bid。

【四诊】2019 年 3 月 26 日。

患者无明显不适。舌质红，苔薄白，舌尖有瘀点，脉细数。复查尿常规：蛋白（−），红细胞（++）。血生化：白蛋白 42g/L，肌酐 62μmol/L，尿素氮 6.37mmol/L。血常规：白细胞计数 22.18×10⁹/L，血小板 414×10⁹/L，血红蛋白 126g/L。

患者尿检仍有红细胞，舌尖有瘀点，血小板一直处于较高水平，故前方去连翘、黄芩，加大蓟 15g，小蓟 15g，莪术 12g，加强凉血止血、活血化瘀之功效。处方如下：

黄芪 15g，汉防己 12g，太子参 12g，北沙参 12g，麦冬 12g，生地黄 30g，穿山龙 30g，豨莶草 12g，桑枝 12g，丝瓜络 12g，积雪草 15g，赤芍 12g，桑寄生 12g，杜仲 12g，陈皮 12g，蒲公英 30g，大蓟 15g，小蓟 15g，莪术 12g。14 剂。

西药治疗方面，予泼尼松龙片 40mg，qd；羟氯喹片 0.2g，bid。

此后患者每半个月就诊一次，治疗均以祛风除湿、养阴清热、凉血活血汤药为主。激素逐渐减量至小剂量维持，羟氯喹片 0.2g，bid 维持治疗。2021 年 10 月 26 日，复查抗核抗体谱测定：抗核抗体 1∶20，抗 ds-DNA 抗体（－），抗 Sm 抗体（－）。体液免疫：补体 C3 87mg/dL。尿常规：蛋白（－），红细胞（－）。血生化：白蛋白 43g/L，肌酐 78μmol/L，尿素氮 5.12mmol/L。血常规：白细胞计数 $14.36×10^9/L$，血小板 $400×10^9/L$，血红蛋白 133g/L。随访至今，患者病情稳定，未复发。

【按语】本患者患有系统性红斑狼疮、狼疮性肾炎，临床表现以水肿为主，故中医诊断为水肿。《灵枢·百病始生》云："风雨寒热，不得虚，邪不能独伤人。"《素问·至真要大论》又指出："诸湿肿满，皆属于脾。"脾肾亏虚为本病的发病基础，而本患者又以脾肾气虚为主。脾虚失运，水湿内停；肾虚失化，开阖不利，发为水肿。"风为百病之长"，常兼他邪发病；湿为阴邪，性趋下，易袭阴位。风邪与湿邪相合，乘虚袭扰肾脏。风性开泄，内扰于肾，肾失封藏；湿邪困脾，脾不升清，中气下陷，则精微下泄，可见蛋白尿。本患者素体脾肾气虚，湿邪内生，外感风邪与内生湿邪相合，侵袭肾脏，故发为本病。

从微观辨证来看，本患者舌尖瘀点、血小板升高及病理检查见"部分毛细血管内微血栓形成"，是瘀血、癥瘕的表现。周师认为风湿、瘀血是本病的两大病理因素，贯穿疾病始终。《素问·调经论》提出："瘀血不去，其水乃成。"张仲景也曾提出"血不利则为水"的论断。故治疗本病以补脾益肾、祛风除湿、活血化瘀为宗旨。

对于系统性红斑狼疮、狼疮性肾炎高度活动期的患者，糖皮质激素和免疫抑制剂是基础用药。本患者为狼疮 IV 型，处于病变活动期，病情属于中重度。对于此类型的疾病，想要控制住病情，一般只用激素联合羟氯喹是远远不够的，需要加用环磷酰胺、吗替麦考酯等较强的免疫抑制剂。但患者使用激素后，容易出现白细胞计数升高、咽痛、舌红、脉数等表现，稍有不慎便会引起感染，导致疾病复发。这就造成临床上难以找到加药的一个合适契机。此时周师发挥中医药的优势，辨因析源，病证互参，以补益脾肾、祛风除湿、活血化瘀为法治之。针对治疗过程中出现的变化，她则遵从以病为主、缓解兼证的原则，达到了事半功倍的效果。（病理检查结果见附图6。）

病案2　狼疮性肾炎（Ⅳ型）

【一般情况】许某，女，35岁。

【初诊日期】2017年6月20日。发病节气：夏至前1天。

【主诉】乏力、纳差1个月。

【病史及症状】患者于2017年5月出现乏力、纳差，当时无尿频、尿急、尿痛，无明显颧部红斑、口腔溃疡、关节痛、脱发、光过敏等。曾至当地医院就诊，查尿常规：蛋白（++），红细胞（+++）。遂来我院就诊。

来诊时患者感乏力纳差，神疲腰酸，不耐久立，大便溏薄，有泡沫尿。舌红，苔黄腻，脉细数。

【查体】心肺听诊无异常，腹软无压痛，双肾区无叩击痛，双下肢轻度凹陷性水肿。

【辅助检查】复查尿常规：蛋白（+++），红细胞（+++）。24小时尿蛋白定量3.5g。血常规：白细胞计数$3.28×10^9$/L，血红蛋白100g/L，血小板$77×10^9$/L。血生化：白蛋白29.3g/L，肌酐80μmol/L，尿素氮7.15mmol/L。抗核抗体谱测定：抗核抗体1∶160，抗ds-DNA抗体（+），抗Sm抗体（+）。体液免疫：补体C3 25mg/dL。行肾活检术，病理报告：狼疮性肾炎（Ⅳ型），Ⅳ-S（A）活动性病变，弥漫节段性增生性LN。狼疮活动指数评分（SLEDAI）15分。

【诊断】中医诊断：虚劳（气阴两虚证）。

西医诊断：系统性红斑狼疮，狼疮性肾炎。

【辨证分析与立法】患者素体亏虚，脾肾不足，气阴两虚。脾虚失健，运化无力，生化乏源，故见纳差乏力，大便溏薄；肾虚则腰府失养，故腰酸，不耐久立；肾虚不固，精微下泄，则尿中有蛋白和红细胞漏出；阴虚火旺，灼伤肾络，血溢脉外，故见血尿。病属虚劳，以脾肾亏虚，气阴不足为主。治拟健脾补肾，益气养阴。

【处方】参芪地黄汤加减。

黄芪 30g，太子参 15g，炒白术 12g，怀山药 15g，熟地黄 12g，枸杞子 15g，桑寄生 12g，杜仲 15g，薏苡仁 30g，茯苓 15g，大蓟 15g，小蓟 15g，扁豆花 6g，木香 6g。

14 剂，日 1 剂，文火煎至 300mL，分早晚两次温服。

处方以黄芪、太子参、炒白术、怀山药补气健脾；熟地黄、枸杞子、怀山药养阴补肾；桑寄生、杜仲补肾强筋骨；薏苡仁、茯苓利水消肿；大蓟、小蓟凉血活血；扁豆花、木香化湿和胃。

西药治疗方面，予泼尼松龙片 50mg，qd。

【医嘱】注意休息，避免劳累，低盐低脂适量优质蛋白饮食，避风寒，适寒温，调畅情志。

【二诊】2017 年 7 月 4 日。

患者乏力纳差、神疲腰酸等症状好转，但仍可见泡沫尿。舌质红，苔转薄黄，脉细数。复查尿常规：蛋白（++），红细胞（++）。血常规：白细胞计数 5.81×10^9/L，血红蛋白 104g/L，血小板 130×10^9/L。血生化：白蛋白 33.1g/L，肌酐 78μmol/L，尿素氮 8.65mmol/L。

患者舌苔由腻转薄，乏力腰酸缓解，故前方去薏苡仁、扁豆花、桑寄生，加金樱子 15g，覆盆子 12g，芡实 12g，加强补肾固摄之功效，以减少蛋白流出，28 剂。

西药治疗方面，予泼尼松龙片 50mg，qd；羟氯喹片 0.2g，bid。患者拒绝增用其他免疫抑制剂。

【三诊】2017 年 8 月 1 日。

患者神疲乏力已缓解，无泡沫尿，但出现尿频、尿急症状，小便次数约 12 次 / 日。复查尿常规：蛋白（++），红细胞（++），白细胞（+）。血常规：白细胞计数 6.0×10^9/L，血红蛋白 109g/L，血小板 156×10^9/L。血生化：白蛋白 36.3g/L，肌酐 81μmol/L，尿素氮 8.13mmol/L。

患者有尿频、尿急，尿液中有白细胞，乃湿热内扰膀胱所致，故前方去金樱子、覆盆子、芡实，加瞿麦 12g，萹蓄 12g，知母 15g，黄柏12g，泽兰12g，车前草12g，蒲公英30g，旨在在益气养阴的基础上清热化湿、利水通淋。告知患者多饮温水，忌憋尿，注意休息，避免劳累。处方如下：

黄芪30g，太子参15g，炒白术12g，怀山药15g，熟地黄12g，枸杞子15g，杜仲15g，茯苓15g，大蓟15g，小蓟15g，木香6g，瞿麦12g，萹蓄12g，知母15g，黄柏12g，泽兰12g，车前草12g，蒲公英30g。14剂。

西药治疗方面，予泼尼松龙片45mg，qd；羟氯喹片0.2g，bid。

【四诊】2017年8月15日。

患者诉尿频、尿急症状虽有所缓解，但排尿时不适感未完全消除。久卧久立后，仍感腰酸乏力。舌质红，苔薄黄，脉沉细。复查尿常规：蛋白（＋），红细胞（－），白细胞（±）。血常规：白细胞计数$6.67×10^9$/L，血红蛋白112g/L，血小板$160×10^9$/L。血生化：白蛋白38.4g/L，肌酐78μmol/L，尿素氮6.33mmol/L。

《医学正传》云："肾虚极而淋者，当补肾精而利小便，不可独用利水药。"患者出现淋证的表现，本质上与肾虚有关。前方应用清热、利湿、通淋之药后，尿频、尿急症状虽已减轻，但不能完全缓解，此时应加强补肾精之力，并减轻燥湿之剂，故前方去知母、黄柏、泽兰；因复查尿红细胞已转阴，故去大蓟、小蓟，加山茱萸12g，黄精12g以补肾益精。处方如下：

黄芪30g，太子参15g，炒白术12g，怀山药15g，熟地黄12g，枸杞子15g，杜仲15g，山茱萸12g，黄精12g，茯苓15g，木香6g，瞿麦12g，萹蓄12g，车前草12g，蒲公英30g。14剂。

西药治疗方面，予泼尼松龙片40mg，qd；羟氯喹片0.2g，bid。

【五诊】2017年8月29日。

患者已无排尿不适感，无腰酸乏力。舌质红，苔薄黄，脉沉细。复查尿常规：蛋白（＋），红细胞（－），白细胞（－）。血常规：白细胞计数$8.32×10^9$/L，血红蛋白116g/L，血小板$158×10^9$/L。血生化：白蛋白39.1g/L，肌酐75μmol/L，尿素氮5.75mmol/L。

患者已无尿路感染症状，故前方去瞿麦、萹蓄、车前草、蒲公英，治以健脾补肾为主。处方如下：

黄芪30g，太子参15g，炒白术12g，怀山药15g，熟地黄12g，枸杞子15g，杜仲15g，山茱萸12g，黄精12g，茯苓15g，木香6g。14剂。

西药治疗方面，予泼尼松龙片35mg，qd；羟氯喹片0.2g，bid。

患者服前方后，诸症安和。此后，每半个月就诊一次，治以益气养阴、补肾固摄为主，西药以小剂量激素维持。2021年10月12日，复查尿常规：蛋白（-），红细胞（-），白细胞（-）。血常规：白细胞计数5.6×10⁹/L，血红蛋白116g/L，血小板165×10⁹/L。血生化：白蛋白40.3g/L，肌酐78μmol/L，尿素氮6.33mmol/L。抗核抗体谱测定：抗核抗体1：20，抗ds-DNA抗体（-），抗Sm抗体（-）。体液免疫：补体C3 90mg/dL。随访至今，患者病情稳定，未复发。

【按语】本患者罹患系统性红斑狼疮、狼疮性肾炎，临床表现以乏力纳差、神疲腰酸等为主症，故中医诊断为"虚劳"，辨证以脾肾气阴两虚为主。患者脾虚不运，化源不足，故出现乏力、纳差、神疲，白细胞、血小板、血红蛋白降低等表现。脾虚失运，清阳不升；肾气不足，固摄无力，致精微下泻，则见蛋白尿。肾阴亏虚，虚火内生，灼伤肾络，故见血尿。

周师认为，在对本患者的治疗过程中，应注重"补益脾肾"。因肾为先天之本，脾为后天之本，先后天之本不败，则虚损状态终能得以消除。

当遇到湿热之邪侵袭下焦，引起淋证发作时，应加强清热、利湿、通淋之力，但不可多用、久用，俟症状稍缓解，便可减轻用药量，以防燥湿之剂进一步耗伤阴液。

本患者之总病机为虚，周师治疗以"补益脾肾"贯穿始终，此乃治病求本之法，如此方获良效。

病案3 系统性红斑狼疮、狼疮性肾炎

【一般情况】刘某，女，49岁。

【初诊日期】1993年12月2日。发病节气：大雪前6天。

【主诉】反复发热、浮肿 7 年，再发伴面部红斑 5 天。

【病史及症状】患者 7 年前出现发热、浮肿。5 年前，曾因"反复发热伴浮肿 2 年"于外院就诊，诊断为"系统性红斑狼疮、狼疮性肾炎"，予足量激素及免疫抑制剂治疗后，病情缓解。此后在服药期间，曾多次发生肺部感染；减药过程中，也因上呼吸道感染，导致病情复发。目前患者使用泼尼松龙 45mg，清晨顿服，单日；12.5mg，清晨顿服，双日。并用羟氯喹 0.2g, bid。5 天前患者再次出现发热、面部红斑及下肢浮肿，遂来周师门诊就诊。

来诊时患者自觉发热，面部红斑，下肢水肿，口舌生疮，口干烦渴。舌质红绛，苔薄黄，脉数。

【查体】T 37.4℃，面部散在红斑，口腔黏膜及舌体多发溃疡，心肺听诊无异常，腹软无压痛，双肾区无叩击痛，双下肢中度凹陷性水肿。

【辅助检查】尿常规：蛋白（+++），红细胞（++）。24 小时尿蛋白定量 2.95g。血肌酐 75μmol/L。抗核抗体谱测定：抗核抗体 1∶160，抗 ds-DNA 抗体（+），抗 Sm 抗体（+）。

【诊断】中医诊断：阴阳毒（热毒炽盛证）。

西医诊断：系统性红斑狼疮，狼疮性肾炎。

【辨证分析与立法】本病缘由患者素体肾虚，热毒侵袭，灼伤血络，瘀血、水饮内生，故见面部红斑及肢体水肿；发热，口舌生疮，舌红脉数，皆为热毒之象。治拟清热解毒，利水化瘀。

【处方】清热解毒汤加减。

白花蛇舌草 30g，蒲公英 30g，金银花 15g，青蒿 15g，生地黄 20g，玄参 15g，牡丹皮 15g，紫草 12g，赤芍 12g，当归 15g，麦冬 12g，茯苓 30g，猪苓 15g，佛手 12g。

14 剂，日 1 剂，文火煎至 300mL，分早晚两次温服。

处方以白花蛇舌草、蒲公英、金银花、青蒿清热解毒，生地黄、玄参、牡丹皮、紫草、赤芍清热凉血，当归补血活血，麦冬养阴清热，茯苓、猪苓利水消肿，佛手理气化湿。

西药治疗方面，予泼尼松龙 50mg, qd；雷公藤多苷片 10mg, tid；

羟氯喹片 0.2g，bid。

【医嘱】注意休息，避免劳累，低盐低脂适量优质蛋白饮食，避风寒，避免日光照射，适寒温，调畅情志。

【二诊】1993 年 12 月 16 日。

患者发热、红斑及下肢水肿消退，感觉乏力倦怠，口干咽痛，时有咳嗽，五心烦热。舌质红，苔薄黄，脉细数。复查尿常规：蛋白（++），红细胞（+）。血肌酐 78μmol/L。

患者发热、红斑、下肢水肿虽消退，但有乏力倦怠，口干咽痛，咳嗽，五心烦热等表现，表明热毒虽已解，但余热未清，此时证候以气阴两虚为主，治当以益气养阴、清热止咳为主，上方去白花蛇舌草、蒲公英、金银花、牡丹皮、紫草、当归、赤芍、佛手、茯苓、猪苓，加黄芪30g，太子参 15g 益气养阴，加南沙参 15g，干芦根 30g 养阴清肺，加黄芩 12g，枇杷叶 15g 清肺止咳。处方如下：

黄芪 30g，太子参 15g，青蒿 15g，生地黄 20g，玄参 15g，麦冬12g，南沙参 15g，干芦根 30g，黄芩 12g，枇杷叶 15g。28 剂。

西药治疗方面，予泼尼松龙 50mg，qd；雷公藤多苷片 10mg，tid；羟氯喹片 0.2g，bid。

【三诊】1994 年 1 月 13 日。

患者安和，诸症不显，劳累后稍感腰酸乏力。复查尿常规：蛋白（+），红细胞（−）。血肌酐 69μmol/L。24 小时尿蛋白定量 0.65g。

前方去青蒿、黄芩、枇杷叶，加怀牛膝 15g，桑寄生 15g，杜仲12g，补肾，强筋骨；加金樱子 15g，芡实 15g，在益气养阴的基础上，增强补肾固摄的功效。14 剂。

西药治疗方面，予泼尼松龙 45mg，qd；雷公藤多苷片 10mg，tid；羟氯喹片 0.2g，bid。

此后患者每半个月随访 1 次，治疗以益气养阴、补肺益肾为主。半年后，停用雷公藤多苷片，仍联合小剂量激素维持治疗。2021 年 11 月18 日，复查尿蛋白（−）。抗核抗体谱测定：抗核抗体 1∶20，抗 ds-DNA 抗体（−），抗 Sm 抗体（−）。肾功能正常。至今已随访患者 20 余载，病情稳定，未复发。

【按语】本患者患有系统性红斑狼疮、狼疮性肾炎，临床表现以发热、面部红斑等为主症，故中医诊断为阴阳毒，证属热毒炽盛证。

患者素体肾虚，热毒之邪内侵，灼伤肾络，故见面部红斑、血尿；瘀血内阻，津液运行不畅，故见水肿。肾虚封藏失司，精微下泄，故可见蛋白尿。

在对本患者的治疗过程中，应注重分期治疗：急性期应"血水并治"，缓解期应"肺肾同治"。

患者初诊时，处于热毒炽盛之急性期。热毒之邪耗气动血，气虚则津液运行失畅，聚于体内则为水饮；热灼血络，血溢脉外，瘀血内生。水饮内停可影响血液运行，瘀血内阻亦可导致津液不能正常运行。《灵枢·决气》曰"中焦受气取汁，变化而赤，是谓血"，表明津血同源，两者互为因果，互罹互累。因此，临证治疗除了清热解毒，更应兼顾利水和化瘀，做到"血水并治"。

追溯病史，患者来诊前，曾多次因肺部感染、上呼吸道感染导致治疗终止或病情复发，常有咽干、咳嗽等症状，提示其有肺虚的表现。故缓解期的治疗，在益肾的基础上，不能忽视补肺。所谓"正气存内，邪不可干"，肺卫得固，则人体不易受外邪侵犯。补肺治疗在改善症状的同时，还增强了体质，不再因他病导致病情反复，因而随访患者20余载，疾病未曾复发。

病案4 狼疮性肾炎Ⅳ期活动期、急性肾衰竭

【一般情况】张某，女，44岁。

【初诊日期】2002年10月15日。发病节气：寒露后7天。

【主诉】反复浮肿2年，发热、少尿、失明3天。

【病史及症状】患者在2年前，无明确诱因出现两下肢水肿及面部红斑，赴杭州某医院就诊，做尿常规检查：Pro(++)。查抗核抗体1:320，抗Sm(+)。遂诊断为系统性红斑狼疮，狼疮性肾炎。曾予泼尼松片15mg，每日1次，间歇治疗约半年，症状缓解不明显。3天前，患者出现发热、少尿、失明，查血肌酐为254μmol/L。

现患者双眼失明，诉自感发热，乏力疲倦，尿少，颜面及双下肢浮肿，胃纳欠佳。舌质淡红，苔白，脉略数。

【查体】T38℃，BP 180/120mmHg，两肺呼吸音粗糙，未闻及干湿性啰音，心率92次/分，律齐。腹软，无压痛。双下肢水肿。

【辅助检查】血常规：WBC3.3×10^9/L，N58%，Hb55g/L，PLT62×10^9/L。血培养（－）。C反应蛋白及血凝分析在正常范围。尿常规：Pro（++++），RBC（+++）。24小时尿蛋白定量10.1g。血生化检查：Scr 450μmol/L，BUN 20.3mmol/L，Alb 20g/L，TCH 4.63mmol/L，TG 2.21mmol/L，ALT 24u/L，Ccr6.15mL/min，尿渗透压295mOsm·kg^{-1}·H$_2$O^{-1}。抗核抗体全套：ANA 1：320，抗Sm（+），抗dsDNA（+），抗PNP（+）。胸片：两肺间质性病变。眼底会诊：双眼视网膜多支动脉阻塞。双肾B超：左肾大小为12.6cm×6.2cm×5.3cm，右肾大小为11.5cm×6.3cm×4.8cm，实质均为1.3cm。肾脏病理报告（光镜）：可见14个肾小球，病变为弥漫性系膜细胞中重度增生伴节段性毛细血管内增生，系膜基质中度增多，Masson染色系膜区、内皮下可见块状嗜复红蛋白沉积，血栓形成。肾间质灶性纤维化，间质中散在较多淋巴细胞、单核细胞浸润，肾小管灶性萎缩，部分肾小管上皮浊肿，空泡变性，个别小血管增厚。免疫荧光：IgA（+）、IgG（+）、IgM（+）、C3（++）、C4（+）、C1q（+）。

【诊断】中医诊断：阴阳毒，虚劳，目盲（气阴亏虚，湿热内蕴，脉络瘀痹）。

西医诊断：1.系统性红斑狼疮，狼疮性肾炎（Ⅳ－活动期），急性肾衰竭；2.双眼失明（双眼视网膜多支动脉阻塞）；3.两肺间质性病变。

【辨证分析及立法】患者系中年女性，先天禀赋不足，肾气亏虚，兼风湿之邪内扰四肢百骸，正邪相争则发热，内扰于肾则肾失封藏，精微物质从尿中下泄，久之肾气阴两虚。肾失开阖，湿浊内停，肾络瘀痹，瘀血内阻。邪毒上攻双目，则突发双目失明。舌脉均合气阴亏虚、湿浊瘀阻。病性属本虚标实，以气阴亏虚为本，湿浊瘀阻为标。治拟益气养阴，化湿行瘀。

【处方】复方积雪草加减。

黄芪 30g，太子参 30g，生地黄 30g，炒白芍 10g，何首乌 30g，茯苓 30g，桃仁 10g，制大黄 10g，落得打 30g，六月雪 30g。

14 剂，日 1 剂，分早晚煎服。

方中黄芪、太子参、生地黄、炒白芍、何首乌等益气养阴（血），茯苓健脾除湿，桃仁、制大黄、落得打、六月雪等活血行瘀泄浊。

西药予甲基泼尼松龙针 0.5g，共 6 次，冲击治疗（0.5g，qod，共 3 次，14 天后重复 1 次）。冲击治疗间歇期及冲击后，予泼尼松片 60mg，qd；患者发热，CT 检查提示两肺间质性改变，不能排除感染，故同时予头孢类抗生素治疗；同时服用钙离子拮抗剂及可乐定片，以降低血压。

【医嘱】注意休息，避免使用肾毒性药物。

【二诊】

患者经上述治疗 1 个月后，肾功能及血常规检查恢复正常，双眼视力亦恢复正常，尿蛋白为（++）。治以滋阴明目行瘀，处方如下：

生地黄 30g，枸杞子 15g，山茱萸 15g，墨旱莲 15g，女贞子 12g，知母 12g，炒白芍 12g，炒赤芍 12g，落得打 15g，怀牛膝 15g，佛手 12g，茯苓 12g。

14 剂，日 1 剂，分早晚煎服。

泼尼松片 60mg，qd，连用 2 个月。继续护胃、补钙、降压等对症处理。嘱患者注意休息，避免使用肾毒性药物。

2 个月后患者复诊，抗核抗体全套均为阴性，尿蛋白亦为阴性。此后，泼尼松逐渐减量，目前为 20mg，qod，同时继续服中药治疗，病情一直稳定。

【按语】狼疮性肾炎（LN）合并急性肾衰竭及急性视网膜病变，是系统性红斑狼疮（SLE）严重的并发症，治疗难度大，死亡率较高。

针对本患者，周师总结，其病程为 2 年，发病以来未做正规治疗，病情进展十分迅速，短期内出现发热、少尿、失明、肾功能进行性下降；血常规检查示"三系"减少，两肺有间质性病变，双眼视网膜有多处动脉阻塞；狼疮活动标记物阳性，双肾大小正常。住院期间，患者经用泼尼松片合并抗生素治疗，体温降至正常，立即行肾穿刺，肾病理检查提示有狼疮活动，遂再予甲基泼尼松龙冲击治疗为主，同时配合中药治疗，取得了满意的疗效。

临床中，当LN患者出现发热及肺部间质性病变时，必须明确是否存在感染，是否有狼疮活动。一般可以根据血常规、C反应蛋白、血培养等来鉴别。但是，临床上有时鉴别有一定的困难，同时还存在感染与狼疮活动兼而有之的情况。本患者以狼疮活动为主，故入院后即予激素治疗，为了防止感染、尽早行肾活检，故同时运用抗生素治疗，这样处理较为安全。

LN患者一旦出现肾衰竭，如双肾未见缩小，应立即予以肾活检以明确诊断，了解病情的活动度。目前认为，LN患者发生肾衰竭，有些是可逆性尿毒症。特别是那些短期内发生肾衰竭，影像学显示双肾不缩小，病理检查示LN有活动性改变的弥漫增生性肾小球病变、急性间质性炎性细胞浸润等的患者，如能及时治疗，可加速肾组织炎症的消退，从而使病情迅速好转，防止发展至肾小球硬化等不可逆病变。周师对本患者及时应用了甲基泼尼松龙短程冲击疗法为主的治疗，对控制病情、逆转肾功能起到了关键的作用。

如按常规治疗，可以同时应用免疫抑制剂以增加疗效。但本患者因"三系"减少而无法使用。

视网膜血管性疾病是SLE对视力威胁最大的并发症，亦是狼疮活动的标志。它可以发生在视网膜中央动脉或其他分支，最常见的是多个动脉阻塞的多灶性病变。如能及时予以激素等治疗，可以使视网膜血管病变缓解，使视力恢复。

周师指出，中医认为本病属本虚标实，其本虚为气阴两虚，标实为湿浊瘀阻，治则以益气养阴、行瘀泄浊为主。待病情稳定后，治以滋阴明目行瘀。中药在控制狼疮活动病变方面虽不及激素，但在巩固疗效、减少激素的副作用、减少疾病复发方面有独特的优势。

病案5　重症狼疮性肾炎合并多脏器功能衰竭

【一般情况】周某，女，26岁。

【初诊时间】2004年2月17日。发病节气：立春后3天。

【主诉】浮肿1周，发热、咳嗽、气急2天。

【病史及症状】患者在1周前，无明确诱因出现双下肢浮肿，未及时就医。近2天来，又出现发热、咳嗽、气急，即来本院就诊而收治入院。患者既往有不规律的关节疼痛史，未曾治疗。

刻下：患者自感发热，烦躁口渴，胸闷气喘，咳嗽咳痰，不能平卧，头晕欲吐，心慌心悸，尿少而肿，大便秘结。舌质红，苔黄，脉洪数。

【查体】T38℃，P100次/分，R32次/分，BP150/100mmHg，SaO_2 88%。气急貌，端坐位，颈静脉无怒张。两肺呼吸音低，右侧肺底部可闻及湿性啰音。心界左大，心率100次/分，律齐。腹软，肝脾未及，移动性浊音（＋）。双下肢明显凹陷性水肿。

【辅助检查】血常规：WBC5×10^9/L，N72%，Hb8.9g/L，PLT 150×10^9/L，ESR70mm/h。尿常规：Pro（＋＋＋＋），RBC（＋）。24小时尿蛋白定量4.4g。血生化：ALT 34u/L、Alb 14g/L、Scr 260μmol/L、BUN 20.6mmol/L、Ccr 16.4mL/min，UA 537mmol/L。自身抗体检查：ANA 1：320，抗双链DNA抗体（＋），抗ENA抗体（＋），抗RNP抗体（＋），抗Sm抗体（＋）。免疫球蛋白：IgG 671mmol/L（1880mg/dL），IgA19mmol/L（53.7mg/dL），IgM 20mmol/L（57.6mg/dL），补体C3 14mmol/L（40.3mg/dL），补体C4 3.57mmol/L（10mg/dL），CRP 3mmol/L（8.60mg/dL）。胸水常规：比重1.016，李凡他试验（＋），细胞数650个，淋巴细胞占60%，胸水ADA及CEA均为正常范围。血抗结核抗体（－），P-ANCA（－），C-ANCA（－），抗心磷脂抗体（－），类风湿因子（－）。痰培养及血培养均为（－）。胸片：两侧胸腔积液（中等量），右下肺片状模糊影。双肾B超：右肾13×7.2×6.4cm，实质1.7cm；左肾12.3×6.5×6.2cm，实质1.5cm。心脏超声检查：心包积液。肾活检病理报告（光镜）：27个小球，其中2个大型细胞性新月体，4个大型细胞纤维性新月体，5个节段性细胞纤

维性新月体形成。其余肾小球病变为弥漫性系膜细胞中重度增生伴节段性毛内增生，系膜基质中重度增多，部分毛细血管基底膜不规则增厚，Masson 染色内皮下块状、上皮下颗粒状嗜复红蛋白沉积。肾间质灶性水肿，间质中灶性淋巴细胞、单核细胞浸润，部分肾小管上皮细胞浊肿。免疫荧光：IgG（++）、IgA（+）、IgM（+）、C3（++）、C4（−）、C1q（+）。电镜：基底膜增厚，上皮下弥漫性块状沉积性，内皮下节段性带状沉积物，系膜重度增生，有大量沉积物，足突广泛融合，微绒毛化。病理诊断：狼疮性肾炎Ⅳ型伴新月体形成（活动期）。头颅磁共振：右侧基底节低密度灶。脑电图：中度异常。

【诊断】中医诊断：阴阳毒，水肿，喘病（风湿热毒炽盛，湿浊内停，痰热壅肺）。

西医诊断：系统性红斑狼疮，狼疮性肾炎（Ⅳ型），急性肾衰竭，狼疮性肺炎，呼吸衰竭Ⅰ型，狼疮性心包炎。

【辨证分析与立法】患者系青年女性，先天禀赋不足，身体羸弱，加之平素起居失调，不慎感受风湿邪毒，袭扰肌肤经脉，迅即内陷脏腑。风湿郁阻，正邪相争，郁阳化热，故见发热、舌红苔黄、脉洪数等热毒炽盛之象；风湿热毒伤肾，肾之气化失司，开阖失度，肾功能急剧下降，精微下泄而水湿浊毒内停，出现尿少水肿，尿中有大量蛋白，血肌酐、尿素氮等急骤升高；热毒酿痰，痰饮与热毒搏结，壅阻肺气，肺失肃降，出现咳嗽咳痰，胸闷喘促，不能平卧；邪热扰心，故见心慌心悸，烦躁不安；若邪毒进一步逆传心包，痰热蒙蔽心窍，则出现昏谵、抽搐之变。邪毒猖獗，病情危急，亟须中西医结合以抢救患者。

周师予甲泼尼松龙针 0.5g/d，静脉冲击治疗，以控制狼疮活动为急务；面罩吸氧，改善低氧血症；同时用头孢哌酮舒巴坦针 0.5g，静脉滴注，q8h，预防感染。

患者目前痰热壅肺，肺失肃降，胸闷喘促，不能平卧为急。急以清肺解毒、化痰通腑为法治疗，恢复肺之肃降功能为先。

【处方】千金苇茎汤合二陈汤加减。

野荞麦根 30g，白花蛇舌草 30g，黄芩 12g，干芦根 30g，冬瓜子

12g，桃仁 12g，浙贝母 12g，前胡 10g，化橘红 9g，竹沥半夏 10g，生蛤壳 15g，茯苓 15g，南沙参 10g，制大黄 10g。

3 剂，日 1 剂，分早晚煎服。

方中野荞麦根、白花蛇舌草、黄芩清肺解毒；干芦根、冬瓜子、桃仁、浙贝母、前胡、化橘红、竹沥半夏、茯苓、生蛤壳等清热化痰、降气平喘（其中干芦根、冬瓜子、桃仁为千金苇茎汤的主要组成药物，擅长清肺化痰、逐瘀排脓，而竹沥、半夏、化橘红、茯苓为二陈汤的主要药物，擅长化痰）；热毒伤阴，用南沙参以养阴生津；其中最妙者，在制大黄一味，不仅泻火解毒，通腑泻浊，给邪毒以出路，而且能釜底抽薪，而助肺气之降，以"肺与大肠相表里"故也。

经上述治疗 3 天后，患者发热已退，咳嗽、气急减轻，呼吸衰竭纠正。遂将激素改为口服泼尼松片 50mg/d 治疗；因血培养、痰培养均为阴性，抗生素即停用。但 1 周后，患者先后两次出现四肢抽搐、口吐白沫、意识丧失，持续癫痫发作。治疗上除用脱水剂及抗癫痫治疗外，第 2 次予以甲泼尼松龙 0.5g/d，静脉冲击治疗 3 天，并且增用环磷酰胺针 0.6g 静注，每半个月 1 次。经上述治疗后，患者的癫痫迅速被控制，嗣后予以泼尼松片 50mg/d，治疗 20 天后，复查相关指标，显示患者肾功能恢复正常，胸腔积液、心包积液均已吸收，肺部病灶消失。

【出院修正诊断】中医诊断：阴阳毒，水肿，喘病，痫证（风湿热毒弥漫，湿浊内停，痰热壅肺，痰蒙心包）。

西医诊断：系统性红斑狼疮，狼疮性肾炎（Ⅳ型），急性肾衰竭，狼疮性肺炎，呼吸衰竭Ⅰ型，狼疮性心包炎，狼疮性脑病，继发性癫痫。

【二诊】

患者神清，精神不振，略感口干，无发热恶寒，无胸闷气喘，下肢不肿，大便略干，小便色清黄，尿量可。舌质略红，苔少，脉细数。患者体内之风湿热毒弥漫已明显控制，痰热壅肺和痰蒙心包诸症已缓解，周师继续予激素和环磷酰胺针治疗，控制狼疮活动，防止风湿热毒弥漫。中药处方以益气养阴、解毒行瘀为主。

【处方】复方积雪草方加减。

生黄芪 30g，何首乌 30g，生地黄 30g，山茱萸 15g，女贞子 15g，墨旱莲 20g，六月雪 30g，莪术 15g，蒲公英 12g，积雪草 30g，桃仁 10g，制大黄 10g。

3 剂，日 1 剂，分早晚煎服。

在泼尼松片 50mg/d 治疗 3 个月后，逐渐开始减量，减至 15mg/d，qd，维持治疗；环磷酰胺冲击治疗总量达 7.2g，已停用。目前患者病情一直稳定，尿常规：Pro（-）～（+）；24 小时尿蛋白定量 0.25g；肾功能正常；自身抗体除 ANA1：20 外，余均为阴性。

【医嘱】节饮食，避风寒，调情志，勿劳累。

【按语】周师指出，本患者系育龄期妇女，临床表现为多系统损害（肾脏、呼吸系统、心脏、中枢神经系统等），伴 ANA、dsDNA 等自身抗体阳性，SLE 诊断明确。但其与一般的 SIE 患者相比，具有起病急、进展快、病情凶险的特点。

患者发病初期即出现急性肾衰竭、呼吸衰竭及心包积液，住院期间又出现癫痫大发作，病情危重，严重危及生命。其肾活检报告显示 LN（Ⅳ型）伴新月体形成（活动期）。周师认为，本病为重型 LN 伴多脏器功能衰竭，只有早期、正确诊断，才能使患者得到及时的救治。在疾病的治疗中，大剂量的激素及环磷酰胺的双冲击疗法，是成功的关键。其目的在于迅速控制狼疮活动，缓解危及生命的严重并发症，保护重要脏器功能，从而使疾病转入维持巩固阶段。

目前在对 SLE 患者的治疗中，虽然十分强调个体化，但对于重症的 SIE 患者，大剂量激素和环磷酰胺双冲击疗法仍是目前公认的有效手段。本患者经上述治疗后，病情迅速转危为安。嗣后以中小剂量激素及免疫抑制剂、中药治疗，病情一直稳定至今。

患者入院时即有发热、咳嗽、气急，伴低氧血症，胸片示双侧胸腔积液伴右下肺片状阴影。其肺部病变是狼疮性肺炎，狼疮性胸膜炎，还是肺部感染？一时难以鉴别。故开始治疗时，将激素与抗生素同时使用。待痰培养、血培养阴性，感染基本排除后，即停用抗生素。这是本病治疗的难点所在。

周师指出，本病初起为"阴阳毒"，风湿热毒猖獗，迅速进展，并发"水肿""喘病""痫证"等危重症。其病机为风湿热毒弥漫，湿浊内停，痰热壅肺，痰蒙心包。以肾虚为本，风湿、热毒、湿浊、痰热、瘀血为标。病变主要累及肺、肾、心包。

患者的整个病程分为两个阶段：发病之初，病情活动时，以风湿热毒弥漫为主，痰热壅肺为急，故在应用激素和免疫抑制剂控制狼疮活动、缓解风湿热毒的同时，中药处方以清肺解毒、化痰通腑为法，缓解其胸闷气喘之急；当狼疮活动缓解时，证候以气阴两虚、浊毒瘀血内停为主，故治疗上以益气养阴、化湿祛瘀为法。这样不仅对改善症状、减少尿蛋白及恢复肾功能均有一定的效果，同时还可以增强激素的疗效，减轻激素的副作用，提高抗体的免疫功能。

周师通过中西医疗法的优势互补，成功抢救了一例重症狼疮患者。该法能明显提高治疗重症 LN 的临床疗效，具有较好的实用价值。

第十一节　ANCA 相关性小血管炎

病案 1　IgA 肾病（系膜增生伴球性及节段性硬化及新月体形成占 9%），ANCA 相关性血管炎

【一般情况】赵某，女，56 岁。

【初诊日期】2017 年 9 月 21 日。发病节气：秋分前两天。

【主诉】乏力 3 个月，发现肾功能异常 1 周。

【病史及症状】患者 1 个月前因感觉乏力，至当地医院就诊，查血白细胞 $3.13×10^9$/L，血红蛋白 102g/L，血小板 $232×10^9$/L；P-ANCA 1：100，MPO 108RU/mL，ANA 1：40，抗 ENA 抗体（+），抗着丝点抗体（+），抗 CCP 抗体（+）；尿常规：蛋白（++），镜检红细胞（+++）；血肌酐 130μmol/L。遂转至我院住院，肾穿刺病理检查提示：IgA 肾病（系膜增生伴球性及节段性硬化及新月体形成占9%）（牛津分型M1EOSITICI）。

患者既往有类风湿关节炎病史10余年，平时间断服用中药治疗，住院期间双手近端指关节仍肿胀不适。经肾穿刺检查后，住院部拟定治疗方案为激素（泼尼松龙片40mg/d）+来氟米特。因患者白细胞偏低，故未加用来氟米特。患者出院后，至周师门诊就诊。

刻下：面色不华，疲倦乏力，口干，腰膝酸软，双手近端指关节肿胀疼痛，恶风，尿色深，寐浅多梦。舌质偏红，苔薄，脉软无力，细而数。

【查体】血压131/90mmHg，心肺听诊无异常，腹软，无压痛、反跳痛，双肾区无叩击痛。颜面及双下肢未见明显浮肿。

【辅助检查】今日复查尿常规：蛋白（-），镜检红细胞（+++），比重1.020。

【诊断】中医诊断：肾风，痹病（气阴两虚，风湿痹阻）

西医诊断：1. IgA肾病（系膜增生伴球性及节段性硬化及新月体形成占9%）（牛津分型M1EOSITICI）；2. ANCA相关性血管炎；3. 类风湿关节炎。

【辨证分析与立法】患者表现为乏力气短、口干少津、舌红少苔、脉细数，为气阴亏虚之体，加之外感风湿之邪，内扰于肾，则出现尿中泡沫增多，肢体水肿，肾病理检查呈现活动性病变；风湿痹阻于关节，则出现关节疼痛不适、伸展不利。病性属本虚标实，虚实夹杂，以气阴两虚为本，风湿痹阻为标。治以益气养阴、祛风除湿通络为法。

【处方】防己黄芪汤合水陆二仙丹合二至丸加减。

生黄芪30g，党参12g，炒白术12g，汉防己12g，桑寄生12g，盐杜仲12g，牛膝12g，女贞子10g，墨旱莲10g，金樱子12g，芡实12g，麸白芍12g，赤芍12g，仙鹤草15g，积雪草15g，佛手12g。

14剂，日1剂，早晚分两次煎服。

处方以生黄芪、党参、白术益气健脾除湿，桑寄生、杜仲、牛膝、女贞子、墨旱莲、金樱子、芡实补肾固肾，白芍养阴柔肝，仙鹤草补虚止血，防己祛风胜湿，赤芍、积雪草活血消癥。

【医嘱】注意休息，勿疲劳，预防感冒。优质低蛋白低嘌呤饮食。避免使用肾毒性药物。

【二诊】2017 年 10 月 5 日。

患者复查尿常规：蛋白（–），镜检红细胞（++）。乏力、腰酸好转，恶风不剧，关节肿胀缓解。舌质偏红，苔薄白，双侧尺脉较前有力。周师于前方中加大小蓟各 10g，以凉血止血。共 14 剂。饮食禁忌如前。

因"久病入络"，且肾病理检查亦提示球性及节段性硬化等，属于微观血瘀征象，故周师在原治疗方案的基础上，加用龙血竭胶囊以活血化瘀。

【三诊】2017 年 10 月 19 日。

患者复查尿常规：尿蛋白（–），镜检红细胞（–）。自感上肢关节拘挛不舒，睡眠较前好转，平素精神尚可，疲倦不甚。舌质红，苔薄白，脉细。周师将上方去大蓟、小蓟，加炒僵蚕 6g，白蒺藜 9g，丝瓜络 6g，以平肝止痉通络；加豨莶草 15g，桑枝 12g，加强祛风除湿通络之力。

此后，患者双手拘挛感缓解，余无明显不适。2018 年 2 月 8 日，复查 P–ANCA 1∶10，MPO 108RU/mL；抗核抗体谱 ANA 1∶20，余指标阴性；抗 CCP 抗体阳性。血白细胞 $3.13×10^9$/L，血红蛋白 102g/L，血小板 $232×10^9$/L。血肌酐 68μmol/L。周师将泼尼松龙片减量至 20mg/d。

【按语】患者系中年女性，同时合并血管炎、IgA 肾病、类风湿关节炎三种免疫相关疾病，起病时伴肾功能急剧下降，血"两系"减少，病情复杂，用药棘手。

中医治疗遵循整体观，患者虽身患多疾，但病机相同，即可异病同治。观其乏力口干、舌红少苔，总属气阴亏虚之体。《灵枢经》曰："邪之所在，皆为不足。"风湿之邪乘虚而入，侵犯四肢百骸、五脏六腑。而瘀血是疾病的病理产物，同时又是新的致病因素，贯穿疾病始终。

本患者出现新近加重的困乏倦怠，关节肿胀疼痛加重，精微物质从尿中排泄增多，血中毒素骤然升高，肾病理检查发现肾小球固有细胞增生、间质炎细胞浸润、新月体形成。这些表现均可归结为善行数变的风邪与黏腻难清的湿邪相合，内扰肾脏所致。

因此，周师将本病之病机归纳为气阴亏虚，风湿痹阻。处方以党参、黄芪、白术益气补脾，桑寄生、杜仲、牛膝、女贞子、墨旱莲、金樱子、芡实滋阴补肾、收敛固摄，二至丸加赤白芍养阴柔肝凉血，大小二蓟凉血止血，对新鲜出血效果尤甚。另外，仙鹤草治精力委顿、脱力劳伤之各类出血，有补虚收敛止血之功；而微观辨证中肾小球硬化、间质纤维化提示微癥积形成，四肢关节疼痛日久亦生瘀，故予积雪草清热利湿，活血止血，解毒消肿，另加龙血竭胶囊活血化瘀、通因通用。积雪草及龙血竭，皆为伤科常用药物，用于治疗痹病及肾病，属于借鉴活用。

最耐人寻味的是，周师在处方中为我们展现了运用风药的高超水平。风药是指在传统中医理论指导下，具有祛除、疏散外风或平息、搜剔内风功效，主要用以治疗风病的药物。方中运用了诸多种类的风药，如祛风湿强筋骨的杜仲、牛膝、桑寄生，祛风除湿止痛的汉防己、豨莶草，祛肝风、止痉通络的白僵蚕、蒺藜、丝瓜络。诸多风药配伍，既除外风又息内风，既补正虚又去邪实，标本兼顾，邪去正生，效如桴鼓。

病案 2　ANCA 相关性血管炎；IgA 肾病（系膜增生伴新月体形成占 16%，急性肾小管间质损伤）

【一般情况】周某，男性，50 岁，浙江杭州人，工人。

【初诊日期】2017 年 9 月 6 日。节气：白露前 1 天。

【主诉】尿检异常 5 年，反复发热半年。

【病史及症状】患者 5 年前因尿检异常伴肾功能减退住入本院，当时查尿蛋白（+++），镜下红细胞（++++）；24 小时尿蛋白定量 1.6g；血肌酐最高达 522μmol/L；p-ANCA 1∶320，MPO（+），抗核抗体谱 1∶40，ENA 抗体（+）；肾活检提示：IgA 肾病，系膜增生伴新月体形成占 16%，急性肾小管间质损伤。医生曾予甲泼尼龙针 240mg，静脉滴注，qd，联用人免疫球蛋白针 10g，静脉滴注，qd；在间歇期，予甲泼尼龙片 40mg，qd；并先后予环磷酰胺针静脉冲击治疗、霉酚酸酯胶囊免疫抑制治疗；同时联合中药（处方以益气补肾、祛风胜湿、活血通络为法）治疗近 3 年，病情渐趋稳定，尿蛋白（＋）～（＋＋），24 小时尿蛋白定量在 1g 以内，血肌酐波动在 110μmol/L 左右，p-ANCA 1：100，MPO（＋），抗核抗体谱（－）。遂一直予小剂量激素（泼尼松龙 3～4 片，qd）维持，联合中药治疗。半年前，患者出现反复发热，最高体温可达 38.5～39℃，伴畏寒、咽痛，无寒战，查血常规：白细胞计数及中性粒细胞计数、超敏 C 反应蛋白均有所增高，多次血培养（－）。医生曾予抗生素治疗，一度体温下降，但停用抗生素后，体温仍反复升高。

刻下：身热烦渴，咽痛，喜热饮，面色萎黄，少气懒言，倦怠无力，胃纳不佳，大便溏薄。舌质淡，苔白腻微黄，脉细弱无力。

【查体】T 37.8℃，P 80 次/分，R 20 次/分，血压 124/76mmHg。神志清，精神软。双肺呼吸音略粗，未闻及干湿性啰音，心率 80 次/分，律齐，未闻及病理性杂音。腹软，无压痛及反跳痛，双肾区叩击痛（－）。颜面及双下肢无明显浮肿。

【辅助检查】P-ANCA 1：100，MPO（＋），C-ANCA 1：3.2，PR3（－）。抗核抗体谱（－）。类风湿因子（－）。血常规：白细胞 10.85×10^9/L，血红蛋白 133g/L，血小板 138×10^9/L。尿常规：蛋白（－），镜下红细胞（－）。

【诊断】中医诊断：肾风，内伤发热（脾气亏虚，阴火内生，风湿内扰，肾络瘀痹）。

西医诊断：1.IgA 肾病，ANCA 相关性血管炎，CKD3 期；2. 发热待查：结缔组织性病发热考虑。

【辨证分析与立法】患者年事渐高，久病不愈，脾肾亏虚。脾气亏虚，则元气不足，气机升降失调，水谷精微失于运化，化为湿浊而下陷，郁于下焦，久郁化而为火，则见身热而烦、四肢扪之发烫；但疾病本质为脾胃气虚，故仍有神疲乏力、倦怠懒言、胃纳欠佳、大便溏薄等表现；苔白腻微黄、舌质淡、脉细弱无力，提示脾气亏虚、阴火内生。治拟健脾益气，祛风胜湿，活血通络，升阳散火。

【处方】补脾胃泻阴火升阳汤合防己黄芪汤加减。

黄芪 30g，党参 15g，白术 15g，茯苓 12g，陈皮 9g，阳春砂 6g(后下)，炒白芍 15g，当归 15g，川芎 15g，丝瓜络 6g，柴胡 12g，升麻

6g，黄芩 15g，黄连 6g，汉防己 12g，鬼箭羽 15g。

14 剂，日 1 剂，水煎，早晚温服。

方中以黄芪、党参、白术、茯苓益气健脾，当归、白芍补血敛阴，鬼箭羽、汉防己祛风胜湿，黄连、黄芩清湿热泻阴火，柴胡、升麻升阳散火，陈皮、阳春砂调畅中焦气机，恢复枢轴升降。因久病夹瘀，故加丝瓜络、川芎活血通络。诸药相合，使得脾气健运，阳气得升，脉络通畅，阴火自消。继服泼尼松 20mg，qd。

【医嘱】注意休息，勿疲劳，预防感冒。优质低蛋白饮食。避免使用肾毒性药物。

【二诊】2017 年 9 月 20 日。

患者服药 1 周后，体温有所下降，至 38℃。再继服 7 天后，体温降至正常。嗣后，上方去黄芩、黄连等苦寒药物，余药不变，14 剂，日 1 剂，水煎后早晚温服。饮食禁忌同前。

患者继服上药半月余，病情渐趋稳定，未再发热。复查血常规：白细胞计数及中性粒细胞计数、超敏 C 反应蛋白均正常。

【按语】患者患有 IgA 肾病、ANCA 相关性血管炎，起病时曾行肾穿刺，病理检查提示有较多活动性病变，患者出现急性肾衰竭，病情危重。当时予激素冲击治疗，联合使用丙种球蛋白封闭抗体，并先后予环磷酰胺、霉酚酸酯等强有力的免疫抑制治疗。患者在病程中反复出现消化道出血、类固醇性糖尿病、骨质疏松、反复呼吸道感染，故停用免疫抑制治疗，以中小激素维持治疗。周师指出，对于这类患者，可以使用中西医联合治疗，以提高疗效、减轻激素和免疫抑制剂的副作用。

患者因长时间使用激素及免疫抑制剂，出现反复发热，身热烦渴，咽痛，喜热饮，面色萎黄，少气懒言，倦怠无力，胃纳不佳，大便溏薄，苔白腻微黄，舌质淡，脉细弱无力等临床表现，属于一派脾虚之象。肾与脾相互资生，脾气不足，生化无源，则肾中精气无以补充，肾精不固，肾失开阖，精微下陷，反成浊阴，久之郁而发热。每当患者发热，医者多予抗生素治疗。但久用抗生素会损伤脾胃，长此以往，恶性循环。

　　周师认为，本患者之发热，为气虚发热，应属阴火范畴。借东垣之言："唯当以辛甘温之剂，补其中而升其阳，甘寒以泻火则愈。"周师之处方益气健脾补中、清湿热、泻阴火、升清阳、调气机，方证相应，效如桴鼓。

第十二节　过敏性紫癜性肾炎

病案 1　过敏性紫癜性肾炎；继发性 IgA 肾病

【一般情况】曹某，男，19 岁。

【初诊日期】2019 年 7 月 2 日。发病节气：小暑前 5 天。

【主诉】反复皮疹伴尿检异常 2 个月余。

【病史及症状】患者于 2 个多月前，无明显诱因出现双下肢黯红色皮疹，为黄豆大小的瘀点瘀斑，无明显瘙痒，按之不褪色。2019 年 5 月 2 日在我院门诊查尿蛋白（+++），红细胞（+++），70% 异形红细胞；血肌酐 100μmol/L，尿酸 562μmol/L；血压 156/54mmHg。遂收住院，查 24 小时尿蛋白定量为 7.34g；行肾脏病理检查，提示：IgA 肾病（系膜增生伴球性及节段性硬化及新月体形成占 34%），结合临床，符合紫癜性肾炎。医生曾予甲泼尼龙针 250mg，静脉滴注，qd，联合丙种球蛋白 10g，静脉滴注，qd，连续治疗 3 天，续以泼尼松龙片 50mg，qd，联合吗替麦考酚酯分散片 0.5g，bid，抑制免疫炎性反应，控制病情；并用胸腺肽针改善免疫功能，氯沙坦钾片 100mg，qd，控制血压，以及补钙、护胃等治疗。在 2 个月的治疗期间，患者出现两次肺部感染，故停用吗替麦考酚酯分散片，泼尼松龙片减量为 35mg，qd。患者出院后到周师门诊治疗。

　　患者自诉感觉明显乏力，腰酸，胃纳一般，大便尚调，尿中较多泡沫。舌淡红，苔薄白，脉沉。

【查体】血压 125/72mmHg。面色欠华，心肺听诊无异常，腹软无压痛，双肾区无叩击痛。颜面及双下肢无明显浮肿。皮肤无紫癜样皮疹。

【辅助检查】今日复查：尿蛋白（++），尿红细胞（+），尿比重1.020。24小时尿蛋白定量2.21g。血肌酐78μmol/L，血尿酸343μmol/L，血白蛋白35.6g/L。肾脏B超检查：双肾实质回声改变。

【诊断】中医诊断：紫斑肾风（脾肾亏虚，风湿内扰证）。

西医诊断：过敏性紫癜，紫癜性肾炎，继发性IgA肾病（系膜增生伴球性及节段性硬化及新月体形成占34%）

【辨证分析与立法】患者系青年男性，先天禀赋不足，素体肾气虚弱；又兼学习负担过重，劳倦而伤脾。肺、脾、肾三脏俱虚，卫外不固，故平素易受凉感冒；患者腰酸乏力，为脾肾亏虚之候；正虚邪陷，风湿内扰于肾，故见尿中泡沫增多；患者反复感冒，脉沉等，为正气亏虚之征象。病性属虚实夹杂，以脾肾肺亏虚为本，风湿内扰为标。治拟标本兼治，健脾补肾益肺，兼以祛风除湿宁络。

【处方】健脾益肾祛风湿方加减。

生黄芪30g，党参12g，金樱子12g，芡实12g，覆盆子12g，桑寄生12g，盐杜仲12g，牛膝12g，炒白术12g，炒苍术12g，怀山药15g，佛手12g，汉防己12g，积雪草15g，炒赤芍12g，炒白芍12g，大蓟12g，小蓟12g。

21剂，日1剂，文火煎至200mL，分早晚两次温服。

处方以生黄芪、炒党参、炒苍白术、怀山药益气健脾补肺；桑寄生、杜仲、金樱子、芡实、怀山药等补肾固摄；汉防己、积雪草祛风湿；佛手行气和胃、防诸补药之滞，赤芍、白芍、大蓟、小蓟养血和血宁络。全方重在健脾益肾，以扶正为主；兼以祛风湿、和气血，以治疗其标。

另外，将泼尼松龙片缓慢减量，继续予氯沙坦钾片及百令胶囊治疗。

【医嘱】注意休息，勿疲劳，预防感冒。避免使用肾毒性药物。

【二诊】2019年7月24日。

患者诉近来无感冒，乏力腰酸明显好转，尿中泡沫略减少，大便略溏。舌脉同前。复查尿蛋白（＋），尿红细胞（＋＋），尿比重 1.020。前方有效，周师继守前方，去牛膝，加藕节和侧柏炭各 15g，加强宁络止血之功。医嘱如前。

生黄芪 30g，党参 12g，金樱子 12g，芡实 12g，覆盆子 12g，桑寄生 12g，盐杜仲 12g，汉防己 12g，炒白术 12g，炒苍术 12g，怀山药15g，佛手 12g，积雪草 15g，侧柏炭 15g，炒赤芍 12g，炒白芍 12g，大蓟 12g，小蓟 12g，藕节 15g。共 28 剂。

【三诊】2019 年 8 月 27 日。

患者诉乏力腰酸进一步好转，尿中泡沫进一步减少，近日略感"上火"，咽痛不适，大便略溏。舌脉同前。复查尿蛋白（±），尿红细胞（＋＋），尿比重 1.015；血肌酐 81μmol/L，血尿酸 366μmol/L。周师仍以补益肺脾肾为主，因患者咽喉肿痛，故减少黄芪用量，改党参为太子参，去覆盆子，减少温补之品，加用蒲公英，清热解毒利咽，加茯苓健脾除湿。

生黄芪 10g，太子参 15g，芡实 12g，汉防己 12g，桑寄生 12g，盐杜仲 12g，佛手 12g，炒赤芍 12g，炒白芍 12g，炒白术 12g，炒苍术12g，怀山药 15g，大蓟 12g，小蓟 12g，积雪草 15g，生侧柏叶 15g，藕节 15g，蒲公英 15g，茯苓 12g。28 剂。

此后，患者每月 1 次门诊随访，中药以前方加减治疗，病情逐步好转，尿蛋白持续转阴。目前患者口服泼尼松龙片 10mg/2d，复查尿蛋白（－），尿红细胞（±）～（＋），血肌酐 76μmol/L。患者仍在继续随访与治疗中。

【按语】过敏性紫癜性肾炎是以全身小血管损害为主要病理表现的疾病，为临床常见继发性肾病。其在临床除表现为特征性的出血性皮疹外，往往还可以伴有关节炎、胃肠道及肾脏损害。肾脏病变常见血尿、蛋白尿，重者可表现为肾病综合征，甚至肾功能损害。

本患者以双下肢皮疹起病，随后尿检发现大量蛋白尿及血尿，伴有肾功能损害及血压升高。进一步检查 24 小时尿蛋白定量达 7.34g，属肾病综合征范畴的大量蛋白尿；肾脏病理检查提示：IgA 肾病（系膜增生伴球性及节段性硬化及新月体形成占 34%），结合临床，符合紫癜性肾炎。从临床表现和病理结果判断，本患者属重型紫癜性肾炎，肾病理检查提示肾脏活动性病变非常明显，治疗需要强力的免疫抑制剂，迅速控制肾脏的免疫炎症反应，以尽快挽救肾功能。故住院期间予加急泼尼松龙针，连续治疗 3 天，续以泼尼松龙片联合吗替麦考酚酯分散片口服，以抑制免疫炎性反应。经治疗后，患者的肾功能改善，尿蛋白减少，肾病得到一定程度控制，取得了明显的效果。

但即便在以上治疗中给患者应用了丙种球蛋白及胸腺肽针以改善免疫功能，患者仍在两个月内出现了两次肺部感染。周师接诊患者后，综合分析患者病情，审时度势，果断停用吗替麦考酚酯分散片，并将激素减量（将泼尼松龙由 50mg/d 减为 35mg/d）。

从中医学的角度分析，本患者素来体虚，平素常有感冒，肺、脾、肾三脏均虚，卫外不固。而此次肾病发作，乃正虚邪陷，风湿内扰于肾所致。患者尿中泡沫多，尿检有大量蛋白，肾病理检查提示较多新月体形成，均提示风湿内扰之象明显。经激素和免疫抑制剂治疗后，患者尿中泡沫及蛋白明显减少，显示风湿之证好转。但患者频繁发生肺部感染，提示正虚明显，表明此时邪正相争之矛盾的主要方面，已经由邪实为急，转为正虚为主。故周师果断停用吗替麦考酚酯分散片，并将激素迅速减量，防其伤害正气；配合中药治疗，以益气健脾、补肾益肺为主，少佐祛风除湿宁络之品。治疗始终围绕扶助正气这个核心，可谓是抓住了病机之关键。最终经中西医联合治疗，患者的病情得到了较好的控制。

在对本患者的治疗中，周师将中西医药相互配合，用西药激素和免疫抑制剂快速控制病情的急性进展，挽救肾功能，而中药则通过补益肺脾肾，改善患者体质，促进病情稳定好转。可谓中西药各尽其长，相得益彰。

病案 2 过敏性紫癜性肾炎；继发性 IgA 肾病

【一般情况】王某，女，46 岁。

【初诊日期】2020年1月21日。发病节气：大寒后1天。

【主诉】反复出现皮疹3年余，尿检异常2年余，再发1周。

【病史及症状】患者3年多前，受凉感冒后出现皮疹，呈黯红色，压之不褪色，以双下肢为主，严重时可及臀部和腰背部。到皮肤科就诊，医生予对症治疗后，皮疹逐渐消退。近3年来，患者双下肢皮疹反复出现，多发于冬季感冒后。2年前，曾有尿蛋白（±），未重视。2个月前，患者病情复发，遂到我科住院。查24小时尿蛋白定量0.41g，血肌酐61μmol/L，并行肾脏病理检查，提示：IgA肾病（系膜增生伴球性及节段性硬化及新月体形成占19%），结合临床，符合紫癜性肾炎。医生继续予中药及西药对症治疗。1周前，患者无明显诱因再次出现四肢、腰背部、臀部等大片散在对称性皮疹，住院查尿蛋白（++），尿红细胞（++），24小时尿蛋白定量0.45g，肾小球滤过率99.5mL/min，医生予甲泼尼龙针治疗后，改泼尼松龙片20mg/d及咪唑斯汀缓释片、复方芦丁片、葡萄糖酸钙针等控制免疫炎症、抗过敏等治疗，皮疹仍反复发作。

患者既往有"哮喘"病史多年，目前不规律使用沙美特罗替卡松气雾剂治疗，控制尚可；有高血压病史1年余，最高血压达150/90mmHg，目前口服苯磺酸左氨氯地平片5mg/d，血压控制可；2020年1月11日因患肺癌在浙江大学医学院附属第一医院行胸腔镜下肺癌切除术。

周师到病房查房，患者诉平素易受凉感冒，时感气短乏力，口干咽干，偶有腰酸及胃脘不适，尿中有少许泡沫，尿色偏深黄，大便成形。舌淡红，苔薄白腻，脉细弦。

【查体】血压125/70mmHg。面色欠华，心肺听诊无异常，腹软无压痛，双肾区无叩击痛。四肢、腰背部、臀部散在大片对称性皮疹，黯红色，压之不褪色。颜面及双下肢无明显凹陷性水肿。

【辅助检查】住院查尿蛋白（++），尿红细胞（++），24小时尿蛋白定量0.45g，肾小球滤过率99.5mL/min。肾脏病理检查提示：IgA肾病（系膜增生伴球性及节段性硬化及新月体形成占19%），结合临床，符合紫癜性肾炎。

【诊断】中医诊断：紫斑肾风（气阴两虚，风湿内扰兼营分瘀热）。

西医诊断：过敏性紫癜性肾炎，继发性 IgA 肾病（系膜增生伴球性及节段性硬化及新月体形成占 19%）

【辨证分析与立法】患者系中年女性，先天禀赋不足，素体虚弱，有哮喘及肺癌宿疾，又兼有手术损伤，肺肾不足，气阴两虚，故见乏力，口干咽干，脉细等症；气虚则卫外不固，频频感冒，正虚邪陷，风湿相合，内扰于肾，故见尿中泡沫增多，尿检有蛋白及红细胞等；而肾病理检查所提示的系膜增生及新月体形成等免疫炎性反应，亦属风湿内扰之微观表现；其皮肤散在之黯红色皮疹，为风湿袭扰于表，营分瘀热之征象。

病性属虚实夹杂，以气阴亏虚为本，风湿内扰营血为标。治拟标本兼治，益气养阴，兼以祛风除湿、凉血行瘀。目前患者周身之皮疹明显，反复发作而不退，标证为急，治拟清热凉血、行瘀消斑为先。

【处方】犀角地黄汤加减。

水牛角 15g，牡丹皮 12g，生地黄 15g，赤芍药 12g，茜草 15g，墨旱莲 30g，蝉蜕 9g，徐长卿 12g，茯苓 12g，佛手 10g，延胡索 10g，甘松 9g，干芦根 15g，绿梅花 9g，仙鹤草 30g，大枣 12g。

7 剂，日 1 剂，文火煎至 300mL，分早晚两次温服。

处方以水牛角、生地黄、赤芍、牡丹皮、茜草、延胡索等清热凉血、行瘀消斑为主；墨旱莲、仙鹤草、生地黄等滋阴养血；蝉蜕、徐长卿疏透风湿；茯苓、佛手、甘松、绿梅花等健脾和胃，行气化湿。全方重在清热凉血、行瘀消斑，兼以滋阴养血、祛风湿、和气血，以先治其标。

【医嘱】注意休息，勿疲劳，预防感冒。清淡饮食。

【二诊】2020 年 3 月 3 日。

患者接受上方治疗 1 周后，周身皮疹逐渐消失。现出院，到周师门诊诊治。自诉乏力、气短明显，仍有口干及腰酸不适，近日"上火"，咽干、咽痛明显，伴口苦，胃纳欠佳，大便略溏。舌脉同前。复查尿蛋白（++），尿红细胞（++），尿比重 1.020。中药处方以益气养阴、健脾益肾、祛风除湿、凉血行瘀为主；针对近来新发之咽痛，加用清热解毒之品。

太子参 30g，麦冬 12g，玄参 12g，赤芍 12g，白芍 12g，女贞子 12g，墨旱莲 30g，枸杞子 15g，杜仲 15g，炒苍术 12g，炒白术 12g，佛手 10g，焦六神曲 12g，茜草 15g，牡丹皮 12g，地榆炭 10g，大蓟 15g，小蓟 15g，马鞭草 15g，汉防己 15g，穿山龙 15g，蒲公英 30g，黄芩 15g，大枣 12g。

方中太子参、麦冬、玄参、白芍、女贞子、墨旱莲、枸杞子等益气养阴；苍白术、佛手、杜仲、焦六神曲等健脾益肾：前两组药以扶助正气为主。茜草、牡丹皮、地榆炭、大蓟、小蓟、马鞭草等凉血行瘀止血；汉防己、穿山龙祛风除湿；蒲公英、黄芩解毒利咽。

14 剂，日 1 剂，文火煎至 300mL，分早晚两次温服。

【三诊】2020 年 7 月 23 日。

患者经上方加减治疗 4 个月余，诉乏力气短及咽干好转，略有腰酸，饱食后有时胃脘胀满不适，胃纳可，大便调。自诉近日来白带较多，会阴部瘙痒不适。舌淡红，苔白腻，脉细弦。复查尿蛋白（±），尿红细胞 2～3 个 /HP，尿比重 1.021。目前泼尼松龙已减量至 10mg/2d。患者之气阴亏虚已好转，但因近来阴雨潮湿天气，导致下焦湿热明显，中药治疗拟加强清利下焦湿热之力。

生黄芪 30g，麦冬 12g，玄参 12g，炒赤芍 12g，炒白芍 12g，女贞子 12g，墨旱莲 30g，牡丹皮 12g，杜仲 15g，炒苍术 12g，炒白术 12g，佛手 10g，焦六神曲 12g，茜草 15g，汉防己 15g，地榆炭 10g，大蓟 15g，小蓟 15g，知母 15g，黄柏 15g，鸡冠花 12g。28 剂。

此后患者每月 1 次门诊随访。至 2020 年底，泼尼松龙已停用，中药治疗以前方加减，患者病情稳定，除有轻度乏力外，无明显气短及其他不适。近一年来，患者无感冒，无紫癜样皮疹出现。2021 年 3 月，复查尿液常规（-），肾功能正常。目前仍在继续随访和治疗中。

【按语】本患者系中年女性，素来先天禀赋不足而肺脏虚弱，且有哮喘及肺癌宿疾，每于冬季受凉感冒后，出现皮肤紫癜，尿检出现蛋白和红细胞。此患者肺气虚，卫外不固，故频频受凉感冒；肺主皮毛，风湿袭扰皮表之络脉，营分瘀热，故见皮肤散在紫癜；肾气亏虚，风湿进一步内陷，袭扰肾络，故见尿中泡沫增多，尿检有蛋白及红细胞等。而肾病理检查所提示的系膜增生及新月体形成等免疫炎性反应，亦属风湿内扰肾络之微观表现。

综观本患者疾病之发展，病位主要涉及肺（反复感冒、哮喘、肺癌）、肾（过敏性紫癜性肾炎），且有由肺及肾、逐渐深入的趋势。

中医学认为，肺为水之上源，肾为水之下源，肺肾两脏，生理上密切相关，病理上亦相互影响。本患者之病情发展，即是由肺及肾，由气及阴，由上（焦）及下（焦），由表及里。正气逐渐退却，而病邪逐渐深入。

治疗上，周师审时度势，初诊时针对患者皮疹反复发作不退、营血分瘀热明显的情况，以犀角地黄汤加味，清热凉血，行瘀消斑，重挫瘀热之势。后期除了继续针对标证予祛风湿、清瘀热治疗之外，始终围绕患者肺肾不足、气阴亏虚之本，坚持以益气养阴、补益肺肾之法治疗一年余，患者的临床症状基本缓解，尿检亦恢复正常，经冬未感冒，也未发生紫癜，提示患者不仅肾病获得缓解，体质亦有明显的改善，取得了较好的效果。

病案 3　过敏性紫癜性肾炎；继发性 IgA 肾病

【一般情况】李某，男，13 岁。

【初诊日期】2014 年 5 月 13 日。发病节气：立夏后 8 天。

【主诉】双下肢瘀点 2 个月余，发热伴尿检异常 1 个月余。

【病史及症状】患儿于 2014 年 3 月 5 日无明显诱因出现双下肢皮肤瘀点，压之不褪色，无关节痛、腹痛，随即赴当地医院就诊，诊断为过敏性紫癜，予"抗过敏、改善血管通透性"等治疗（具体不详），约 1 周后皮疹消退。同年 4 月 5 日，因"受凉"后患儿出现发热，无尿色加深，在本院查尿常规：蛋白（++），红细胞（++++），比重 1.015，故于次日至 4 月 25 日在我科住院。住院期间查血常规：WBC16.4×10^9/L，N 71.7%，Hb 14.2g/L，PLT 232×10^9/L；血 D－ 二聚体 1610μg/L，血总蛋白 64g/L，血白蛋白 39.3g/L，血肌酐 63μmol/L；24 小时尿蛋白定量

2.75g；肺部 CT：两肺炎症。医生予"青霉素 G 钠针"抗感染及疏风清热、凉血和络中药汤剂（由防风 10g，蝉蜕 9g，水牛角 15g，黄芩 12g，连翘 15g，生地黄 15g，芦根 30g，茜草 12g，赤芍 12g，汉防己 12g，茯苓 12g 组成）治疗 14 天，复查血常规：WBC $7.3×10^9$/L，N 46.3%，PLT $379×10^9$/L；24 小时尿蛋白定量 0.52g；尿常规：蛋白（＋），红细胞（＋＋＋），比重 1.015；肺部 CT：肺部炎症吸收。同年 4 月 14 日行"肾活检"术，病理检查提示：IgA 肾病（系膜增生性肾炎及节段性新月体形成占 4%），结合临床，符合紫癜性肾炎。住院医生原计划予泼尼松片治疗，但患者及其家属拒绝使用。患者出院时，予养阴清热、凉血和络中药汤剂（由生地黄 30g，墨旱莲 20g，仙鹤草 20g，水牛角 20g，麦冬 12g，芦根 30g，赤芍 12g，汉防己 12g，牡丹皮 10g，地榆 12g，茯苓 12g 组成）14 剂，佐以复方芦丁片治疗，嘱其半个月后复查。今患儿为进一步诊治，赴周师门诊处复诊。

患儿既往有过敏性鼻炎、过敏性哮喘史。

就诊时，家长代诉患儿近日盗汗，伴夜间口干而喜冷饮，平素大便一周两次左右，且干结不畅，易急躁，时自诉乏力，夜寐欠安，食欲尚可。舌质干红，苔薄，脉细数。

【查体】血压 100/60mmHg。咽部稍充血，两侧扁桃体Ⅰ～Ⅱ度肿大，无脓点。面色欠华，心肺听诊无异常，四肢及腰背部未见散在瘀点。全腹软，无压痛和反跳痛，双肾区无叩击痛，颜面及双下肢无明显水肿。

【辅助检查】2014 年 5 月 13 日复查，血常规：WBC $6.0×10^9$/L，N 50.0%，PLT $260×10^9$/L；尿常规：蛋白（－），镜下红细胞 10～15 个/HP，比重 1.010。

【诊断】中医诊断：紫斑肾风（肺肾阴虚，风湿热毒扰络）。

西医诊断：过敏性紫癜性肾炎，继发性 IgA 肾病（系膜增生性肾炎及节段性新月体形成占 4%）。

【辨证分析与立法】周师认为，患儿禀赋不足，乃肺肾阴虚之体，易感外邪，故有鼻炎、咽炎、哮喘病史，且平素脾气急躁、大便秘结不畅、夜间口渴而喜冷饮、盗汗、乏力，舌质干红，脉细数。外感风湿热毒之邪，侵袭皮肤，则局部可见瘀点；内陷少阴，则有蛋白尿、镜下血尿和肾小球系膜细胞增生、新月体形成等风湿内扰肾络之微观表现。

综上所述，周师认为，本证以肺肾阴虚为本，风湿热毒、扰动肾络为标。临证时，应明辨标本和病情的主次轻重，予以标本同治。

【处方】二至丸加味。

女贞子 12g，墨旱莲 15g，南、北沙参各 12g，炒白芍 12g，汉防己 9g，黄芩 15g，赤芍 12g，茜草 12g，地榆炭 10g，牡丹皮 12g，蒲公英 15g，佛手片 12g，马鞭草 15g，生地黄 15g，炒白术 12g，太子参 15g，绿梅花 10g。

14 剂，日 1 剂，文火煎至 200mL，分早晚两次温服。

处方以二至丸、生地黄合南、北沙参滋养肺肾之阴；黄芩、蒲公英清气分热毒；赤芍、牡丹皮、生地黄清血分之热；茜草、马鞭草化瘀止血；汉防己祛除内扰肾络之风湿；地榆取炭用，增强止血之效；太子参、炒白术益气健脾，既取"吐下之余，定无完气"之义，且可防诸药寒凉碍胃之弊；合用佛手片、炒白芍，取"土得木而达之"之义。

【医嘱】注意休息，勿疲劳，预防感冒。避免辛辣、温热食物。

【二诊】2014 年 7 月 8 日。

患儿母亲代诉前方服后，诸症同前，近日进食辛辣食物后，出现咽痛，伴鼻衄。口干而喜冷饮，大便一周一行，质干结。舌脉同前。昨日复查尿红细胞（+++），尿蛋白（-），尿比重 1.025，查体见咽部充血，两侧扁桃体Ⅱ度肿大。周师指出，此时当祛风湿热毒，以治疗标证为主，佐以治本。

连翘 12g，黄芩 12g，蝉蜕 6g，汉防己 12g，大、小蓟各 12g，枇杷叶 10g，南、北沙参各 12g，侧柏叶 12g，生地黄 12g，赤芍 10g，牡丹皮 10g，茜草 12g，马鞭草 20g，蒲公英 20g，墨旱莲 12g，女贞子 9g，炒白芍 12g，佛手片 12g。

14 剂，日 1 剂，文火煎至 200mL，分早晚两次温服。

方中连翘、蝉蜕合汉防己、黄芩以祛除风湿热毒之邪；蒲公英、黄芩清解气分之热毒；赤芍、牡丹皮、生地黄清解血分之热；大、小蓟合侧柏叶，凉血止血；茜草、马鞭草化瘀止血；枇杷叶与诸药合用，降气以达降火、止血之效；墨旱莲、女贞子合南、北沙参为佐，滋养肺肾之阴。

【三诊】2014 年 7 月 22 日。

患儿母亲代诉前方服后，患儿咽痛、鼻衄已除，大便仍一周一行，质干，余症和舌、脉均同上。复查尿蛋白（＋），尿红细胞 38 个 /HP，尿比重 1.020。周师于初诊方中加蝉蜕 6g，连翘 9g，小蓟 12g，侧柏叶 15g，瓜蒌皮 15g；将汉防己改为 12g；去炒白术。

患儿家属诉因个人原因将回当地医院中医科继续中医治疗。

【四诊】2019 年 6 月 26 日。

经上方治疗后，患儿自诉大便较前通畅，夜间口干、盗汗和乏力感亦明显减轻，尿检多次转阴。因家庭原因未能按时复诊，持续服用"三诊方"至今。今日因陪其家人赴周师处就诊，自诉五年来无特殊不适，随即复查尿检，各项指标均为阴性，血肝、肾功能均无异常。舌质稍红，脉细数。故周师续予"三诊方"加减。

至今患者仍定期复查，病情稳定。

【按语】周师认为，过敏性紫癜性肾炎为"肾风病"中的一种，其病因缘于"风"。而无论是外风侵袭（如因风犯太阳，入潜少阴，导致本患者既往有哮喘、鼻炎史；因风客咽喉，下窜伤肾，导致本患者在病情活动时合并急性咽炎），还是内风扰动（如本患者具有的血热生风、血瘀生风证），常由内外相引而为患。且风邪易与湿、热、毒、瘀互相纠结，留连肤腠或久羁脏腑，致使病情加重。正如《证治准绳》所说"夫紫癜风者……此皆风湿邪气客于腠理，气血相搏，致荣卫否涩，风冷在肌肉间，故令色紫也"。现代中医肾病学者王耀献将过敏性紫癜导致的肾损害命名为"紫癜性肾风"。《临床中医内科学》总结为"肾风病是在肾元亏虚基础上，风邪或兼夹他邪侵入肾体而发病"。

周师认为，肾体深居于下，与膀胱相表里，为阴中之阴，临床多因肾气不足和内生瘀血、湿热等诸邪，化生内风，内风扰肾，风伏肾络，损伤肾络，而见蛋白尿、血尿。

另外，周师强调，过敏性紫癜性肾炎是一种内因和外因共同作用而发生的疾病，多为虚实夹杂证。内因即素体亏虚，多见气阴两虚证、阴虚内热证和脾肾气虚证；外因则为风、湿、热、毒、瘀之邪内侵，扰动血络。故本病之致病因素，多与虚、风湿、瘀有关。

第十三节　乙肝相关性肾炎

病案1　乙肝相关性肾炎（继发性膜性肾病Ⅰ期）

【一般情况】蔡某，女，53岁。

【初诊日期】2019年2月20日。发病节气：雨水后一天。

【主诉】反复颜面部、双下肢浮肿十余年，复发2天。

【病史及症状】患者于2008年上半年无明显诱因出现颜面部、双下肢浮肿，无少尿，在当地医院查尿蛋白（+++），随即于同年6月17日在我院住院。住院期间查24小时尿蛋白定量3.4g，血白蛋白40.3g/L；血乙肝三系定量、乙肝病毒DNA和肝功能均正常；肾活检提示：膜性肾病（Ⅰ期），结合肾组织切片，发现HBsAg和HBcAg阳性，首先考虑乙肝相关性肾炎；继发性膜性肾病。故当时西医诊断为：乙肝相关性肾炎（膜性肾病Ⅰ期），慢性肾炎综合征。患者拒绝服用激素，在周师门诊以中药补阳还五汤加减为主进行治疗，前症渐消，24小时尿蛋白定量复查小于0.15g，曾持续1年。后因个人原因停药5～6年，其间两次出现前述症状和尿检异常，两度经"补阳还五汤"为主药物治疗后获显效。

2019年2月18日，患者于劳累后，前症再作，且伴腰酸、乏力、脱发、夜间口干咽燥而欲冷饮，大便两至三日一行，质干。舌体胖，舌边可见瘀斑，苔薄而干，中有裂纹，苔根微腻，脉细缓而无力。

【查体】血压120/70mmHg，颜面部浮肿，心肺听诊无异常，全腹软，肝脾肋下未及，移动性浊音（－）。双肾区无叩击痛，双下肢轻度浮肿，神经系统检查（－）。

【辅助检查】2019 年 2 月 18 日尿常规：尿蛋白（＋＋），比重 1.020；24 小时尿蛋白定量 1.42g；血色素 17g/L；血白蛋白 40.3g/L，血肌酐 44μmol/L。

【诊断】中医诊断：慢肾风（脾肾气阴两虚兼风湿扰肾、肾络瘀阻证）。

西医诊断：乙肝相关性肾炎（膜性肾病 I 期），慢性肾炎综合征。

【辨证分析与立法】周师指出，本患者若未在肾组织中发现 HBV 抗原，仅凭传统中医的"宏观辨证"，即使结合患者血清学指标和既往史，也难以正确"辨病"。这再次证明了"宏微结合"辨证方法在现代中医肾病临床诊治中的重要作用。

根据"四诊合参"法，周师认为，本患者具有乏力、腰酸、脱发，且舌质胖、脉细缓而无力的特点，故辨证为"脾肾两虚证"当无疑；结合其夜间口干而欲冷饮、大便干结不畅、舌苔干而中有裂纹等表现，可辨证为"气阴两虚证"；另外，根据中医学"面肿为风，脚肿为水，乃风湿所致"的理论及患者舌边可见瘀斑的特点，提示患者还有风湿夹瘀血证。

综上所述，周师认为，本患者的中医辨证当属脾肾气阴两虚证为本，风湿扰肾、肾络瘀阻证为标，法当标本兼顾以治疗。

【处方】参芪地黄汤合防己黄芪汤、补阳还五汤加减。

生黄芪 40g，太子参 20g，当归 15g，杭白芍 12g，墨旱莲 15g，女贞子 12g，汉防己 20g，穿山龙 30g，麦冬 15g，积雪草 30g，玄参 12g，天冬 10g，制何首乌 30g，枸杞子 12g，地龙 12g，川芎 15g，豨莶草 20g，赤芍 20g，覆盆子 9g，莪术 20g，佛手片 12g，炒白术 12g。

14 剂，日 1 剂，水煎服，分早晚两次温服。

周师认为，临床上各种原因导致的慢性肾脏病，其中医"本证"以脾肾气阴两虚证最为常见，故治疗常选用参芪地黄汤加减。然而对本患者，为何取其义、用其法而不用其方？周师指出，本患者初诊时存在浮肿症状，且苔腻，虽然有典型的肾阴不足证，然而此时可仿杨少山先生治疗阴虚夹湿证时运用二至丸加枸杞子、制何首乌，取"金水相生"之义以平补肾阴的经验，以防地黄、怀山药、山茱萸等药有碍脾运之弊。

【医嘱】慎风寒，忌劳累，避免使用肾毒性药物；半个月后复查血、尿常规和肝、肾功能；1个月后复查24小时尿蛋白定量。

【二诊】2019年3月4日。

患者复查尿蛋白（++），尿比重1.020，余指标均无异常。自诉夜间口干而欲饮、腰酸较前稍减轻，然乏力、脱发和大便干结不畅仍显。舌质胖，苔薄而润，苔中裂纹较前稍减少，苔根腻，脉沉缓而无力。这些表现提示肾阴虚证较前稍减轻，而脾肾气虚证仍明显，故周师在"一诊方"的基础上，将生黄芪加量至60g，制何首乌加量至40g，枸杞子加量至15g；同时加党参10g，瓜蒌皮15g，炒枳壳12g；减去太子参。续服14剂，服用方法同前。

【三诊】2019年3月20日。

患者复查尿蛋白（±），尿比重1.025；24小时尿蛋白定量0.69g；余各项指标均正常。自诉乏力、脱发较前明显改善，自觉右上肢轻度麻木不舒，大便较前通畅。舌质黯，舌体胖，苔薄已不干，苔中未见明显裂纹，脉沉缓而无力。周师在"二诊方"基础上，加炒僵蚕15g，白蒺藜15g。嘱患者续服14剂。

【四诊】2019年6月26日。

前方服后，患者诸证渐消，复查尿蛋白（-）～（±），尿比重1.015～1.030；24小时尿蛋白定量0.15～0.30g。但3天前，患者因受寒后感冒，今日复查尿蛋白（++），尿比重1.015；血白蛋白40g/L；血常规、超敏反应蛋白C无异常。自诉近日咽痛明显，伴咳嗽有痰，色黄，咳痰不畅。舌质胖，苔薄而干，中有裂纹，根腻，脉细缓而无力。周师经四诊合参后，辨证为正虚邪恋证，根据"急则治其标"原则，以治标为主，佐以治本。处方：

连翘20g，干芦根30g，黄芩15g，冬瓜子20g，南沙参12g，北沙参 12g，野荞麦根 30g，浙贝母 15g，麦冬 15g，生黄芪 20g，生甘草 5g。7 剂。服用方法同前。

【五诊】2019 年 7 月 17 日。

患者复查尿蛋白（＋），尿比重 1.025；24 小时尿蛋白定量 0.66g；余无异常。自诉咽痛、咳嗽已除。周师予"二诊方"加减。

此后病情稳定，继续予前方随证化裁至今。2020 年 12 月，复查尿蛋白（－），24 小时尿蛋白定量 0.12g，肝、肾功能等指标均正常。

【按语】周师认为，本患者发病的始因虽为感染乙肝病毒，但若自身正气充足，则可产生病毒抗体而不致发病，或即使发病，也可防止其内传下焦至肾。正如《温疫论》所云"本气充实，邪不能入。本气亏虚，呼吸之间，外邪因而乘之"。因"四季脾旺不受邪"，"脾坚则脏安难伤"，故周师认为，脾胃强盛不仅可使正气充足，尚可防止因脾虚致肝木横逆，并进一步犯脾至肾，而呈"因虚致实、因实重虚、虚实夹杂"之势。

如前所述，周师认为导致乙肝病毒相关性肾炎发生及发展的关键病机为"脾虚"，故在对本患者的治疗过程中，始终不离健脾益气、利湿化浊。可见仲景"见肝之病，知肝传脾，当先实脾"之论实乃明训。同时她指出，本病乃正气不足，导致湿热之邪蕴结于肝而诱发，故病机当与肝郁气滞、肝失疏泄有关。周师始终坚持治疗应在健脾益肾的基础上，加用白芍、制何首乌、枸杞子、墨旱莲、女贞子以养血柔肝，佐以佛手片、绿梅花等疏肝之药，以期达到"土得木而达之"之效。

另外，周师临证注重"病证结合"。中医多将乙肝病毒称为"湿热毒邪"，而结合肾组织活检提示的如肾小球硬化、基底膜增厚等"肾络瘀阻"表现，故周师将化瘀通络之药贯穿于治疗全过程，即为此意。

病案 2　乙肝相关性肾炎（肝病性肾小球硬化症）

【一般情况】徐某，女，38 岁。

【初诊日期】2006 年 11 月 23 日。发病节气：小雪后一天。

【主诉】乏力 18 年，伴浮肿、少尿 2 个月。

【病史及症状】患者 18 年前无明显诱因自觉乏力，当地医院拟诊为

"慢性乙肝"（具体不详）。患者于 10 年前做体检，行 B 超检查时发现肝硬化（具体不详）。2000 年，因"乙肝后肝硬化、脾功能亢进症"于浙江大学医学院附属第二医院行"脾切除术"，术后长期予抗乙肝病毒、护肝等治疗（具体不详）。2 个月前，患者无明显诱因出现颜面部及双下肢浮肿，伴尿量减少，于 2006 年 5 月 5 日在本院住院。入院后查体：血压 120/70mmHg，全身浮肿，腹部膨隆，移动性浊音（+）。查尿蛋白（+++），尿红细胞（+++），65% 为异形红细胞；24 小时尿蛋白定量 3.67g，肾小球滤过率（MDRD）45.7mL/min；血白蛋白 17g/L，血肌酐 76μmol/L；血乙肝三系提示：小三阳，血 HBV-DNA $8.83×10^5$/mL，肝功能正常；尿肾功能提示：混合性蛋白尿，以中大分子为主；肾组织病理活检结果结合临床，首先考虑为：乙肝相关性肾炎（肝病性肾小球硬化症）。住院时中医诊断：水肿（脾肾两虚、风湿内停证）；西医诊断：乙肝相关性肾炎（肝病性肾小球硬化症）、肾病综合征、慢性肾脏病Ⅲ期。明确诊断后，予抗乙肝病毒、利尿等治疗，诸症渐消，出院时予恩替卡韦、福辛普利钠结合中药治疗。此后患者长期在周师门诊治疗。现自诉腰酸、乏力，大便稀溏且黏，日行一至两次，双下肢浮肿。舌质黯红，舌体偏胖，苔根腻，脉细缓。

【查体】血压 123/70mmHg，颜面部无明显浮肿，心肺听诊无异常，全腹软，肝脾肋下未及，移动性浊音（-），双肾区无叩击痛，双下肢浮肿，神经系统检查（-）。

【辅助检查】2006 年 11 月 23 日尿常规：尿蛋白（++），红细胞 4～5 个/HP，尿比重 1.020；24 小时尿蛋白定量 2.7g。血常规：血色素 17g/L，血小板 $210×10^9$/L；血白蛋白 40.3g/L，血肌酐 44μmol/L。

【诊断】中医诊断：水肿（脾肾两虚，风湿夹瘀证）。

西医诊断：肾病综合征，乙肝相关性肾炎（肝病性肾小球硬化症），慢性肾脏病Ⅲ期。

【辨证分析与立法】根据"平脉辨证法"，周师紧抓"腰酸、便溏、肢肿、舌质黯、舌体胖、苔根腻"等主症，结合脉细缓，将本患者辨证为脾肾两虚、风湿夹瘀，故拟健脾益肾、祛风利湿化瘀法治之。

【处方】水陆二仙丹加味。

生薏苡仁30g，党参10g，炒白芍12g，金樱子10g，覆盆子10g，制香附10g，泽兰30g，生黄芪10g，佛手片12g，积雪草20g，芡实10g，绿梅花9g，杜仲12g，川续断12g，茯苓30g，川芎6g，陈皮6g。

14剂，日1剂，水煎服。

西药继用同上，另续服恩替卡韦片0.5mg/d；福辛普利钠片10mg/d。

【医嘱】慎风寒，忌劳累，避免使用肾毒性药物；半个月后复查血、尿常规和肝、肾功能；1个月后复查24小时尿蛋白定量。

【二诊】2006年12月9日。

患者自诉前方服后，腰酸、乏力已减，且双下肢已无明显浮肿，然大便隔日一行，便干且排便不畅，时伴口苦、口干而喜冷饮。舌体稍胖，舌质偏黯红，苔中黄微腻，脉缓。周师经四诊合参后，修改中医诊断为：尿浊，证以脾肾两虚为本，湿热瘀滞为标。法当标本兼顾，然根据"急则治其标"原则，现暂以治标为主，佐以治本。处方如下：

蒲公英30g，杭白芍12g，生薏苡仁30g，黄芩15g，茯苓30g，荷包草15g，矮地茶15g，太子参20g，杜仲12g，佛手片12g，积雪草30g，覆盆子10g，芡实10g，川续断12g，炒枳壳10g，泽兰15g，南沙参12g，北沙参12g，绿梅花9g。14剂。

服用本方后，患者诉口苦、口干而喜冷饮等诸症均大减。舌质已不红，苔中已不黄，仅见舌质黯，舌体胖，苔根腻。周师再守初诊方，加荷包草、矮地茶、蒲公英各15g，续服，后随证化裁之。患者多次复查肝功能和HBV-DNA，均正常；查血白蛋白36.9～39g/L，血肌酐80～85μmol/L；尿蛋白（＋）～（＋＋），尿红细胞3～5个/HP。

【三诊】2013年12月5日。

患者自诉服用"二诊方"后，各项理化检查稳定，未有明显不适。2013年11月底，患者因"受凉"后出现鼻流黄涕，伴咽痛、咳嗽，自行到药店买药（具体不详）服用，前症稍减轻，但昨日复查血肌酐105μmol/L，尿蛋白（＋＋＋），尿红细胞7～9个/HP。今日患者自诉时有咽痛，伴咳嗽有痰，色黄，不易咯出。查体：血压115/80mmHg，咽部稍充血，两肺呼吸音尚清，未闻及明显干湿性啰音，双下肢轻度浮肿。舌质黯红，舌体偏胖，苔薄黄，脉细数。中医诊断增加：感冒（风邪犯肺、痰热内蕴证），余同初诊；西医诊断增加：急性上呼吸道感染，余同初诊。治拟祛邪为先，佐以扶正。西药同初诊。中药处方如下：

连翘20g，桔梗10g，干芦根20g，蒲公英30g，浙贝母10g，金荞麦30g，冬瓜子15g，黄芩15g，生薏苡仁30g，杏仁10g，南沙参15g，北沙参15g，炙紫菀10g，炙款冬花10g，生黄芪15g。水煎服，7剂。

【四诊】2013年12月12日。

患者服上方后，自诉前症渐消。复查血肌酐110μmol/L，尿蛋白（++），尿红细胞（+）。舌质黯红，舌体偏胖，苔薄根腻，脉缓而无力。中医诊断为：尿浊，辨证以脾肾气虚为本，湿浊瘀滞为标；西医诊断同初诊。治拟标本兼顾，周师予张锡纯"理冲汤"法加减，西药同初诊。处方如下：

生黄芪30g，党参15g，炒白术10g，茯苓15g，陈皮6g，怀山药20g，知母12g，炒杜仲12g，炒川续断12g，炒白芍12g，佛手片12g，积雪草30g，金樱子10g，覆盆子10g，三棱10g，荷包草15g，莪术10g，矮地茶15g，绿梅花9g。水煎服，14剂。

【五诊】2018年6月14日。

四诊后，周师将上方随证加减，患者服用4年余，其间复查血肌酐109～129μmol/L，尿蛋白（+）～（++），尿红细胞（-）。

2018年6月，因连续熬夜近1周，患者再次出现双下肢浮肿，多次复查血肌酐138～153μmol/L，尿蛋白（++），红细胞（+），随即求诊于周师。

患者自诉近日口干咽燥，欲冷饮，夜间尤甚，伴腰膝酸软、耳鸣、双下肢浮肿、夜尿频多，大便约三日一行，便干。舌质黯红，舌体偏胖，苔薄根腻，脉沉缓。周师经四诊合参后，改中医辨证为尿浊，以脾肾气阴两虚为本，湿浊瘀滞为标。治拟参芪地黄汤加减。西药同初诊。处方如下：

生黄芪30g，党参15g，生地黄15g，怀山药20g，山茱萸20g，炒白芍 12g，佛手片 12g，南沙参 12g，北沙参 12g，积雪草 30g，炒杜仲 15g，枸杞子 12g，炒川续断 15g，泽兰 15g。14 剂。

【六诊】2018 年 6 月 29 日。

患者服前方后，腰膝酸软、耳鸣较前明显好转，然双下肢浮肿、夜间口干仍明显，夜尿三次，大便仍三日一行。舌、脉同上。查血肌酐 150μmol/L，尿蛋白（+++），尿红细胞 3～5 个/HP。经四诊合参后，周师改中医辨证为：尿浊（脾肾气阴两虚，风湿瘀滞），治拟前法合防己黄芪汤、增液汤加味。西药同初诊。处方如下：

生黄芪 30g，玄参 15g，浙麦冬 15g，党参 12g，汉防己 20g，炒白芍 12g，佛手片 12g，穿山龙 30g，炒白术 12g，芡实 12g，赤芍 12g，莪术 15g，炒杜仲 20g，茯苓 10g，陈皮 6g，泽兰 15g，枸杞子 20g。14 剂。

前方服后，患者自诉诸症均渐缓，且复查血肌酐 120μmol/L，尿蛋白（+），红细胞 3～5 个/HP。周师于六诊方中加入积雪草 30g，怀山药 20g，并减去赤芍。后随证加减治之，其间血肌酐控制在 93～104μmol/L，尿蛋白（+）～（++），尿红细胞（-）。2020 年 11 月 12 日，复查血肌酐 90μmol/L，尿蛋白（++），尿红细胞 3～5 个/HP，尿比重 1.030。目前仍以前方加减为主，联合抗乙肝病毒西药服用，患者病情稳定。

【按语】周师认为，导致本患者发病的始因，虽为乙肝病毒感染，然而，正如张喜奎在《肾脏病六经辨治》中提及乙肝病毒导致肾损害时所说，"主要是正气不足，固邪内伏，复因饮食不节，损伤脾胃，感受湿热毒邪，内外相招而发病"。这就提示我们，若机体正气充足，则可防止乙肝病毒感染后内传下焦至肾。

综上所述，周师认为，导致乙肝后肝硬化相关性肾损害发生及发展的关键病机为"脾虚"。本患者的治疗过程，始终不离健脾益气、利湿化浊，即可见一斑，说明仲景"见肝之病，知肝传脾，当先实脾"实乃明训。

另外，周师临证注重"病证结合"。中医多将乙肝病毒称为"湿热毒邪"，而结合肾组织活检提示的如肾小球硬化、基底膜增厚等"肾络瘀阻"表现，周师使用清热利湿、化瘀通络之剂贯穿于治疗全过程。这是"病证结合"的体现。（病理检查结果见附图7。）

第十四节　高血压肾损害

病案1　高血压肾损害

【一般情况】刘某，男，66岁。

【初诊日期】2019年12月15日。发病节气：冬至前八天。

【主诉】反复头晕10年，发现尿检异常伴血肌酐增高2年。

【病史及症状】2009年，患者无明显诱因反复出现头晕，在当地医院诊断为"高血压病"，最高血压达180/100mmHg，一直服用"氯沙坦片"降压，血压控制在120～130mmHg。2年前，患者体检时发现尿蛋白（＋＋），血肌酐180μmol/L，尿酸450μmol/L；眼底检查提示：高血压眼底动脉硬化；心电图提示：左心室肥厚。在当地医院门诊诊断为"高血压肾损害"，予"中西医结合疗法"为主（具体不详）。患者于2019年11月27日在嵊州市人民医院行肾活检提示：光镜下可见12个肾小球，其中7个肾小球缺血性球性硬化，其余肾小球系膜细胞和基质轻度增生，部分肾小球有球囊周纤维化，其内毛细血管襻缺血皱缩；肾小管上皮细胞空泡及颗粒变性，可见少量蛋白管型，多灶状和片状萎缩（萎缩约40%），肾间质多灶状炎症细胞浸润伴纤维化，细动脉管壁可见玻璃样变，小动脉管壁增厚，内膜纤维组织增生，管腔狭窄，但未见纤维素样坏死；结合光镜免疫荧光和电镜检查，符合高血压病肾损伤。患者既往有脑梗死病史3年。现患者为进一步诊治，求诊于吾师。

就诊时，患者自诉近日尿中泡沫仍较多，夜尿1～2次，伴头晕、乏力、少气懒言，动则汗出，大便需间隔两至三日一行，且干结不畅，夜寐欠安，腰膝酸软，口干咽燥而不欲饮。舌质胖，边有少量瘀点，右脉缓而无力，左关脉沉。

【查体】血压 130/70mmHg，颜面部无明显浮肿，心肺听诊无异常，全腹软，肝脾肋下未及，移动性浊音（－），双肾区无叩击痛，双下肢无明显浮肿，神经系统检查（－）。

【辅助检查】2019 年 12 月 15 日尿常规：蛋白（＋＋），红细胞（－），比重 1.020；血肌酐 178μmol/L，血尿酸 420μmol/L；尿微量蛋白系列提示：中、小分子蛋白为主。

【诊断】中医诊断：肾劳（气血不足、脾肾两虚夹肾络瘀阻证）。

西医诊断：高血压肾损害，慢性肾脏病Ⅱ～Ⅲ期。

【辨证分析与立法】周师指出，本患者若未经肾活检病理检查，仅凭中医传统的"四诊合参"法，即使结合其病史、理化检查结果，也难以做出正确的诊断（包括西医疾病诊断），同时也无法辨别中医的"虚证、实证"，从而直接影响中西医结合"双重辨病"（内容详见第二章第一节）和中医辨证的临床应用。根据"平脉辨证法"，她强调，本患者具有少气懒言、自汗、便秘、腰酸、舌质胖、右脉缓而无力等特点，故辨证为"脾肾两虚证"当属无疑；结合其头晕、乏力、寐差、便秘、舌边有瘀点、右脉缓而无力、左关脉沉等特点，可辨为"气血两虚证"兼"肾络瘀阻证"。

综上所述，周师认为，本患者的中医辨证当属脾肾两虚、气血两虚为本，肾络瘀阻为标。法当标本兼顾进行治疗，治拟益气养血，健脾益肾，佐化瘀通络。

【处方】参芪四物汤合水陆二仙丹合防己黄芪汤加减。

生黄芪 30g，当归 30g，炒白芍 12g，熟地黄 30g，党参 12g，汉防己 12g，穿山龙 30g，覆盆子 12g，芡实 12g，金樱子 12g，佛手片 12g，桑寄生 15g，炒杜仲 12g，肉苁蓉 12g，赤芍 15g，鸡血藤 20g，积雪草 30g，怀山药 15g，瓜蒌皮 15g。

14 剂，日 1 剂，水煎服，分早晚两次温服。

处方以生黄芪、党参、山药、金樱子、芡实合当归、炒白芍、熟地黄，仿"八珍汤"之义，以补益气血；加炒杜仲、肉苁蓉、桑寄生以取补益脾肾之效；汉防己、穿山龙祛风除湿；积雪草、赤芍合当归、鸡血藤以活血化瘀。

西药续服氯沙坦钾片 100mg/d。

【医嘱】慎风寒，避免劳累，避免使用肾毒性药物。在家定期复测血压，且注意与诊室所测血压核对，必要时测 24h 动态血压。半个月后复查血、尿常规和肝、肾功能全套。

【二诊】2020 年 1 月 10 日。

患者测血压 125/78mmHg；复查尿常规：尿蛋白（++），比重 1.015；血肌酐 170μmol/L。自诉前方服后，诸症同前。舌、脉同初诊。周师认为，根据初诊"病证结合"诊断，对本患者的辨证当无误，故嘱再守初诊方，续服 14 剂，西药同上。

【三诊】2020 年 1 月 29 日。

患者测血压 130/80mmHg；复查尿常规：尿蛋白（++），比重 1.010；血肌酐 158μmol/L，血尿酸 420μmol/L。自诉大便仍三日一行，虽有便意，但排便困难，大便不干燥，伴动则汗出，神疲乏力，寐差。舌、脉仍同前。周师认为，此时辨证同初诊，故守前法，上方合《金匮翼》之黄芪汤加减，同时去水陆二仙丹。处方如下：

生黄芪 40g，当归 30g，火麻仁 30g，党参 12g，赤芍 15g，炒白芍 15g，川芎 15g，生地黄 30g，熟地黄 30g，陈皮 10g，瓜蒌皮 15g，瓜蒌子 15g，积雪草 30g，汉防己 12g，佛手片 12g。

28 剂，日 1 剂，水煎服，分早晚两次温服。西药同上。

【四诊】2020 年 3 月 1 日。

患者家属代诊，告知周师，昨日患者在当地医院复查尿蛋白（+），血肌酐 140μmol/L，且患者近日血压 130～136/60～80mmHg，大便已每日一行，排便较前明显通畅，头晕、乏力、腰膝酸软、寐差等诸症均渐减。舌质胖，边有少量瘀点，无法脉诊。周师再守前法加减，处方如下：

生黄芪 45g，当归 30g，炒白芍 15g，川芎 20g，生地黄 30g，党参 15g，熟地黄 30g，汉防己 20g，盐杜仲 20g，赤芍 15g，火麻仁 15g，积雪草 30g，桑寄生 12g，怀牛膝 20g，瓜蒌子 15g，瓜蒌皮 15g，佛手片 12g。

28 剂，日 1 剂，水煎服，分早晚两次温服。西药同上。

前方服后，患者通电话告知周师，血压稳定在 120～130/60～75mmHg，诸症均已减，大便每日一行，排便通畅且不干。微信照片显示：舌质仍淡胖，边有少量瘀点。无法脉诊。周师嘱其再守前方加减。

至 2020 年 7 月，患者复查尿蛋白（±），尿红细胞 3～4 个 /HP，尿比重 1.015；血肌酐 101μmol/L，血尿酸 230μmol/L。患者继续在门诊随访，病情稳定。2021 年 11 月 4 日复查：尿蛋白（-），尿比重 1.020；血肌酐 90μmol/L。

【按语】虽然本患者发病以出现眩晕症状为先，《黄帝内经》亦明言"诸风掉眩，皆属于肝"，但周师指出，临床并非仅此而已。她强调，中医治疗高血压肾损害，不能拘泥于"肝阳上亢"之说，应结合辨病，综合脉证，切合病机，方可取效。

她认为，高血压肾损害的早期，以肝阳上亢、肝风内动表现为主；但随着病程进展，肝阳上亢证候逐渐减轻，气虚证候则不断加重，并逐渐出现血虚证和阳虚证；至高血压肾损害的晚期，脾肾亏虚证候明显增多，且逐渐加重。

本病所致的肝风证，临床上除了肝阳上亢、阳亢化风外，气血亏虚、土虚木摇所致的"虚风内动"亦不可忽视。

如上所述，周师治疗本患者，始终坚持以生黄芪、党参、当归、炒白芍、熟地黄为主药，大补气血。三诊时，她更采用由黄芪、火麻仁、陈皮等组成的《金匮翼》黄芪汤，用于治疗脾气虚、传送无力所致的大便秘结，表现为便秘但大便不干燥，虽有便意，但排便困难。同时周师始终坚持使用活血化瘀、通经活络之药，其中川芎、赤芍、积雪草三药组合为周师治疗各种原因导致的慢性肾脏病，属于治疗肾络瘀阻的常用角药。周师时常告诫吾辈："临证之际，务必溯本求源，详审病证，药随证变，方从法出，才可能收到满意的疗效。"（病理检查结果见附图 8。）

病案 2　高血压肾损害

【一般情况】叶某，男，35岁。

【初诊日期】2017年7月20日。发病节气：夏至后两天。

【主诉】反复头晕伴发现血肌酐升高近2个月。

【病史及症状】患者于2017年5月27日无明显诱因出现反复头晕，随即赴上海交通大学附属瑞金医院就诊，发现血压升高、血肌酐增高（具体不详）；同年6月6～15日，先后查血、尿皮质醇和醛固酮肾素检测，均正常；双侧肾上腺CT无异常；左肾肾小球滤过率28.9mL/min，右肾肾小球滤过率21.29mL/min；肾动脉MRA提示：左肾动脉局部轻度狭窄；眼科检查提示：4级高血压性视网膜病变。患者为进一步诊治，于同年6月27日至7月7日在我院住院。住院期间查血色素114g/L；24小时尿蛋白定量0.31g；肾小球滤过率43.5mL/min；血肌酐184μmol/L，血尿酸490mol/L，血胱抑素C 1.89mg/L；尿蛋白（±）；尿微量蛋白系列提示：小分子蛋白为主；颈动脉超声未见明显异常；双肾B超提示：双肾大小正常，可见肾实质回声改变。入院后予硝苯地平控释片、美托洛尔缓释片降压，复方α-酮酸片补充必需氨基酸，结肠透析，中药等治疗，患者病情稳定而出院。出院诊断为：高血压病3级（极高危）；高血压肾损害；高血压视网膜病变3级。

同年7月20日起，患者求诊于周师，自诉头晕、乏力，伴腰膝酸软，大便日行一次，质黏且时有不净感。舌质黯，舌体胖，苔薄根腻，舌边有瘀斑、瘀点，六部脉细缓无力。

【查体】血压120/70mmHg，颜面部无明显浮肿，心肺听诊无异常，全腹软，肝脾肋下未及，移动性浊音（-），双肾区无叩击痛，双下肢无明显浮肿，神经系统检查（-）。

【辅助检查】2017年7月20日尿蛋白（++），尿比重1.010；血肌酐177μmol/L；血色素114g/L。

【诊断】中医诊断：肾劳（脾肾气虚、湿瘀互结证）

　　　　　西医诊断：高血压病3级（极高危），高血压肾损害，高血压视网膜病变3级。

【辨证分析与立法】周师指出，本患者具有大便质黏、时有不净、腰膝酸软、乏力、舌质胖、六部脉细缓而无力等特点，故辨证为"脾肾气虚证"当属无疑；结合其苔根腻、舌质黯、边有瘀斑瘀点等特点，可辨证为"湿瘀互结证"。

综上所述，周师认为本患者的中医辨证当属脾肾两虚为本，湿瘀互结为标。法当标本兼顾，治拟健脾益肾，佐利湿化瘀通络。

【处方】防己黄芪汤加味。

生黄芪 30g，金樱子 12g，汉防己 15g，炒白芍 12g，太子参 20g，炒杜仲 12g，桑寄生 12g，怀牛膝 12g，怀山药 20g，川芎 10g，赤芍 10g，积雪草 15g，炒白术 12g，茯苓 15g，佛手片 12g，阳春砂 6g（后下）。

28 剂，日 1 剂，水煎服，分早晚两次温服。

处方以生黄芪、太子参、炒白术、怀山药、茯苓益气健脾；炒杜仲、桑寄生、怀牛膝补肾强腰，合金樱子以益肾固精；汉防己祛除风湿；阳春砂温中化湿，合茯苓健脾利湿，以增其效；川芎合赤芍、积雪草活血化瘀通络。

西医治疗方面，暂停使用硝苯地平控释片，改为氯沙坦钾片 100mg，qd，并酌减美托洛尔缓释片至 12.5mg/d，以防血压过低而肾血流量减少。

【医嘱】慎风寒，避免劳累，避免使用肾毒性药物。在家定期复测血压，且注意与诊室所测血压核对，必要时测 24h 动态血压。半个月后复查血、尿常规和肝、肾功能。

【二诊】2017 年 8 月 31 日。

患者测血压 105/70mmHg，心率 62 次 / 分，复查血肌酐 126μmol/L；尿常规：尿蛋白（＋），比重 1.015；24 小时尿蛋白定量 0.41g。自诉腰酸较前明显减轻。舌、脉同初诊。根据主症和理化检查指标，周师认为效不更方，故以初诊方续服 14 剂。同时嘱其暂停美托洛尔缓释片，余西药继用。

此后，患者复查血肌酐稳定在 115 ～ 125μmol/L，尿蛋白

（±）~（+），血压稳定在 128 ~ 128/73 ~ 80mmHg，心率 60 ~ 72 次 / 分，且自诉前症均减，故周师将汤方随证加减，患者病情稳定。

【三诊】2017 年 12 月 7 日。

患者自诉近半个月来，劳累后发现尿中泡沫增多，伴腰膝酸软甚，大便稀溏，质黏，且日行两至三次，随即复诊。查尿常规提示：尿蛋白（+），比重 1.020；血肌酐 114μmol/L，血压 120/85mmHg，心率 87 次 / 分。舌、脉同前。周师根据中西医"病证结合"双重诊断法，认为当前的中、西医诊断同初诊，再守初诊方加减。

生黄芪 30g，金樱子 12g，党参 15g，芡实 12g，炒白芍 12g，炒白术 12g，汉防己 15g，茯苓 15g，积雪草 30g，穿山龙 30g，川芎 10g，怀山药 20g，佛手片 12g，陈皮 10g。

14 剂，日 1 剂，水煎服，分早晚两次温服。西药继服同前。

【四诊】2017 年 12 月 21 日。

患者自诉 5 日前因"受凉"，出现咽痛，伴咳嗽有痰，色黄，咳痰不畅，大便较前干结，食欲欠佳。血压 130/80mmHg。舌质黯红，苔薄根腻，脉缓。复查尿蛋白（++）；血常规、超敏 C 反应蛋白无异常；血肌酐 119μmol/L。周师指出，本患者的中医诊断应添加：感冒（痰热内蕴兼风邪未净），余同上；西医诊断添加：上呼吸道感染，余同上。处方如下：

连翘 15g，黄芩 15g，瓜蒌皮 15g，炙枇杷叶 10g，蒲公英 30g，浙贝母 15g，炙紫菀 12g，炙款冬花 12g，桔梗 10g，汉防己 20g，穿山龙 30g，积雪草 30g，川芎 10g，生黄芪 10g，南沙参 12g，北沙参 12g，炙百部 12g。

14 剂，日 1 剂，水煎服，分早晚两次温服。西药同上继用。

【五诊】2018 年 1 月 4 日。

患者测血压 130/80mmHg，复查尿蛋白（-），尿比重 1.020；血肌酐 86μmol/L。自诉前方服后，咳嗽、咳痰、咽痛已除，且腰酸较前减轻，尿中泡沫减少。舌、脉同前。周师指出，此时患者的中、西医诊断应同初诊，故采用初诊时中药处方随证加减，西药同前继用。

近三年来，患者病情长期稳定，血压稳定在 115 ～ 132/60 ～ 80mmHg，心率 60 ～ 87 次 / 分；尿蛋白（－）；24 小时尿蛋白定量 0.12 ～ 0.15g；血肌酐 75 ～ 89μmol/L。患者目前在继续治疗中。

【按语】本患者发病具有腰膝酸软、神疲乏力、舌质淡、舌体胖、六部脉细缓而无力等特点，故辨证为"脾肾气虚证"当属无疑；结合其大便质黏且不畅、舌质黯、苔根腻和舌边有瘀斑瘀点等特点，可辨证为"湿瘀互结证"。综上所述，周师认为本患者的中医辨证当属脾肾气两虚为本，湿瘀互结为标。法当标本兼顾，治拟健脾益肾，佐利湿化瘀通络。

周师强调补肾益精是治疗肾精亏虚的重要治法，但同时她常告诫学生，临证尚需要区分肾精亏虚所致的阴虚阳亢证，以及因精不化气而渐至的气血阴阳不足证，并应随证治之，总以平衡阴阳为旨。

治疗慢性肾脏病时，周师常强调，治肾之病，当先实脾。正如东垣所云"脾胃之气既伤，而元气亦不能充，而治病之所由生"。

第十五节　尿路感染

病案 1　反复尿路感染

【一般情况】胡某，女，60 岁。

【初诊日期】2019 年 6 月 11 日。发病节气：芒种后 5 天。

【主诉】反复尿频、尿急、尿痛 1 年余，再发 3 天。

【病史及症状】患者近 1 年来反复出现尿频、尿急、尿痛症状，曾在当地医院就诊，间断使用抗生素治疗，服药期间症状稍改善，但不能完全缓解。此后常于劳累后发作。3 天前上述症状再发，遂来周师门诊就诊。

患者来诊时，小便淋沥涩痛，每日排尿约 10 次，伴腰酸乏力，少腹胀满，胃纳不香，大便稀溏。舌质红，苔黄腻，脉沉细滑。

【查体】心肺听诊无异常，腹软无压痛，双肾区无叩击痛，双下肢无水肿。

【辅助检查】尿常规：潜血（++），白细胞（+++），蛋白（±）。中段尿培养：大肠埃希菌菌落计数＞10万CFU/mL。

【诊断】中医诊断：淋证，劳淋（脾肾亏虚，膀胱湿热）。

西医诊断：尿路感染。

【辨证分析与立法】患者平素腰酸乏力、纳差便溏，提示脾肾亏虚，尤以气虚为甚；脾肾亏虚，气化不利，湿浊内生，复感湿热之邪，下注膀胱，阻滞气机，故见尿频、尿急、淋沥涩痛及少腹胀满等症。病性属本虚标实，以脾肾亏虚为本，膀胱湿热阻滞为标。治疗上，急性期以清利湿热为主，缓解期以补益脾肾为主。

【处方】自拟清利通淋方加减。

蒲公英15g，瞿麦15g，萹蓄15g，黄柏12g，知母12g，车前草12g，泽兰12g，大蓟12g，小蓟12g，茯苓15g，炒白术15g，怀山药15g，怀牛膝15g，焦六神曲15g。

14剂，日1剂，文火煎至300mL，分早晚两次温服。

处方以蒲公英、黄柏、车前草、瞿麦、萹蓄、知母清热解毒，利湿通淋；大蓟、小蓟凉血止血；泽兰、牛膝活血化瘀，利水通淋；茯苓、炒白术、怀山药健脾化湿；焦六神曲健脾和胃。

【医嘱】多饮温水，忌憋尿，清淡饮食，避风寒，适寒温，注意休息，避免劳累。

【二诊】2019年6月25日。

患者小便淋沥涩痛感明显缓解，已无少腹胀满感，胃纳不香稍和。舌质红，苔转薄黄，脉沉细。复查尿常规：潜血（+），白细胞（+），蛋白（-）。患者此时下焦湿热已缓解，恐苦寒之剂久用伤阴，故去知母、黄柏，加陈皮12g理气健脾，共14剂，以巩固疗效。

【三诊】2019年7月9日。

患者排尿时无淋沥涩痛感，小便次数较前减少，久坐后仍有腰酸乏力。舌质红，苔薄黄，脉沉细。复查尿常规：潜血（-），白细胞（+），蛋白（－）。中段尿培养：阴性。患者已无血尿，故上方去大蓟、小蓟、泽兰，加黄芪 15g，太子参 15g 益气健脾；加桑寄生 15g，杜仲 12g 补益肾气，补益脾肾，扶正固本。处方如下：

瞿麦 15g，萹蓄 15g，蒲公英 15g，车前草 12g，茯苓 15g，黄芪 15g，太子参 15g，炒白术 15g，怀山药 15g，桑寄生 15g，杜仲 12g，怀牛膝 15g，焦六神曲 15g，陈皮 12g。14 剂。

【四诊】2019 年 7 月 23 日。

患者诸症转好，近日大便溏。舌质红，苔薄黄，脉沉细。复查尿常规：潜血（－），白细胞（－），蛋白（－）。前方去瞿麦、萹蓄、怀牛膝，太子参改党参，加熟地黄 15g，山茱萸 10g，重在补益脾肾。处方如下：

生黄芪 15g，党参 15g，炒白术 15g，怀山药 15g，茯苓 15g，焦六神曲 15g，桑寄生 15g，杜仲 12g，熟地黄 15g，山茱萸 10g，蒲公英 15g，车前草 12g，陈皮 12g。14 剂。

患者服前方后，诸症消失，身体安和。此后每半月就诊一次，周师予参芪地黄汤合四君子汤加减治之，随访半年，未曾复发。

【按语】本患者以小便淋沥涩痛为主症，且常于劳累后发作，应归属于“淋证”之“劳淋”范畴。患者素体脾肾亏虚，劳累后复感湿邪，湿邪蕴于体内，日久化热，下注膀胱，导致发病。肾气亏虚，湿热蕴结膀胱，气化失常，故可见小便淋沥不畅，溺时涩痛；膀胱水道不通，故少腹胀满；脾虚运化失司，则见胃纳不香，大便稀溏；肾虚，故见腰酸乏力，脉沉细；湿热内蕴，故见舌质红，苔黄腻，脉滑等表现。

《诸病源候论·诸淋病候》指出“诸淋者，由肾虚而膀胱热故也”。然而本患者不仅有肾虚的基础，还兼见脾虚的表现。周师认为，本病为本虚标实，以脾肾气虚为本，湿热蕴结膀胱为标。治疗的关键应分清标本缓急，结合症状，进行分阶段治疗。

首诊时，患者以小便次数多、排尿时淋沥涩痛为主要表现，处于急性期。故治疗上应遵循“急则治其标”的原则，予自拟经验方“清热通淋方”加减，清下焦湿热，利湿通淋，缓解排尿不适。临证时，还应仔细观察症状，判断湿热的轻重，从而把握好祛邪与扶正的侧重点。既要防止清利太过而伤津劫液，也要防止补益过早而致体内余邪未尽，病情反复。

三诊时，患者的排尿不适症状消失，病程转至缓解期，此时周师调整用药，予参芪地黄汤加减，以补肾健脾固其本。脾肾亏虚得以纠正，则机体免疫力增强，不易受湿热之邪侵袭，因而不再复发。

病案 2　反复尿路感染

【一般情况】孙某，女，50 岁。

【初诊日期】2017 年 9 月 12 日。发病节气：白露后 5 天。

【主诉】反复尿频、尿急、尿痛 2 年余，再发 2 天。

【病史及症状】患者 2 年前无明显诱因出现尿频、尿急、尿痛，当时无畏寒发热，无肉眼血尿，于当地医院就诊，诊断为"尿路感染"，予抗生素治疗后，症状缓解。此后，上述症状反复发作，尤其遇劳累或情绪波动后易诱发，多次使用抗生素治疗，效果欠佳。2 天前，患者尿频、尿急、尿痛症状再发，自服左氧氟沙星片后，尿痛症状缓解，仍感尿频、淋沥不尽。患者不堪其苦，故转投中医治疗，遂来周师门诊就诊。

患者来诊时，感尿意频频，淋沥不尽，兼见心烦易怒，口苦咽干，少腹拘急。舌质红，苔黄腻，脉弦滑。

【查体】心肺听诊无异常，腹软无压痛，双肾区无叩击痛，双下肢无水肿。

【辅助检查】尿常规：白细胞（++），潜血（+）。中段尿培养：大肠埃希菌菌落计数＞10 万 CFU/mL。

【诊断】中医诊断：淋证，气淋（肾虚肝郁，湿热内蕴）。

西医诊断：尿路感染。

【辨证分析与立法】患者情志抑郁，肝失条达，气机郁滞，郁久化热，故见少腹拘急，心烦易怒，口苦咽干等症；肾气亏虚，气化不利，湿邪内生，湿热下注膀胱，膀胱气机不畅，故尿频、尿急、尿痛。急则治其标，急性期治拟清利湿热、清肝泻火为主；缓解期以补肾疏肝为主。

【处方】自拟清利通淋方合龙胆泻肝汤加减。

蒲公英 15g，瞿麦 15g，萹蓄 15g，车前草 12g，泽泻 12g，焦栀子 12g，龙胆草 9g，炒黄芩 12g，柴胡 9g，当归 15g，生地黄 15g，炒白芍 15g，怀牛膝 15g。

14 剂，日 1 剂，文火煎至 200mL，分早晚两次温服。

处方以蒲公英、瞿麦、萹蓄、车前草、泽泻清热利湿通淋；龙胆草、焦栀子、炒黄芩清泻肝火；柴胡疏肝解郁；当归、生地黄、白芍养血柔肝；牛膝利水通淋，引热下行。全方上清肝火，下利湿热，清利并行，寓补于泻。

【医嘱】多饮温水，忌憋尿，调畅情志，清淡饮食，适寒温，注意休息，避免劳累。

【二诊】2017 年 9 月 26 日。

患者的尿频、淋沥不尽、少腹拘急症状缓解，口苦咽干、心烦易怒稍减。就诊期间，患者时常叹息，诉平素生活、工作压力较大，夜寐差，夜间多梦易醒。舌质红，苔转薄黄，脉弦细。复查尿常规：白细胞（＋），潜血（－）。此时患者尿路刺激症状已缓解，提示下焦湿热明显减轻，故周师于前方中减清利之品；因患者寐差梦多，易醒，故酌加煅龙骨、煅牡蛎、酸枣仁等以宁心安神。处方如下：

柴胡 9g，炒黄芩 12g，佛手 12g，焦栀子 12g，淡竹叶 15g，车前草 12g，泽泻 12g，蒲公英 15g，当归 15g，生地黄 15g，炒白芍 15g，怀牛膝 15g，煅龙骨 30g，煅牡蛎 30g，酸枣仁 20g。14 剂。

【三诊】2017 年 10 月 10 日。

患者已无尿频、淋沥不尽等症，无口苦咽干及心烦易怒，夜寐已安。自诉稍劳累即感腰酸乏力，胃纳不香。舌质红，苔薄黄，脉沉细。复查尿常规：白细胞（－），潜血（－）。中段尿培养：阴性。患者肝火及湿热已减，心神已安，然脾肾之虚象渐显。周师将原方减少清利安神之品，酌加补肾健脾，扶正固本之味。处方如下：

柴胡 9g，炒黄芩 9g，佛手 12g，焦栀子 9g，蒲公英 15g，当归 15g，生地黄 15g，炒白芍 15g，怀牛膝 15g，杜仲 12g，枸杞子 15g，怀山药 15g，茯苓 15g，焦六神曲 15g。14 剂。

【四诊】2017 年 10 月 24 日。

患者服上方后，诸症消失，身体安和。舌质红，苔薄黄，脉沉细。复查尿常规：白细胞（－），潜血（－）。周师再予上方 14 剂，以巩固疗效。

此后随访半年，疾病未复发。

【按语】本患者以尿频、尿急、尿痛为主症，兼见心烦易怒、口苦咽干、少腹拘急、情志抑郁，故归属于"淋证"之"气淋"范畴，证属肾虚肝郁，湿热内蕴。患者为老年女性，天癸已竭，肾气渐衰，肾与膀胱相表里，肾虚则膀胱气化无权；平素又多情志不畅，致肝气郁结，肝失疏泄，气机阻滞，致膀胱气化不利，故见尿频、尿急、尿痛。肝郁化火，故见心烦易怒，口苦咽干。《黄帝内经》云"肝足厥阴之经，循股阴，入毛中，环阴器，抵小腹"，故见少腹拘急。湿热内蕴，故见舌质红，苔黄腻，脉弦滑。

本病属本虚标实。患者就诊之初期，多以标实为主，既有肝郁化火，又有下焦湿热，故周师予清利通淋方合龙胆泻肝汤加减，清肝火，利湿热。本病缓解期则以本虚为主。周师认为，老年人在淋证缓解期多从肾论治，以补肾为要。然而本患者为女性，处于更年期，平素多情志抑郁，亦要注重治肝。《黄帝内经素问集注》谓"肝主疏泄水液，如癃非癃，而小便频数不利者，厥阴之气不化也"；清代名医叶天士有"淋属肝胆"之说，提示淋证与肝有密切联系。周师指出，治疗淋证，在补肾的同时，予以理气疏肝、养血柔肝，使肾虚得固，肝郁得疏，此属从本而治，疗效稳定，疾病不易复发。

病案 3　尿路结石伴尿路感染

【一般情况】张某，男，60 岁。

【初诊日期】2020 年 10 月 6 日。发病节气：寒露前 2 天。

【主诉】反复尿频、尿急、尿痛 6 年余，再发伴发热 1 周。

【病史及症状】患者在 6 年前体检时，发现双肾多发结石，左肾结石较大者约 2.4cm，右肾结石较大者约 2.5cm。患者曾先后三次于浙江大学医学院附属第一医院行经皮肾镜取石术（PCNL 术），已取出部分结石，尚存少量细小结石未取出。嗣后经常出现尿频、尿急、尿痛，白细胞尿，时伴发热。患者至医院就诊，诊断为尿路感染，间断以抗生素联合中药治疗，症状缓解，但稍劳即发。1 周前，患者劳累后上述症状再发，遂来周师门诊就诊。

患者既往有慢性支气管炎病史 10 余年。

刻下：小便频数、灼热、淋沥刺痛，发热畏寒，排尿突然中断，少腹拘急，腰痛拒按。苔黄腻，舌红，脉细滑。

【查体】体温 37.8℃，血压 140/70mmHg，心肺听诊无异常，下腹部轻度压痛，双肾区叩击痛阳性，双下肢无水肿。

【辅助检查】血常规：白细胞计数 $12×10^9$/L，中性粒细胞百分比 84%，血红蛋白 100g/L，血小板 $258×10^9$/L，超敏 C 反应蛋白 16mg/L。尿常规：白细胞（++++），潜血（++++）。2 次中段尿培养：大肠埃希菌菌落计数＞10 万 CFU/mL。肾脏 B 超：双肾多发结石，较大者约 1cm。

【诊断】中医诊断：淋证，石淋（肾阴亏虚，湿热阻滞）。

西医诊断：尿路结石伴感染。

【辨证分析与立法】患者肾阴亏虚，气化无权，水道不通，致尿液排泄不畅；复感湿热之邪，下注膀胱，煎熬尿液成石，阻滞气机，故出现尿频、尿道灼热、淋沥刺痛、排尿中断，腰腹疼痛等症。证属本虚标实，以肾虚为本，下焦湿热阻滞为标。急性期治以清热化湿、通淋排石为主；缓解期以补肾清利为主。

【处方】清利通淋方加减。

白花蛇舌草 20g，蒲公英 20g，黄柏 20g，土茯苓 30g，瞿麦 12g，萹蓄 12g，石韦 12g，海金沙 15g（包煎），金钱草 30g，鸡内金 15g，地榆 15g，泽兰 15g，乌药 12g。

14 剂，日 1 剂，文火煎至 300mL，分早晚两次温服。

处方以白花蛇舌草、蒲公英、黄柏、土茯苓清热解毒，瞿麦、萹蓄利尿通淋，石韦、海金沙、金钱草、鸡内金化石通淋，地榆凉血止血，泽兰活血利水，乌药行气止痛。

西药治疗方面，予左氧氟沙星注射液 0.3g，静脉滴注，qd，14d。

【医嘱】多饮温水，忌憋尿，清淡饮食，适寒温，注意休息，避免劳累。

【二诊】2020 年 10 月 20 日。

患者发热已退，小便淋沥涩痛、少腹拘急、腰痛缓解，但时感腰膝酸软、神疲气短，劳累后更甚。舌质红，苔由腻转薄，脉沉细。复查尿常规：白细胞（＋），潜血（－）。尿细菌培养（－）。此时患者湿热之邪已去大半，然病程日久，正气亏虚，正虚邪恋，易致病情反复，故周师于前方中减清利之品，加益肾之味，旨在益肾为主，清利为辅。处方如下：

山茱萸 15g，生地黄 30g，何首乌 20g，干芦根 30g，知母 20g，黄柏 20g，怀牛膝 15g，泽兰 15g，金钱草 30g，海金沙 15g（包煎），鸡内金 15g，桃仁 15g，赤芍 15g。21 剂。

西药治疗方面，停用抗生素。

【三诊】2020 年 11 月 10 日。

患者诉近日外感风寒后，出现咳嗽、咳痰，动则气促，伴腰膝酸软、口燥咽干。舌质红，苔薄黄，脉沉细。复查血常规：白细胞计数 $9.5 \times 10^9/L$，中性粒细胞百分比 78%，血红蛋白 106g/L，血小板 $270 \times 10^9/L$，超敏 C 反应蛋白 13mg/L。尿常规：白细胞（－），潜血（－）。患者此次遇寒后咳嗽、咳痰发作，是在肾虚基础上出现痰热蕴肺证。急则治其标，周师拟清肺化痰、止咳平喘治疗为主。调方如下：

黄芩 15g，蒲公英 15g，南沙参 15g，浙贝母 15g，枇杷叶 10g，车前子 15g（包煎），干芦根 30g，葶苈子 15g，生地黄 30g，麦冬 12g，天冬 12g，知母 15g，黄柏 15g。14 剂。

【四诊】2020 年 11 月 24 日。

患者咳嗽、咳痰、气促已缓解，自觉排尿欠畅，腰部酸痛，手足心热，大便干结。脉细滑而弦，舌质红，苔薄黄，舌下静脉迂曲。复查尿常规：白细胞（＋），潜血（－）。尿细菌培养（－）。患者新发之咳喘已平，当继续治疗其淋证。拟滋阴补肾、化瘀清利为法，标本兼治。处方如下：

山茱萸 20g，熟地黄 30g，生地黄 30g，墨旱莲 30g，女贞子 10g，北沙参 15g，桑寄生 15g，杜仲 20g，知母 20g，黄柏 15g，怀牛膝 15g，赤芍 15g，桃仁 15g，泽兰 15g，石韦 15g，金钱草 30g，海金沙 15g（包煎）。

患者服上方后，诸症消失，身体安和。此后患者随访一年，疾病未复发。患者每个月复查尿常规一次，尿检白细胞均为阴性，偶见少量红细胞。

【按语】本患者以尿频、尿急、尿痛为主症，伴腰背疼痛、排尿突然中断，结合双肾结石病史，应归属于"淋证"之"石淋"范畴，证属肾虚湿热。

患者为老年男性，肾阴亏虚，肾虚则气化不利，水液内停，复感湿热之邪，下注膀胱，煎熬水液，尿液凝结，日积月累，聚为砂石，故发本病。结石阻塞尿道，尿液排泄不畅，不通则痛，故可见少腹拘急，腰背疼痛难忍。《丹溪心法》指出："诸淋所发，皆肾虚而膀胱湿热也。肾主水，水结则化为石。肾虚而膀胱气化不利，为热所乘，热则成淋。"本患者的病机亦与之相符。

患者已年过半百，有多年肾结石病史，曾多次行双侧 PCNL 术，结石始终不能排尽，从而导致反复出现尿路感染。故在急性期症状缓解后，予补肾之剂加化石通淋药，以达到治病求本的目的。

三诊时，患者支气管炎再发，故周师调整治疗方向，重在清肺化痰，兼顾益肾，做到肺肾同治。周师认为，在本病治疗过程中，除了要分清标本缓急之外，更要注重病史，做到病证结合。临证出现病情变化时，应密切观察病机转变，诸证合参，随证治之。

第十六节 马兜铃酸肾病

【一般情况】张某，女，45岁。

【初诊日期】2011年7月9日。发病节气：立秋。

【主诉】服用"排石冲剂"后出现夜尿增多伴尿中泡沫增多8年。

【病史及症状】患者于2001年因患右肾结石（大小为0.7cm），赴当地医院行"右肾体外碎石术"，术后未见结石排出，且常有排尿不尽感，故自行口服"排石冲剂"（内含关木通，它是含有马兜铃酸的马兜铃科植物），每日三次，每次一包，连服半年。后因前症渐减，而改间断服用，约半年后停服，共服用约700包。2003年，患者无明显诱因发现夜尿2～3次，伴尿中泡沫增多，在当地医院查尿液分析提示：尿蛋白（±），红细胞（-），24小时尿蛋白定量999.4g。患者于同年10月13日赴温州医科大学附属第二院查双肾B超，提示：左肾76×41mm，右肾82×46mm；血肌酐331.3μmol/L，血红蛋白10.2g，24小时尿蛋白定量0.37g，拟诊为"肾小球肾炎、慢性肾功能不全"，予"对症处理"（具体不详）。因疗效不显，为进一步查明病因，于2003年10月30日至11月11日在上海交通大学医学院附属瑞金医院肾内科住院。住院期间查血压130/70mmHg；24小时尿蛋白定量0.22g；尿蛋白电泳提示：中、小分子蛋白尿，肾小管型；尿可滴定酸提示：PH 6.67；血肌酐313μmol/L，血红蛋白10.2g；B超提示：左肾83×37mm，右肾92×37mm；肾组织病理活检提示：光镜下可见肾小球42个，其中6个小球已废弃，其余肾小球节段性系膜增宽，肾间质中度纤维增生，灶性密集性炎细胞浸润，肾小管重度萎缩，小叶间动脉未见明显病变。该院结合病史和肾活检报告后，诊断为：马兜铃酸肾病、慢性肾小管间质病变、慢性肾功能不全。于同年11月12日起患者开始服用泼尼松片30mg/d（0.5mg/kg/d），连服三个月，并定期门诊随访。后因口服泼尼松片未见明显疗效，故于缓慢减量后停服（具体方案不详）。后治疗以"中药"（具体不详）为主，仍乏效。经人介绍而于 2011 年 7 月 9 日改诊于吾师。

患者发病以来，神清，精神软，时有神疲乏力。平素月经周期 37～45 天，量甚少，以近 7 年尤甚，色黯有块，伴轻度经期腰腹坠胀，经后腰膝酸软明显。夜间口干咽燥，大便间隔两至三日一行，且质硬，夜尿 2～4 次，夜寐梦扰。舌质黯，舌体胖，边有齿痕和瘀斑、瘀点，苔中有较深裂纹，右关脉沉缓而无力，左关脉虚弦，左尺脉虚浮。

【查体】血压 140/70mmHg，面色欠华，颜面部无明显浮肿，心肺听诊无异常，全腹无压痛、反跳痛，移动性浊音阴性，双下肢无明显浮肿。

【辅助检查】2011 年 7 月 9 日复查血肌酐 378μmol/L；尿常规：尿蛋白（±），红细胞（-）；血红蛋白 9.7g；24 小时尿蛋白定量 0.52g；B 超提示：双肾缩小。

【诊断】中医诊断：虚劳，溺毒（脾肾气阴不足兼血虚血瘀证）。

西医诊断：马兜铃酸肾病、慢性肾小管间质病变、慢性肾功能不全。

【辨证分析与立法】周师指出，患者以夜尿增多、腰膝酸软、大便间隔数日一行且秘结质硬、夜间口干咽燥、神疲乏力为主症，理化检查显示双肾缩小、慢性肾小管间质病变，结合舌质黯、舌体胖，边有齿痕和瘀斑瘀点，苔中有较深裂纹，右关脉沉缓而无力，左关脉虚弦，左尺脉虚浮等特点，当辨证为气血（阴）两虚、肾络瘀痹，治拟标本兼顾。

【处方】当归补血汤合防己黄芪汤合增液汤加味，同时取参芪地黄汤、下瘀血汤之义化裁。

生黄芪 40g，当归 30g，党参 15g，炒白芍 12g，生地黄 15g，玄参 15g，麦冬 15g，汉防己 15g，桃仁 15g，莪术 15g，积雪草 30g，炒白术 12g，肉苁蓉 15g，瓜蒌皮 20g，芦根 30g，佛手片 12g，制香附 12g，鬼箭羽 12g，怀山药 15g。

14 剂，日 1 剂，水煎服，分早晚两次温服。

处方以中等剂量的生黄芪补益肺、脾、肾之气为君，佐以党参、炒白术、怀山药以增其益气健脾之效；上药合当归、白芍则补益气血；合增液汤、芦根，以助增水行舟之效；上药合积雪草、桃仁、莪术、鬼箭羽、汉防己，共奏扶正而化瘀、祛风湿之效。

加用白芍总甙片每次一片，每天三次；贝那普利片每次一片，每日一次。

【医嘱】进优质低蛋白饮食，避免使用有肾毒性的中西药物，预防各种感染和劳累。每半个月复查血常规、尿常规、肝肾功能、血电解质。

【二诊】2011 年 7 月 30 日。

患者自诉服前方后，大便间隔三至四日一行，较前稍通畅，质仍偏硬，余症同前。舌、脉同初诊。昨日复查血肌酐 358μmol/L；尿常规：尿蛋白（±），红细胞（−）；血红蛋白 10.1g；24 小时尿蛋白定量 0.32g。治疗上，周师于初诊方中加制大黄 10g，并将生黄芪加量至 45g，生地黄加量至 30g，续服 28 剂。

一个月后，患者自诉大便较前明显通畅，且一日或隔日一行，质不硬；口干咽燥较前好转。然腰膝酸软、乏力感仍明显，近日脱发明显。舌、脉同初诊。复查血肌酐 297μmol/L；尿常规：尿蛋白（±），红细胞（−）；血红蛋白 10.7g；24 小时尿蛋白定量 0.23g。周师随即于处方中加制何首乌 30g。

此后随证加减治疗，患者自诉大便日行一次，质不硬，血肌酐稳定在 197～260μmol/L；尿检多次（−）；24 小时尿蛋白定量 0.10～0.27g。患者于 2012 年 3 月停服白芍总甙片，续用贝那普利片及中药汤剂。

【三诊】2021 年 6 月 23 日。

经上方治疗后，患者自诉大便每日一行，通畅且不硬，夜尿 0～1次，血肌酐稳定在 97～107μmol/L；尿检多次正常，24 小时尿蛋白定量 0.10～0.15g。舌质黯，舌边齿痕和瘀斑瘀点较前明显改善，苔中已无裂纹，右关脉沉缓，左关脉小弦。目前病情稳定，仍在继续治疗中。

【按语】一些含有马兜铃酸的中草药曾被广泛使用，近年来，因其肾毒性可导致不同程度肾损伤的报道日益增多，引起了社会和学者的关注。1993年，比利时报道了某种含中草药成分的减肥药的部分服用者出现了快速进展型间质性肾炎，在终末期，即使停药，肾功能也很难恢复正常。其临床表现为：少量蛋白尿，肾衰进展速度快，贫血严重。随后，英国、日本等国相继报道了在服用含马兜铃酸成分的中草药或中成药制剂后，发生不同程度肾损害的病例。1999年以后，我国多位学者发现，服用某些中草药引发肾病的主要原因，可能与其含有马兜铃酸成分有关，因此此种肾病也被称为马兜铃酸肾病。2017年10月30日，原国家食品药品监督管理总局在官网发布了《可能含有马兜铃酸的马兜铃科药材名单》一文，此后相关部门陆续取消了关木通、广防己、青木香、天仙藤的药材标准。

马兜铃酸肾病作为一种快速进展的间质性肾炎，其特征主要为血肌酐升高、严重贫血和轻度肾小管型蛋白尿，以及肾组织病理检查可见无炎性细胞浸润，伴严重肾间质纤维化和肾小管萎缩。根据肾损伤发展速度、临床表现、肾脏病理变化，可将本病分为急性马兜铃酸肾病、慢性马兜铃酸肾病、肾小管功能障碍型马兜铃酸肾病。

20年前，以王永钧教授为首的科研团队在总结16例马兜铃酸肾病患者的临床资料时发现，关木通不仅在超量使用时可导致急性肾衰竭，而且在常规剂量用于肾脏疾病患者或可能已存在肾缺血的患者时，亦可诱发急性肾衰竭。同时，即使小剂量服用含马兜铃酸成分的中药，无论丸剂、煎剂、单味或复方，均可损害肾小管间质，并最终发展至慢性肾衰竭。另外，多数患者的临床表现隐匿，有的仅以夜尿增多作为首发症状，且尿常规检查的异常程度较轻。

周师指出，本患者即由于长期持续服用含有关木通的中成药"排石冲剂"而引起发病，以夜尿增多为首发症状，尿检仅见少量蛋白尿，无血尿。但根据其肾活检结果和双肾大小，诊断为慢性马兜铃酸肾病当属无疑。同时她指出，马兜铃酸肾病临床上重在预防，尤其对有肾脏病史者、老年患者、存在肾缺血者等高危人群，治疗不用马兜铃酸制剂为预防本病的最佳方法，如含有马兜铃酸的龙胆泻肝汤（丸）、八正散、排石冲剂等制剂，慎勿使用。

另外，周师强调，对确诊为急性马兜铃酸肾病的患者，必须立即停药，避免再次使用或慎重使用有肾毒性的中西药物，加强营养支持治疗，防止和纠正电解质紊乱、酸碱平衡失调。针对出现慢性肾小管间质疾病或非少尿型肾衰患者，要保证液体摄入量，使尿量维持在 2000mL 以上，以降低药物在肾髓质中的浓度，并防止肾缺血。针对发生急性肾衰竭者，应及时进行血液透析治疗。

本患者以慢性肾脏病为主要表现，以夜尿增多、腰膝酸软、大便间隔数日一行且质硬、夜间口干咽燥、神疲乏力为主症，结合其舌脉特点，周师辨证为：气血（阴）两虚、肾络瘀痹，取参芪地黄汤、下瘀血汤之义治之，取得了较满意的疗效，值得推广。

第十七节　肾淀粉样变

【一般情况】张某，女，59 岁。

【初诊日期】2003 年 5 月 16 日。发病节气：春分前 4 天。

【主诉】发现尿中泡沫增多 2 个月。

【病史及症状】患者 2 个月前发现尿中泡沫增多，在当地医院就诊，查尿常规：蛋白（+++）；24 小时尿蛋白定量 1.43g；血肌酐 57μmol/L；测血压 120/80mmHg，双下肢轻度浮肿。后收入我院，测内生肌酐清除率 117.7mL/min，ANA 阴性，ANCA 阴性。行肾穿刺检查提示：肾淀粉样变。骨髓穿刺检查未见明显异常。

刻下：尿中泡沫增多，肥胖，纳差，睡眠可，大便溏，日 2～3 次。舌质淡黯，苔白厚腻，脉沉。

【查体】心率 80 次 / 分，双肾区叩痛阴性，双下肢不肿。体重 90kg。

【辅助检查】肾穿刺病理检查：10 个小球，1 个球性硬化，其余肾小球可见局灶节段性系膜细胞增生，系膜基质为无细胞性增宽。肾间质多灶性纤维化，硬化小球周围及间质中多灶性淋巴细胞、单核细胞浸润。肾小管灶性萎缩，部分肾小管上皮浊肿，小血管壁增厚。刚果红染色：肾小球系膜区弱阳性，血管壁弱阳性，5%高锰酸钾消化后阴性。免疫荧光检查：5个小球，IgA（－），IgG（－），IgM（－），C3（－），C4（－），C1q（－）。电镜检查：系膜区增生，可见杂乱无章细丝。足突大部分融合，基膜未增厚，符合肾淀粉样变。

【诊断】中医诊断：尿浊病（脾肾亏虚，痰瘀内停）。

西医诊断：1.肾淀粉样变，慢性肾脏病1期；2.肥胖症。

【辨证分析与立法】患者系老年女性，以"尿中泡沫增多"为主症，肥胖，纳差，乏力，大便溏，为脾肾亏虚、痰瘀内停所致。患者面白体胖，纳差乏力，大便稀溏，为脾虚所致；脾虚则无以固涩，肾虚则无以封藏，精微外泄，而出现蛋白尿；痰湿内停，故舌苔厚腻；瘀血内停，故舌质黯。辨证以脾肾气虚为本，痰湿瘀血为标。治拟标本兼治，补肾健脾，祛湿化痰，活血祛瘀。

【处方】参芪地黄汤加二陈汤加味。

生黄芪30g，全当归10g，杜仲10g，干地黄20g，薏苡仁30g，虎杖15g，川芎30g，炒白术10g，白花蛇舌草30g，太子参30g，落得打30g，炒莪术15g，焦山楂15g，陈皮6g，制半夏10g，茯苓15g。

14剂，日1剂，文火煎至300mL，分早晚两次温服。

处方以生黄芪、太子参益气健脾，干地黄补肾，白花蛇舌草、虎杖去湿浊，陈皮、半夏、茯苓健脾祛湿，落得打、莪术养血通络除痹。全方补益脾肾、行气活血、通络除痹，标本同治。

【医嘱】低盐优质低蛋白饮食，勿食牛肉。增加运动，控制饮食，保持情志舒畅。

【二诊】2003年6月10日。

患者略感腰酸乏力，纳食转佳。舌质淡红，苔白厚腻，脉沉。体重87kg。复查尿常规：蛋白阴性，尿比重1.025。周师于前方中将生黄芪加量至40g，去焦山楂，加桑寄生15g，杭白芍10g，以加强补益脾肾之力。处方如下：

生黄芪 40g，全当归 10g，杜仲 10g，干地黄 20g，薏苡仁 30g，虎杖 15g，川芎 30g，炒白术 10g，白花蛇舌草 30g，太子参 30g，落得打 30g，炒莪术 15g，陈皮 6g，制半夏 10g，茯苓 15g，桑寄生 15g，杭白芍 10g。

14 剂，日 1 剂，文火煎至 300mL，分早晚两次温服。

【三诊】2003 年 7 月 15 日。

患者无不适，体重下降至 82kg。舌质淡红，苔白，脉沉。反复查尿常规：蛋白阴性，24 小时尿蛋白定量 0.08g。前方中继续将黄芪加量，处方如下：

生黄芪 50g，全当归 10g，杜仲 10g，干地黄 20g，薏苡仁 30g，虎杖 15g，川芎 30g，炒白术 10g，白花蛇舌草 30g，太子参 30g，落得打 30g，炒莪术 15g，陈皮 6g，制半夏 10g，茯苓 15g，桑寄生 15g，杭白芍 10g。

21 剂，日 1 剂，文火煎至 300mL，分早晚两次温服。

此后患者服用中药 7 年，均以本方化裁，随证加减，体重逐渐减轻了近 15kg。反复查尿常规及 24 小时尿蛋白定量，均无异常。

随访至今已经 17 年，尿常规无异常，血肌酐在正常范围，体重在 72kg 上下波动。

【按语】淀粉样变性是由多种原因造成的淀粉样物质在体内各脏器细胞间的沉积，致使受累脏器的功能逐渐衰竭的一种临床综合征。轻链（AL）型淀粉样变性是我国最常见的类型。肾脏是淀粉样物质沉积的主要器官之一。

我国淀粉样变性患者的中位生存时间为 36.3 个月。化疗或干细胞移植患者的中位生存时间明显延长。

本患者的一个突出特点是肥胖。周师认为，首先，肥胖与脾虚关系密切。《医宗必读·痰饮》云："脾土虚弱，清者难升，浊者难降，留中滞膈，郁而成痰。"脾虚失运，致清阳不升、浊阴不降，清浊不分，则不能消化胃中水谷，不能促进糟粕排出，使得水谷壅滞中焦，聚而生浊生膏，而发为肥胖。另一方面，脾能运化水饮，《景岳全书》云："脾虚不能制湿，肾虚不能纳水……或以脾阴干燥而液化为胶，痰证中十居八九，是皆虚痰之不可攻者也。"脾失健运，则津液输布障碍，水湿痰饮内聚，形成肥胖。综上，脾主运化之职，运化失常，膏浊痰湿内蕴，积聚于五脏而发为肥胖。其次，痰湿、血瘀均与肥胖相关。《疡医大全》提出"肥人多湿、多痰、多气虚……外虽多肉，其实内虚"，因此，肥人的病理特点是多痰湿、多气虚血瘀。因为气虚，则脏腑气化功能不足，致水谷运化失常，停而为痰为湿，又影响气机的升降出入，日久则产生瘀、热等新的病证，出现更为复杂的病变。

而对于肥胖患者出现肾病理检查中所见的淀粉样物质的沉积，周师认为，此可用脾虚解释，系痰湿内停，代谢产物不能归于正化所致。治疗上，健脾祛湿之品有助于恢复脾胃之升降功能，使脾能升清，湿浊可降，再配以补气行气、活血化瘀之品，有利于体重减轻。故补益脾肾为治疗大法，在此基础上，加用祛痰湿、活血消癥之品。

对于生黄芪的使用，周师认为，黄芪属于甘温益气药，具有益气升阳、健脾利水、固表止汗、补气生血、托里生肌等功效，在治疗肾病时有一定的适应证，并不是所有的肾病都可使用。在肾病治疗中使用黄芪的最早记载当见于《金匮要略》，其中的"防己黄芪汤"用于治疗风水。后医受此启发，发现黄芪有消除蛋白尿的作用，遂将其用于治疗无水肿性肾病蛋白尿。但是，辨证为肺脾亏虚的患者方可使用。如果辨证属于阴虚、湿热、热毒的肾病患者，使用黄芪会导致病情恶化和复杂化。而大剂量使用黄芪当源于补阳还五汤，补阳还五汤在肾病中运用较多。因此，周师经常大剂量使用黄芪，但同时注意配合佛手等药，使其补而不滞。

第十八节　干燥综合征肾损害（急性肾损伤）

【一般情况】詹某，男，23 岁。

【初诊日期】2020 年 11 月 19 日。发病节气：霜降前 4 天。

【主诉】反复头晕 4 个月余，发现血肌酐升高 2 个月余。

【病史及症状】患者 4 个月前在劳累后出现反复头晕，伴胃纳不佳及体重下降，曾在当地医院就诊（具体诊疗不详）。2 个月前，在当地医院查尿蛋白（++），24 小时尿蛋白定量 1498mg；血肌酐446.7 ～ 504μmol/L，抗 RO–52 抗体强阳性；血 HGB 95g/L；肾脏 B 超提示：左肾 10.71×5.64cm，右肾 11.64×3.98cm，肾实质回声稍增强，双肾小结晶。患者拒绝行肾穿刺检查。今来我院住院，行肾穿刺检查提示：IgA 肾病；结合唇腺活检提示：干燥综合征肾损害。患者出院后，到周师门诊就诊。

刻下：患者略感腰酸、口干，双眼干涩，余无不适。舌红，苔薄白，脉细数。

【查体】T 36.9℃，P 93 次 / 分，R 18 次 / 分，血压 116/79mmHg。神清，面色少华，咽红。双肺呼吸音清，未闻及明显干湿性啰音。双肾区叩击痛（－），双下肢无浮肿。

【辅助检查】尿常规：蛋白（±），pH 7.5，比重 1.014，镜检白细胞（+），镜检红细胞 1 ～ 2 个 /HP。血红蛋白 84g/L，血尿素氮 10.96mmol/L，血肌酐 409μmol/L。ANA 1:160，抗 ENA 抗体（+），抗 Ro60/SSA 抗体（+），抗 La/SSB 抗体（+）。肾活检病理检查提示：①IgA 肾病（系膜增生型）（牛津 M1E0S0T1C0）；②慢性中度肾小管间质病变伴急性加重，请结合临床。唇腺活检病理检查结果：（下唇唇腺活检）少量唾腺组织，面积约 6mm^2，见 2 个淋巴细胞聚集灶（每灶＞ 50 个）。

【诊断】中医诊断：燥痹病（肺肾亏虚，肾络瘀痹）。

西医诊断：干燥综合征肾损害，IgA 肾病（系膜增生型）（牛津 M1E0S0T1C0），慢性中度肾小管间质病变伴急性加重。

【辨证分析与立法】患者为青年男性，结合临床表现及病理检查结果，诊断为干燥综合征肾损害。患者有口干、眼干、腰酸、舌质红、脉细数，当以肺肾气阴亏虚为基本病机。患者肺肾阴亏，肺津不足，无以布散阴液，加之肾阴不足，故口干、眼干；腰为肾之府，肾阴亏虚，腰府失充，故为腰酸；肾阴亏虚，日久及气，出现气阴两虚，封藏失职，精微外泄，出现蛋白尿；日久肾失泄浊排毒之功，出现血肌酐升高。病性属虚实夹杂，治拟益气养阴、滋肺益肾为主。

【处方】补肺益肾汤。

当归 20g，桑寄生 15g，生黄芪 30g，茯苓 12g，金樱子 12g，芡实 12g，蒲公英 30g，枸杞子 15g，熟地黄 30g，墨旱莲 30g，北沙参 15g。

14 剂，日 1 剂，文火煎至 300mL，分早晚两次温服。

方中以熟地黄、枸杞子、北沙参、墨旱莲滋阴，补益肺肾；气能生津，津能载气，故以生黄芪、当归、茯苓健脾益气养血，以补气生津；阴虚致燥，常同时致热，故加蒲公英以清热。

西药继用泼尼松龙片 40mg/d+ 来氟米特 20mg/d 口服，继用复方α-酮酸片、苏打、钙尔奇 D、羟氯喹治疗。

【医嘱】注意休息，勿疲劳，预防感冒。优质低蛋白饮食。避免使用肾毒性药物。

【二诊】2020 年 12 月 8 日。

患者感口干、眼干明显减轻，腰酸好转。舌质淡红，苔薄，脉细数。复查尿常规：蛋白（++），红细胞（-）；血肌酐 320μmol/L。前方有效，守方 14 剂。泼尼松龙减量为 35mg/d，其余西药治疗同前。饮食调护如前。

【三诊】2020 年 12 月 18 日。

患者感口干、眼干进一步减轻，略感胃脘胀满。舌苔略白腻，脉同前。复查尿常规：蛋白（+）；血肌酐 120μmol/L。周师在前方基础上，将熟地黄减量为 20g，加广木香 12g。处方如下：

当归 20g，桑寄生 15g，生黄芪 30g，茯苓 12g，金樱子 12g，芡实 12g，蒲公英 30g，枸杞子 15g，熟地黄 20g，墨旱莲 30g，北沙参 15g，广木香 12g。

将泼尼松龙减量为 30mg/d，其余西药治疗同前。饮食调护如前。

【四诊】2021 年 1 月 5 日。

患者口干、眼干基本消失，胃脘胀满消失。舌质淡红，苔薄白，脉细数。复查尿常规：蛋白（－）；血肌酐 112μmol/L。周师将泼尼松龙减量为 25mg/d，其余西药治疗同前。效不更方，上方继用。饮食调护如前。

此后患者每月 1 次到门诊随访，中药以前方加减治疗，病情稳定。2021 年 1 月 21 日复诊，查尿蛋白（±）；血肌酐 101μmol/L。

患者目前激素已停用，查血肌酐 88μmol/L，用中药继续调理。

【按语】本患者的临床表现为口干、眼干、腰酸、舌质红、脉细数，以肺肾气阴亏虚为基本病机。整个治疗过程以"益气养阴，滋养肺肾"贯穿始终，结合激素和免疫抑制治疗，最终患者不仅临床症状缓解，血肌酐亦基本恢复正常。

在激素的使用过程中，许多患者会出现心悸、燥热、口干、眠差、脉数等阴虚燥热之象。然而本患者在治疗过程中，肾病逐渐好转，同时阴虚之象也逐步减轻，没有加重，不得不说得益于中药之功效。桑寄生、黄芪、茯苓、熟地黄、墨旱莲是陕西名医杜雨茂治疗肾病的"滋阴益肾汤"中的几味主药。周师针对患者使用激素，为预防其出现明显的阴虚燥热之象，加用蒲公英、枸杞子、北沙参以养阴清热，加水陆二仙丹以固精缩尿，收到佳效。

周师在治疗本病过程中，始终注意补肺益肾。肺、肾二脏密切相关，肺为水之上源，肾为水之下源，肺脏可以通过有规律的气机宣肃，通调水道，下输膀胱，带动水精的四散布运。《素问·逆调论》云："肾者水脏，主津液。"二脏共主水液代谢。因此，对于患有干燥综合征、津液明显化生不足的患者，周师将金水二脏同治，一主一从，共同起到"水精四布，五经并行"的作用。

由于肾病均为慢性病程，故周师始终建议须用药缓缓图之，不可用峻猛之品以求速效。她针对本患者气阴亏虚之象，始终守方为治。当患者因服用中药而出现滋腻碍胃之象时，则于方中减熟地黄，加木香。周师认为，熟地黄甘温质润，入肝肾而功专养血滋阴，填精益髓，凡真阴不足、精髓亏虚者皆可用之，为养血益阴、滋补肝肾之要药。但其性黏腻碍胃，不宜久服。然而肾病患者多为久病，肾阴枯涸，难以速补，当以缓图，故需长期服用熟地黄。为去其滋腻之性，可予阳春砂拌炒，但中药如为代煎，则难以操作，故周师喜用广木香以通行脾胃之滞气，可醒脾开胃，与熟地黄伍用，能减轻其腻胃、滞气之弊，有助于它的吸收和疗效发挥。

第十九节　银屑病肾损害

【一般情况】傅某，男，61岁。

【初诊日期】2020年12月15日。发病节气：大雪后8天。

【主诉】皮屑伴关节痛25年，下肢浮肿伴尿检异常10年，发现血肌酐升高3个月余。

【病史及症状】患者25年前出现全身皮屑，继而出现关节疼痛，以指间关节为主，伴肘关节及膝关节疼痛间断发生。曾在多家医院就诊，诊断为银屑病性关节炎，曾予多种外用药物、免疫抑制剂及生物制剂等治疗（具体不详），病情控制欠佳。10年前，患者出现双下肢浮肿，尿蛋白（+++），曾在省内外多家三甲医院风湿科就诊，考虑为银屑病性关节炎肾损害，曾予雷公藤多苷片、阿达木单抗注射液、免疫球蛋白、枸橼酸托法替布、洛索洛芬钠片等治疗，查尿蛋白常为（++），肾功能不详。3个月前，患者因肺部感染、脓毒血症，在绍兴当地住院，查血肌酐升高至216μmol/L。2个月前，在我科住院，复查肌酐194μmol/L，肾小球滤过率30.3mL/min；尿蛋白（+）～（++）；血红蛋白76g/L，诊断为慢肾衰（银屑病性关节炎，慢性肾脏病 3～4 期，肾性贫血）。

患者既往有高血压、脑梗死、2 型糖尿病、高尿酸血症等病史，使用洛索洛芬钠片、硝苯地平控释片、非布司他片、诺和灵 30R 针、多糖铁胶囊、罗沙司他、复方 α-酮酸片等西药及中药汤剂控制关节炎，控制血压、血糖、尿酸，以及纠正贫血、护肾等。患者出院后，到门诊请周师诊治。

刻下：患者精神不振，自诉乏力明显，手指关节时有酸痛不适，胃纳一般，腰酸腿软，大便尚调。近日来排尿不适，尿频尿急尿痛，尿色黄赤，伴小腹胀痛不适，夜尿 1～2 次，尿中有泡沫。舌淡红，苔黄腻，脉沉无力。

【查体】血压 135/75mmHg。面色㿠白，心肺听诊无异常，腹软无压痛，双肾区无叩击痛。颜面及双下肢轻度凹陷性水肿。皮肤散在红色皮疹，脱屑。

【辅助检查】住院期间查尿蛋白（++），24 小时尿蛋白定量 0.40g。肾小球滤率 30.3mL/min，血肌酐 194μmol/L，血尿酸 520μmol/L。肾脏 B 超检查：双肾实质回声改变。今日门诊复查，血肌酐 161μmol/L，血尿酸 179μmol/L，血红蛋白 93g/L；尿蛋白（++），尿白细胞（++）。

【诊断】中医诊断：痹病，虚劳（脾肾亏虚，风湿内扰证）。

西医诊断：银屑病性关节炎肾损害，慢性肾脏病 3 期，肾性贫血，尿路感染。

【辨证分析与立法】患者系老年男性，素体虚弱，又兼调养失宜，起居不慎，气血亏虚，营卫不足，感受风寒湿邪，痹阻于皮肤和关节，故见反复皮疹脱屑和关节疼痛发作；痹病日久，正气日虚，邪气内陷，久必及肾，故见浮肿，腰酸，夜尿增多，尿检有蛋白等；肾之气化失司，浊毒内停，故见血肌酐和尿酸等升高；患者神疲乏力，面色不华，舌淡红，脉沉无力等，为气血亏虚之征象；近来排尿不适，尿色黄赤，为湿热下注之征。病性属虚实夹杂，以气血亏虚为本，风湿、湿热、瘀血、浊毒等为标。拟标本兼治，先予补益气血、清利湿热为主。

【处方】益气养血清热利湿方。

生黄芪 15g，党参 12g，金樱子 12g，芡实 12g，佛手 12g，牛膝 12g，怀山药 15g，炒赤芍 12g，炒白芍 12g，当归 12g，积雪草 15g，蒲公英 30g，瞿麦 12g，萹蓄 12g，知母 20g，黄柏 15g，鸡血藤 15g，连翘 15g，枳壳 12g，香附 12g。

14 剂，日 1 剂，文火煎至 300mL，分早晚两次温服。

处方以生黄芪、党参、山药、金樱子、芡实、当归、炒白芍等健脾补肾，补益气血，佛手行气和胃，赤白芍、当归、鸡血藤、积雪草养血活血，通络消癥，知母、黄柏、瞿麦、萹蓄、蒲公英、连翘等清热解毒利湿，枳壳、香附行气消胀，改善腹胀。全方重在健脾益肾，补益气血，兼以清利湿热、活血通络，以治其标。

西药治疗方面，停用罗沙司他，改用重组人促红素注射液纠正贫血。其他治疗同前。

【医嘱】注意休息，勿疲劳，避风寒，预防感冒。优质低蛋白低嘌呤饮食。避免使用肾毒性药物。

【二诊】2020 年 12 月 29 日。

患者诉精神较前振作，乏力、腰酸明显好转，排尿不适基本消失，夜尿减少为 1 次，手指关节酸痛减轻。但近日来略感胸闷，脘腹胀满不适。舌脉同前。复查尿蛋白（++），尿白细胞 5 ~ 6 个 /HP，尿比重 1.020；血肌酐 159μmol/L，血尿酸 213μmol/L。

患者乏力、腰酸及排尿不适好转，其气血亏虚及下焦湿热均减轻，但感胸闷及脘腹胀满不适，苔腻，此乃上中焦痰湿瘀阻之象，周师于前方中去山药之滞腻，加瓜蒌皮、广木香、大腹皮、泽兰、桃仁等，加强化痰宽胸、利水消肿、行气活血之力，处方如下：

生黄芪 15g，党参 12g，金樱子 12g，芡实 12g，佛手 12g，牛膝 12g，香附 12g，炒赤芍 12g，炒白芍 12g，当归 12g，积雪草 15g，蒲公英 30g，瞿麦 12g，萹蓄 12g，知母 20g，黄柏 15g，鸡血藤 15g，连翘 15g，枳壳 12g，泽兰 20g，大腹皮 12g，瓜蒌皮 15g，广木香 12g，桃仁 15g。

共 28 剂。医嘱如前。

【三诊】2020年1月26日。

患者诉乏力、腰酸进一步好转，胸闷减轻，饱食后有时胃脘胀满不适，胃纳一般，夜寐欠安，无排尿不适，夜尿1次，大便略干，手指关节略酸痛，下肢略浮肿。舌淡，苔薄白，脉略沉弱。复查尿蛋白（++），尿白细胞（-），尿比重1.020；血肌酐133μmol/L，血尿酸309μmol/L，血红蛋白102g/L。

患者下焦湿热已除，故上方去清利湿热之品。周师仍以补益脾肾气血为主，佐以宽胸理气，行气活血，方中加熟地黄、龙骨以补肾养血安神，加瓜蒌仁以润肠通便。具体方药如下：

生黄芪15g，熟地黄20g，金樱子12g，龙骨30g，佛手12g，牛膝12g，香附12g，炒赤芍12g，炒白芍12g，当归12g，积雪草15g，知母20g，黄柏15g，枳壳12g，泽兰20g，瓜蒌皮15g，瓜蒌仁30g，木香12g，桃仁15g，大腹皮12g。

28剂。医嘱如前。

此后患者每月1次到门诊随访，中药以前方加减治疗，病情稳定，略感乏力，手指关节疼痛不明显。2021年7月复诊，尿蛋白（+）；血肌酐130μmol/L。目前仍在继续随访和治疗中。

【按语】该患者为老年男性，初起病时，表现为银屑病样皮疹及关节疼痛，诊断为银屑病性关节炎；继而出现下肢浮肿和蛋白尿，考虑为银屑病肾损害；近来患者出现明显贫血和肾功能损害，经住院检查后，考虑慢性肾脏病3～4期，肾性贫血。

再从中医的角度来分析该患者的发病过程。初起时，病在皮肤关节，此为风寒湿邪在表；久病不愈，正气日虚，病邪乘虚内陷入肾，出现水肿和蛋白尿，此为风寒湿邪痹阻于肾，可谓之"肾痹"；日久病邪日深，出现肾功能衰退和肾性贫血，正气益虚，属中医"肾劳""虚劳"范畴。如《素问·阴阳应象大论》所指出的"善治者治皮毛，其次治肌肤，其次治筋脉，其次治六腑，其次治五脏。治五脏者，半死半生也"。病已属"肾劳"，正虚邪深，病势深痼，其治疗难度可想而知。

究其基本病机，总以正虚为本，脾肾亏虚，气血不足。故周师以黄芪、党参、山药、金樱子、芡实、当归、白芍、熟地黄等健脾补肾，益气养血为主，扶助正气。

初诊时，患者下焦湿热证明显，故首先予清利湿热；二诊后，针对患者标证之不同，分别以行气宽胸、利水消肿、活血通络等法治疗。在中药治疗的同时，配合应用西药以纠正贫血，控制血压、血糖、血尿酸等，另嘱患者注意休息，慎起居，避风寒，节饮食等。

通过上述中西医结合的综合治疗措施，患者症状好转，关节疼痛基本缓解，肾功能有一定程度的好转，取得了比较满意的临床效果。

第七章　医论医话

【医话一】

浅析肾病临床中的"中药西用"和
"中西药合用"

　　某青年膜性肾病患者，长期使用"足量激素＋免疫抑制剂"治疗，初期疗效颇佳，但每于激素减量时复发。后在某医院予"半量激素＋中药"治疗近 2 个月，因频繁泛恶，下肢浮肿反甚，乃改诊于我处。前医方中必用生黄芪 60g，生地黄 30g，当归 10g，墨旱莲 30g，女贞子 10g，汉防己 20g，炒白术 15g。"以药测证"，前医辨证当为脾肾气阴两虚证。

　　初诊时，患者纳谷不香，大便三日一行，质不干，夜间口干而喜饮，舌质淡红，苔中部、根部腻，脉细缓，遂改中医辨证为脾家气阴两虚夹湿证，予生黄芪 20 ～ 30g，炒白术 10g 以益气健脾，合太子参、怀山药、白扁豆、杭白芍养阴健脾而获效。后随证加减，病情稳定。

　　我认为，本例误诊误治的主要原因，系前医误将中药西用及中西药合用不当。

　　"中药西用"乃当代肾病临床诊疗中的常见现象，即对中药的使用，以其所含的某成分的药理作用或其所组成的某复方的西医功效为主导，轻视或忽略中医辨证论治。如本例中，前医把单味中药生黄芪（初始即用大剂量）和复方"防己黄芪汤"的功效与膜性肾病的西医诊断直接对应，导致其在使用中药时，忽视了中医辨证论治。我认为，临床医师若无扎实的中医理论基础，便无法掌握中药的适应证和禁忌证，易误诊误治。

　　"中西药合用"亦为肾病的常用治法之一，然而临床上并不应该是中药、西药的简单叠加。如本例患者，前医予"半量激素+防己黄芪汤、当归补血汤为主中药"进行治疗，诸症反而加重，提示医生在临证时，尚需明辨"中医证的动态转化"。

【医话二】

巧用龙血竭片治疗肾性血尿

　　对于各种肾小球疾病引起的血尿（以下简称"肾性血尿"），在现代医学仍缺乏特异性治疗的今天，中医药具有独特优势。然而中医药治疗也存在一些问题，目前多采用清热利湿、凉血止血、益气止血等常法论治，对于病程日久的患者，疗效常欠佳。近年来，我尝试在常规疗法基础上，加用龙血竭片治疗本病，取得了一定疗效。

　　龙血竭是百合科植物剑叶龙血树的含脂木材经提取而得到的树脂，主产于广西、云南南部。《本草纲目》记载其性温、平，味甘、辛、咸，无毒，入血分，归肺、脾、肾三经，具有活血化瘀、消肿止痛等功效，目前临床上对心脑血管疾病、伤科和妇科疾病等有较好的疗效。但龙血竭片在肾病治疗中的应用，目前国内外鲜有报道。

　　我在治疗过程中，针对气虚血瘀证患者，多仿"补阳还五汤"之义，加龙血竭片（由云南大唐汉方制药有限公司生产，国药准字：Z20027068），1次4片，1日3次；气阴两虚兼血瘀证者，多在"参芪地黄汤"基础上加龙血竭片；阴虚血瘀证者，多在"沙参麦冬汤"或"增液汤"或"六味地黄丸"合"二至丸和小蓟饮子"的基础上，酌情选用龙血竭片；湿热瘀阻证者，多在"八正散""四妙散"基础上加用龙血竭片；风湿扰肾证者，在应用"防己黄芪汤"或雷公藤多苷片的基础上，再加龙血竭片。

另外，活血化瘀类药物治疗肾性血尿，属于"通因通因"范畴，使用得当，可立奇功。然而该类药物服用过久或剂量过大，唯恐耗气，伤及阴血，故我认为在使用时，需要在辨证的基础上，酌情配伍益气健脾、养血之中药，以减少不良反应的发生。

【医话三】

膏方调治肾病要点

一、脾肾同治，脾重升降，肾主水火

慢性肾脏病的基本病机为气血阴阳亏虚，病位在五脏，尤以脾肾为主，故常用膏方以脾肾同治法调治本病。然而在临证时，尚须分清轻重、缓急，用药方可主次分明。

具体用药上，我主张健脾重升降，益肾主水火，即健脾须调节升降，临证不仅用参、芪类健脾以助升发，而且需要酌情使用辛开苦降法，共奏补脾以滋养化源之功；而益肾则应在明辨肾之阴阳后，水火并调。但需要注意，滋阴不可过腻，以防碍脾恋湿；温阳不可过燥，以防伤阴助热。

二、补泻兼施，虚处求实，实处求虚

在临床上，无论内伤致虚，抑或邪实新感之肾病，凡证见病邪内蕴与正气削伐并存者，多属"本虚标实证"，常以肺、脾、肾三脏亏虚为本，风、湿、热、瘀羁留为标。其中，上述标证不仅为慢性肾脏病的病理产物，同时又是引起本病进展的重要致病因素之一。因此，应用膏方时，需要时刻明辨标本、虚实之多寡，分别采用"补中有泻"或"泻中有补"法。

三、寒热兼顾，以平为期，以和为贵

部分慢性肾脏病，其病机为纯寒或纯热者较少见，而以寒热错杂为多，此乃阴阳互根、寒热转化之理。临证处方遣药应以平为期，以和为贵，根据疾病特点，寒热同调。如我在肾病合并消化系统疾病时，常既用香附、木香以温中理气，又用党参、黄芪等温中补气，并用桂枝、炮姜温经通阳，同时常配伍黄连、蒲公英等寒凉泻火之品。

四、动静结合，不可拘泥，切勿偏颇

大凡膏方用药，必须把握动静变化，既不可拘泥，又不可偏颇。如治疗脾肾气虚、风湿瘀结型慢性肾脏病，既需用汉防己、生薏苡仁、积雪草祛风湿、利湿化瘀，生黄芪合炒杜仲、炒川续断补益脾肾之气，尚需用芡实、金樱子、覆盆子，甚至龙骨、牡蛎之辈以收涩止精（精微）。如此则动静结合，补中寓行，行中寓涩，充分体现了静中佐动、动中有静而相得益彰之要旨。

五、三因制宜，辨因论治，随因加减

（一）因人制宜

对于肾病患者而言，男性患者保养肾气尤为重要，故常用仙灵脾、巴戟天、肉苁蓉、锁阳等温肾填精之品。女性患者当重调理气血，帮助气血的生化、运行尤其重要，可用参、芪、归、芍等益气养血之品合理气活血等药物。

（二）因时制宜

虽然一年四季均可治肾，然而中医学强调"天人合一""冬令与肾气相通"，因此我认为，对于慢性肾病患者，冬令治肾，其效尤著。另外，如哮喘、腹泻、眩晕、心悸等疾病，也常需配用补肾法以提高疗效。

（三）因地制宜

在不同地域长期生活的人，具有不同的体质，且生活习惯、地域气候各不相同，使其生理活动与病理变化亦不尽相同。因此，应用膏方对肾病患者进行治疗时，也须时刻遵循"因地制宜"的原则。

【医论一】

肾病诊治要点——一中心、两根本、三要素

关于肾病的诊治要点，本书主编李涛医师曾将我的个人体会概括为："一中心"（以宏观辨证和微观辨证结合为中心）、"两根本"（确定脾和肾的关系为根本）、"三要素"（虚、瘀、湿）。现作一简要阐述。

一、宏微合参

我认为，"宏微合参"辨证方法在肾病的诊疗中具有特殊的重要性。由于人体的肾脏具有强大的代偿功能，慢性肾脏病患者早期大多仅表现为少许蛋白尿或镜下血尿，或仅有轻微的腰酸乏力，若不进行尿常规、尿微量蛋白系列等检查，较难被发现。而临床医师面对一名无特殊主诉，仅表现为尿检异常的患者，运用传统的宏观辨证即显得捉襟见肘，也常会产生无证可辨的困惑。

从这个角度上讲，我们依据肾活检和显微技术，建立肾脏病理表现和中医证型之间的密切关系，从而为整体辨证取得肾脏局部的微观辨证依据（但要注意克服该微观表现本身代表局部的缺陷），是对中医传统辨证方法的发展作出的重要贡献。我们在肾脏病理检查中发现细胞外基质积聚、肾小球与包氏囊粘连、肾小球局灶节段性硬化、毛细血管塌陷、肾间质纤维化等，即考虑存在"肾络闭阻"，这些即是使用活血化瘀药的指征。

二、脾肾虚为本

慢性肾脏病患者的病程较长，多为虚实夹杂证。其虚多为脾肾亏虚证，而虚中夹实，实邪为风湿、寒湿、湿热等，多以湿邪为中心。

另外，慢性肾脏病患者常因中气亏虚、卫外不固，而易于反复感冒，从而导致肾病复发。卫气源于中焦，胃气强者，卫气始固；且土能生金，脾胃之气足，肺卫始能固。健脾补中法能够预防慢性肾脏病患者发生感冒，是减少肾病复发的重要方法。

慢性肾脏病患者的肾虚证，早期常表现为肾气虚，或肾气阴两虚，后期可表现为肾阳虚或肾阴阳两虚。我认为，根据肾主封藏的生理特性，从微观辨证角度而言，尿中出现蛋白和红细胞，可看成是肾中精微不固而外泄所致。

三、湿瘀为标

肾病之"虚"主要是指脾虚和肾虚，前面已作论述。肾病中血瘀证的诊断，我认为可以依据病程较长，或面色黧黑或晦黯、肌肤甲错，或腰痛如刺、固定不移，或肢体麻木，出现肉眼或镜下血尿，或舌质黯，有瘀点、瘀斑，脉涩等宏观辨证指标。另外，肾活检组织学检查可提供肾脏局部的病理表现，如细胞外基质积聚、肾小球与包氏囊粘连、肾小球局灶节段性硬化、毛细血管塌陷、细胞性或/和纤维性新月体形成、肾间质纤维化等，这些是存在血瘀证的微观辨证依据，可考虑存在"肾络瘀痹"或"肾内微型癥积"。

在运用活血化瘀通络药物前，还需要辨别是否合并虚证（气虚、血虚、阴虚、阳虚）或／和实证（湿浊、湿热、水湿）。"湿"指水湿之邪。慢性肾病患者常因肺、脾、肾功能失调，三焦气化失司，水湿不化，泛溢而为肿。

在湿邪的治疗方面，我强调两点：①寒热分治。根据患者正气强弱之不同，水湿可寒化为寒湿，则重在温化；亦可热化为湿热，则重在清化、清利。临床上尤以湿热之证为多。②三焦分治。上焦水湿，重在宣肺，从而"通调水道，下输膀胱"，则水湿自能消散于无形；中焦水湿，重在健脾助运，以使水湿自化；下焦水湿，重在温肾助阳，以使水湿"气化则能出矣"。综上所述，治上焦重在"宣"，治中焦重在"化"，治下焦重在"利"。

【医论二】

分期使用中医药治疗育龄期女性
慢性肾脏病的经验

一、孕前期

经后期（月经周期第6～11天），以滋阴养血、填精为主，佐以益气、温肾、活血、祛风除湿等多法，常以二至丸合四物汤、五子衍宗丸加减，以滋阴养血、益肾填精为主，佐以防己黄芪汤益气固表、祛风除湿。

经间期（月经周期第12～16天），以益气养血、滋阴助阳、阴阳并重为主，佐以活血化瘀通络法，以助促排。常以当归补血汤、四物汤益气养血，补阳还五汤、理冲汤加减益气化瘀通络，佐以防己黄芪汤等，多方并用。

经前期（月经周期第 17～29 天），以温肾益气、养血疏肝为主，佐以活血，处方为：当归 30g，赤芍、炒白芍各 12g，川芎 15g，熟地黄 30g，仙灵脾 20～30g，巴戟天 12g，鸡血藤 20g，益母草 20g，泽兰 15g，制香附 10g，广郁金 10g，女贞子 10～15g，菟丝子 20g，怀牛膝 20g。

经期（月经周期第 1～5 天），以活血化瘀、养血和血为主，酌情选用桃红四物汤、生化汤、当归芍药散、少腹逐瘀汤，或合方化裁。

个人认为，有生育要求的慢性肾脏病患者，孕前应尽早使用上述中医药疗法，以益肾健脾为基本治则。

二、孕早期

孕期当治病、安胎并举，同时严密监测孕妇的各项肾病指标和妊娠相关指标。若尿检或 24 小时尿蛋白定量，或肾小球滤过率，或其他疾病如狼疮的各项活动性指标等，有随妊娠而持续加重之趋势，则需考虑终止妊娠。

个人认为，对慢性肾脏病患者孕早期的治疗，需根据基础肾脏病的常见证候，结合女性孕早期、孕后期的特点，采用"病证结合"方法诊治。狼疮性肾炎进入缓解期和恢复期后，多以肝肾阴虚、气阴两虚为主，可伴有余邪未净，故此期以虚为主。特发性膜性肾病多以脾肾气虚、精微不固为本，风湿扰肾或湿热内蕴、瘀血阻络为标。我认为，上述疾病患者孕早期多以气虚或气阴两虚或阴虚为主，兼瘀血阻络，故需要以扶正为主，酌情使用养血活血药。糖尿病肾病多以气阴两虚、阴虚内热为主，需要时刻顾护阴津、气阴。

个人认为，孕早期因阴血或气血多聚于冲任以养胎，故本期母体常见阴血亏虚证、气阴两虚证和气血亏虚证，故治疗上常予一贯煎，或合增液汤加当归、杭白芍，以滋养肝肾之阴血；若阴虚内热兼气虚甚者，则多仿清心莲子饮之义，于增液汤中加入参、芪等药；若表现为气血两虚证而致不能滋养胎元者，常予陈自明《妇人大全良方》卷十四中"白术散"合张锡纯《医学衷中参西录·治女科方》中的"寿胎丸"加味。

综上所述，孕早期需时刻顾护孕妇之脾胃，正如《胎产心法》所云"胎儿能长而旺者，全赖母之脾土"。

三、孕后期

孕后期因胎体渐长，有碍母体气机之升降，气滞则可加重血瘀，内扰冲任、胞宫；且因素体脾虚，土虚则易木郁，木郁则反克脾土，影响通达任、带二脉之力，则可出现胎萎不长、死胎等多种不良妊娠结局。若因脾气虚而致妊娠子肿者，则予《全生指迷方》卷四之"白术散"加减。

附表 1 按 GFR 和 UACR 分级的 CKD 进展风险及就诊频率

CKD 分期依据： 病因（C） GFR（G） 白蛋白尿（A）			白蛋白尿分级		
			A1 正常至轻度升高 <30mg/g <3mg/mmol	A2 中度升高 30~299mg/g 3~29mg/mmol	A3 重度升高 ≥30mg/g ≥3mg/mmol
GFR 分级 [ml·min⁻¹·（1.73m²）⁻¹]	G1	正常 ≥90	1（如有 CKD）	1	2
	G2	轻度下降 60~89	1（如有 CKD）	1	2
	G3a	轻中度下降 45~59	1	2	3
	G3b	中重度下降 30~44	2	3	3
	G4	重度下降 15~29	3	3	4
	G5	肾衰竭 <15	4	4	4

注：GFR 为肾小球滤过率；UACR 为尿白蛋白/肌酐比值；CKD 为慢性肾脏病；表格中的数字为建议每年复查的次数；背景颜色代表 CKD 进展的风险：绿色为低风险，黄色为中风险，橙色为高风险，红色为极高风险。

-385-

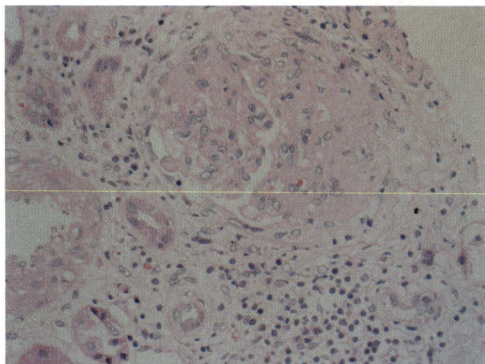

（1） 大型细胞纤维性新月体形成
（HE, ×200）

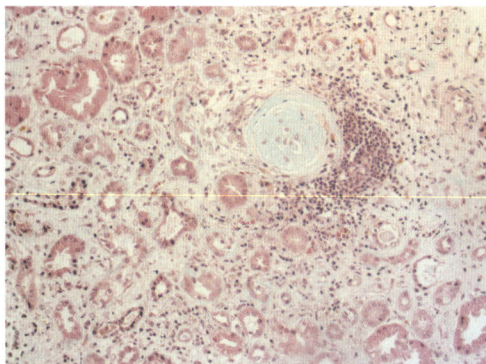

（2） 肾间质炎细胞浸润、水肿
（Masson, ×100）

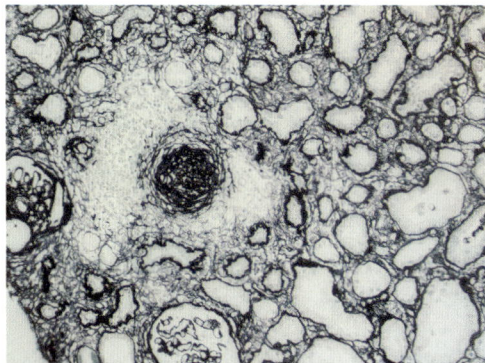

（3） 肾小球球性硬化、肾小管萎缩
（PAM, ×200之①）

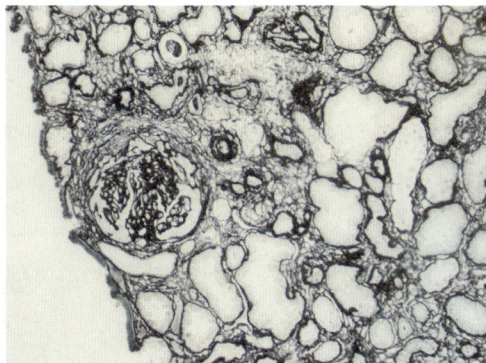

（4） 大型纤维细胞性新月体形成伴节段硬化
（PAM, ×200之②）

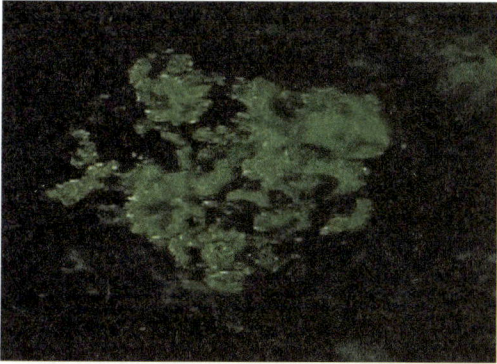

（5）IgG 2+ 毛细管颗粒样弥漫沉积
（免疫荧光 IgG,×200）

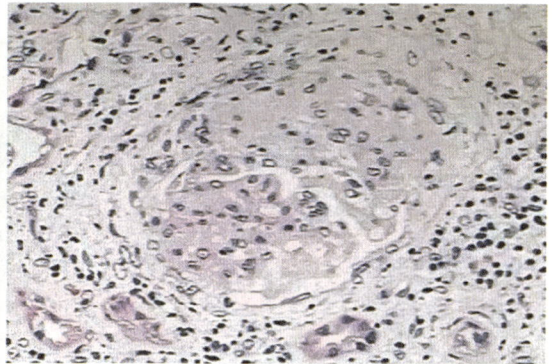

（6）大型纤维细胞性新月体形成
（HE,×200）

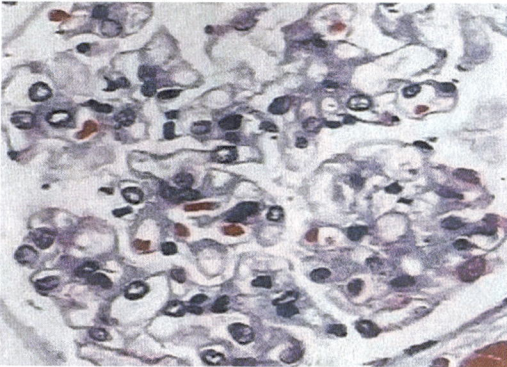

（7）基底膜增厚，系膜细胞轻中度增生
（Masson,×400）

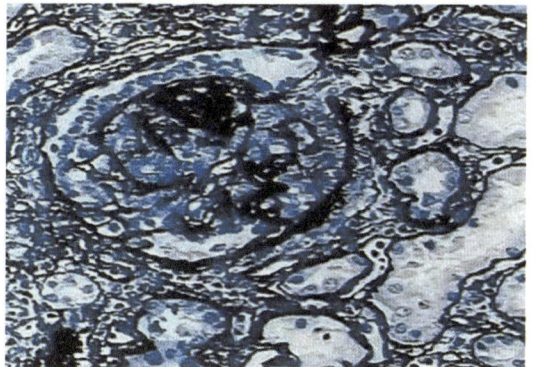

（8）大型细胞纤维性新月体形成
（PAM,×400）

附图 1　新月体肾炎Ⅱ型

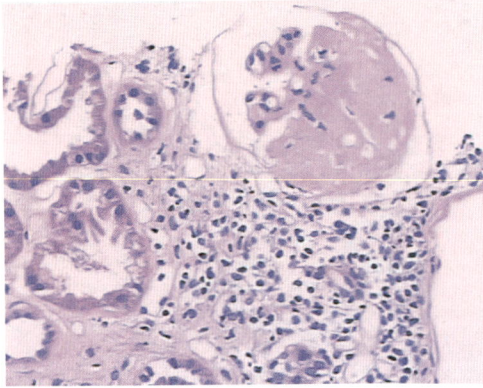

（1）肾小球节段硬化伴粘连
（HE, ×400）

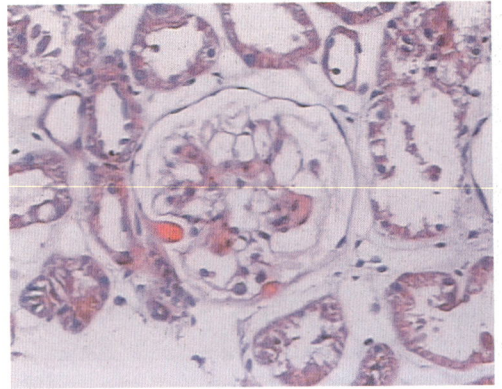

（2）系膜增生、间质水肿
（Masson, ×400）

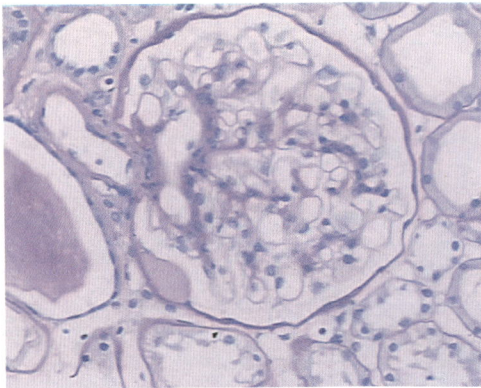

（3）鲍氏囊壁圆形透明滴形成
（PAS, ×400）

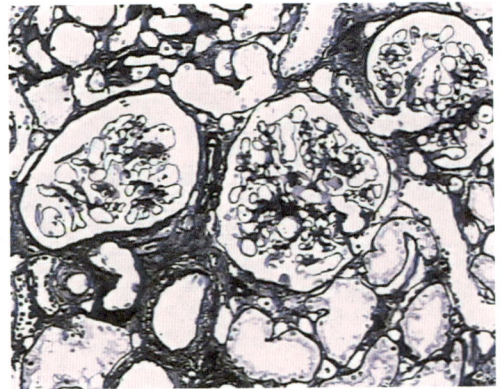

（4）系膜中度增生
（PAM, ×200）

附图 2　第一次活检：轻中度系膜增生伴球性及节段性硬化、继发性糖尿病肾损伤改变

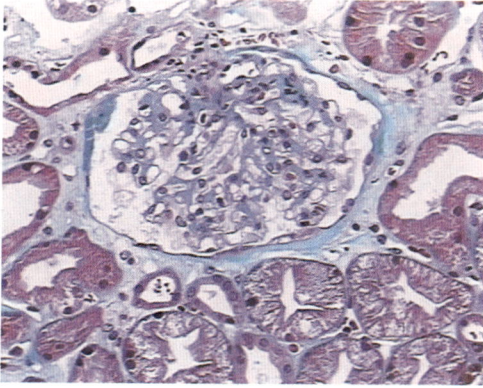

（5）系膜轻中度增生
（HE,×400）

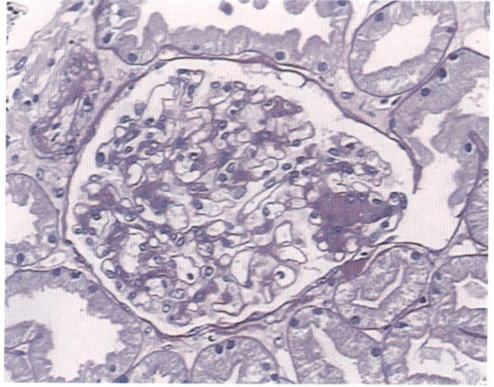

（6）肾小球节段硬化伴粘连
（PAS,×400）

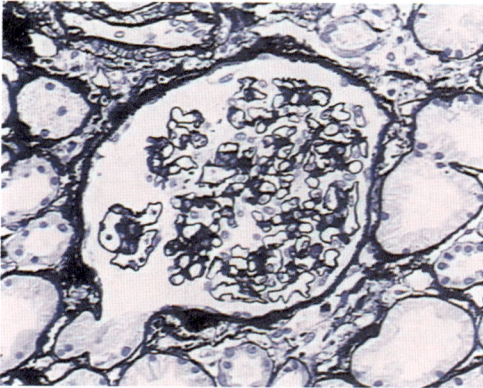

（7）系膜轻中度增生
（PAM,×400）

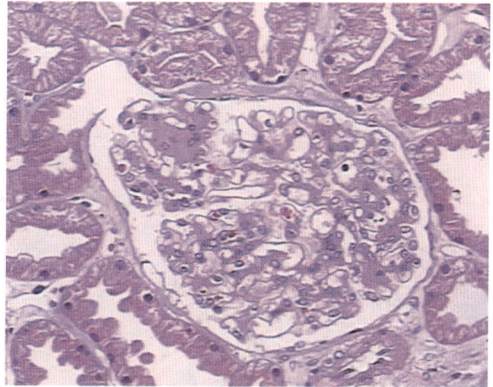

（8）系膜基质中度增生
（PAS,×400）

附图3　第二次活检：轻中度系膜增生伴球性及节段性硬化、
急性肾小管间质损伤、继发性糖尿病肾损伤

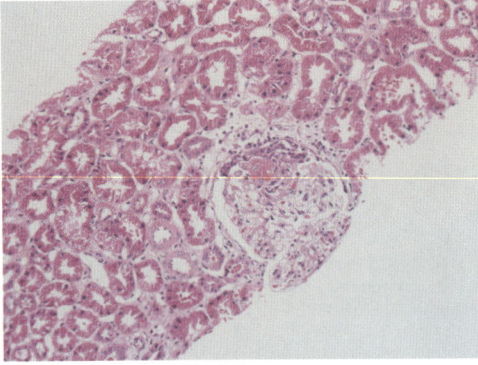

（1）节段性纤维素样坏死
（HE,×200）

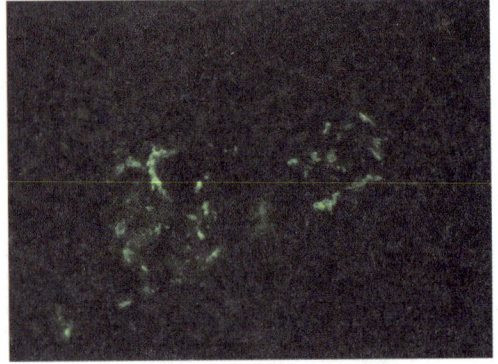

（2）IgA 2+ 系膜区分支状沉积
（免疫荧光 IgA,×200）

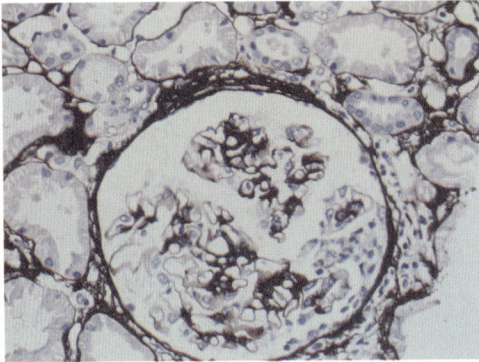

（3）小型细胞性新月体形成
（PAM,×400）

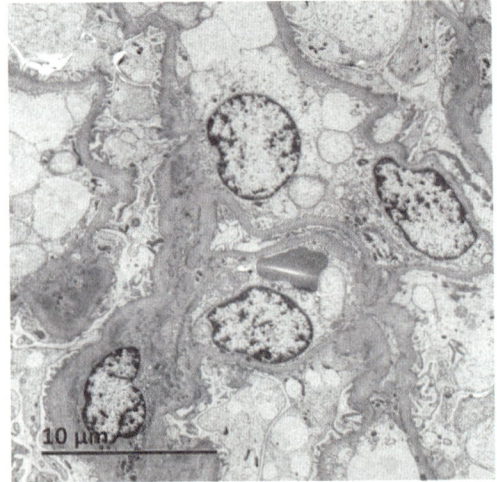

（4）系膜区块状电子致密物沉积
（EM,×3000）

附图 4　IgA 肾病（系膜增生伴新月体形成占 36% 及节段性纤维素样坏死）

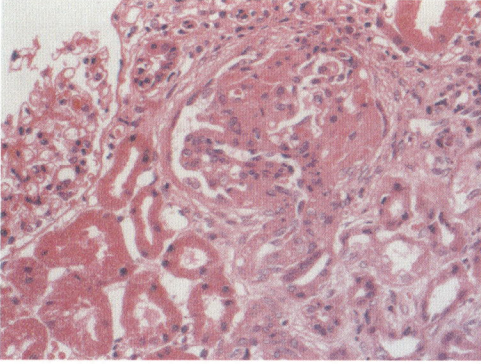

（1）肾小球大部分节段硬化
（HE,×200）

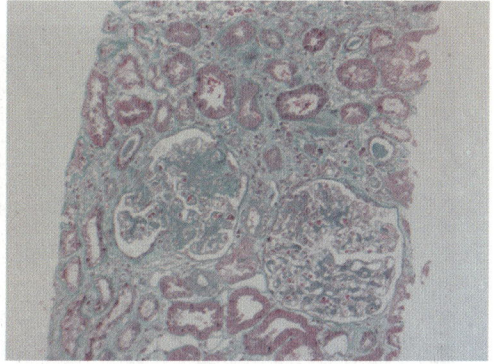

（2）间质纤维化
（Masson,×200）

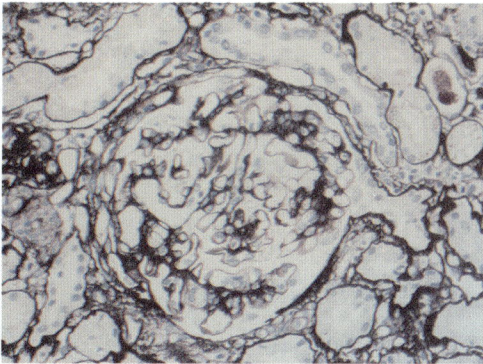

（3）系膜轻中度增生伴粘连
（PAM,×400）

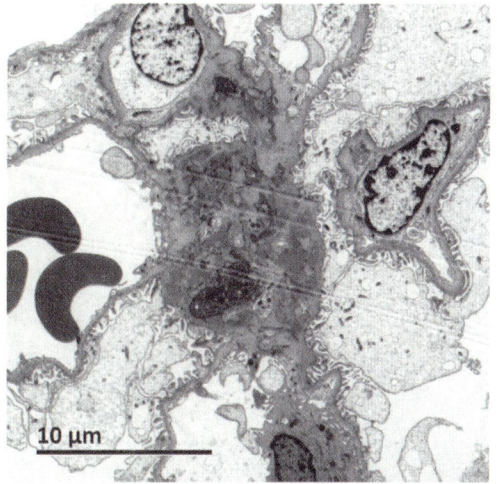

（4）系膜区块状电子致密物沉积
（EM,×3000）

附图 5　IgA 肾病（增生硬化型）

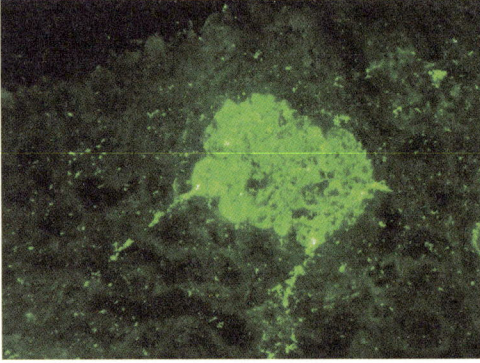

（1）IgG 3+ 毛细血管颗粒状弥漫性沉积
（免疫荧光 IgG,×200）

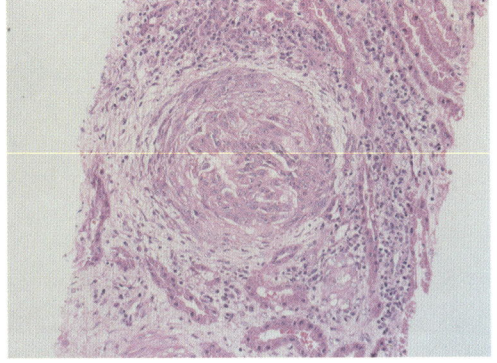

（2）大型纤维细胞性新月体形成
（HE,×200）

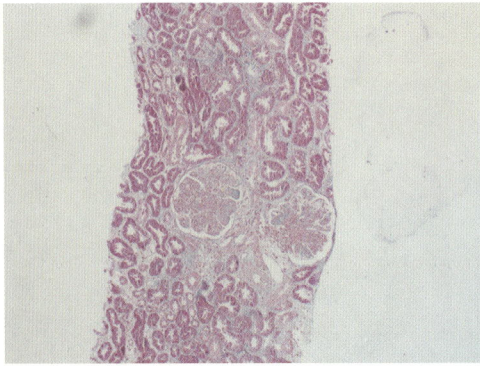

（3）弥漫性毛细血管内细胞增生
（Masson,×100）

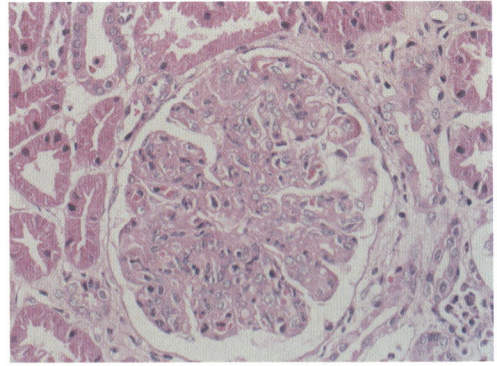

（4）白金耳形成伴中性粒浸润
（PAS,×200）

附图 6　狼疮性肾炎（Ⅳ型）

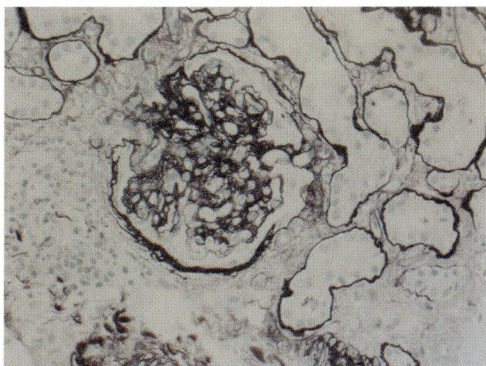

（1）系膜中度增生伴基底膜增厚
（PAM，×400）

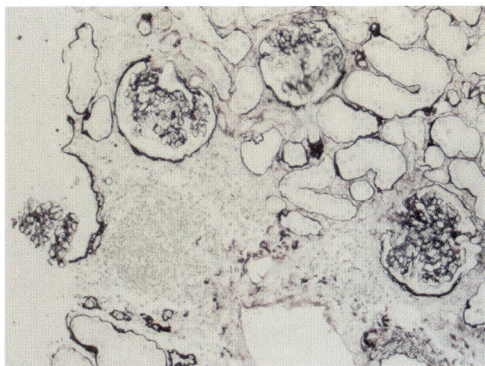

（2）系膜中度增生伴基底膜增厚
（PAM，×200）

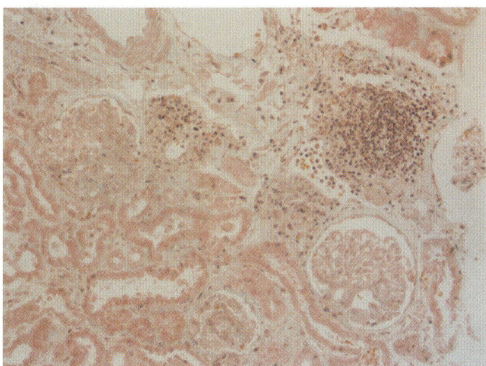

（3）间质炎细胞浸润
（Masson，×200）

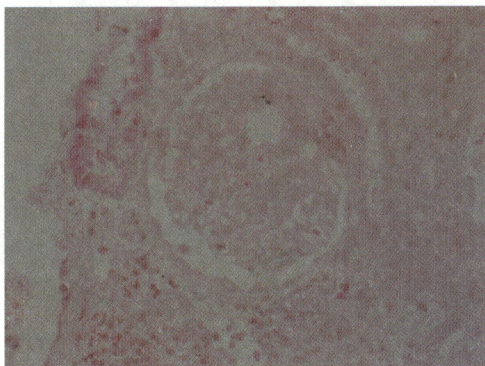

（4）系膜中度增生伴基底膜增厚
（HE，×400）

附图 7　肝病性肾小球硬化症

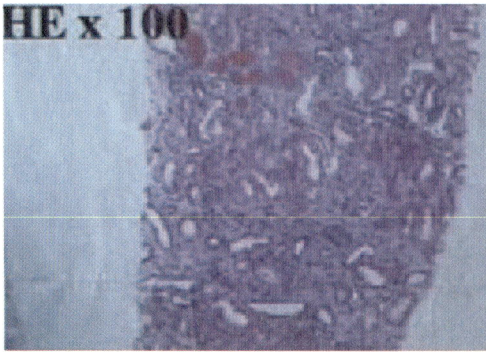

（1）间质纤维化、炎细胞浸润
（HE, ×100）

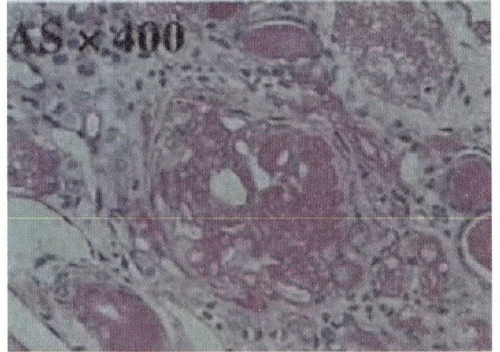

（2）小动脉增厚、透明变性
（PAS, ×400）

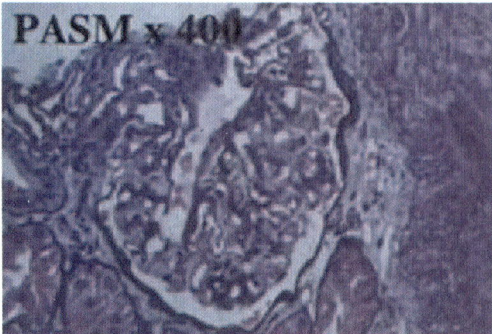

（3）基底膜皱缩增厚
（PASM, ×400）

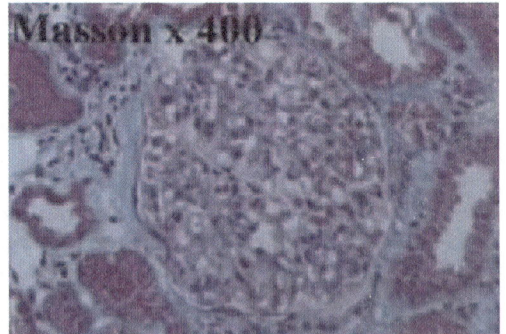

（4）轻度系膜增生
（Masson, ×400）

附图 8　高血压肾损害